Bhajan Noam

LEBENSREZEPTE

Gesundheit – Weisheit – Liebe

Wichtiger Hinweis:

Alle Mittel und Rezepte, die in diesem Buch beschrieben werden, sind lediglich Empfehlungen. Sie ersetzen im Krankheitsfall nicht den Besuch eines Arztes oder Heilpraktikers deines Vertrauens.

Erste Auflage: Januar 2018
Zweite erweiterte Auflage: März 2018
Dritte erweiterte Auflage: Dezember 2018
Vierte Auflage: Juli 2019

ISBN 978-3-00-058248-6

Satz: Bhajan Noam
Lektorat: Erika Burchartz und Silke Hube
Gesamtgestaltung: Bhajan Noam
Alle Fotos und Zeichnungen (außer S. 27, 99, 138, 172): Bhajan Noam
Druck: Verlag Lindemann, Offenbach

Für alle Anfragen: bhajan-noam@gmx.de

Bhajan Noam

Lebensrezepte

Gesundheit – Weisheit – Liebe

INHALT

Seite

Vorwort und Einführung

12 Vorwort
14 Einführung

Gesundheit

21 Motivation, Ausdauer, Geduld und Wissen
21 1) Motivation
23 2) Ausdauer
24 3) Geduld
25 4) Wissen
27 Die fünf Ent – en
29 Dein Körper
31 Wasser – die Nummer Eins im Körper
32 Die Wirbelsäule – Aufrichtigkeit und Aufrichtung
33 Faszien sind faszinierend
35 Muskelspiralen
35 Zwerchfell und Organring
36 Atmung
37 Vegane Ernährung

Mein Hausapotheke

42 Meine Hausapotheke – Basis-Rezept
42 1) Vitamin D3
42 2) Vitamin K2
42 3) OPC-Traubenkernextrakt
43 4) Vitamin B12 / B-Komplex
43 5) Vitamin C
43 6) Magnesium
43 7) MSM
43 8) Moringa
43 9) Chlorella (BioChlorella)
44 Meine Hausapotheke – Unterstützende Mittel
44 1) Zeolith
44 2) Natron

45 3) Frühjahrs-Säftekur
45 4) Pflanzensäftekur
45 5) Honig
46 Meine Hausapotheke – Alphabet der Gesundheit
46 1) Apfel
47 2) Bärlauch
47 3) Brennessel
48 4) Chlorella (BioChlorella)
49 5) DMSO – Das wiederentdeckte Schmerzmittel
51 6) Flohsamenschalen
51 7) Gerstengras
52 8) Ingwer
53 9) Kurkuma
54 10) Lithium
54 11) Löwenzahn
55 12) Magnesium
57 13) Moringa
58 14) MSM
59 15) Natron / Baking Soda
59 16) Omega 3 DHA
60 17) OPC
60 18) Rettich
61 19) Rote Bete
62 20) Spitzwegerich / Breitwegerich
63 21) Vitamin B-Komplex
64 22) Vitamin C
65 23) Vitamin D3
66 24) Vitamin K2
66 25) Zeolith (Klinoptilolith-Zeolith)
68 MSM – Das ist es!
72 Hol dir deine Gesundheit zurück – Beispiele
72 1) Rheumatische Arthritis
74 2) Infektionskrankheiten
74 3) Allergien
75 4) Orthopädische Erkrankungen
75 5) Krebs
75 Liebe deinen Körper

Vegane Küche – Elf köstliche Rezepte

78 Segne deine Mahlzeiten
79 Basische Ernährung
81 Obst-Gemüse-Kräuter-Säfte
81 Reis-Congee
83 10-Tage-Entschlackungskur
85 Vegane Küche – Elf köstliche Rezepte
85 1) Pikante Tofu-Gemüse-Pfanne (5 Elemente Küche)
86 2) Fenchel-Pfanne
87 3) Detox-Gemüsepfanne mit Mangold und Maronen
88 4) Rote Bete an Gnocchi mit Chicoreesalat
90 5) „Wurzel total" an Penne
91 6) Dinkel-Bandnudeln mit Zucchini
92 7) Zucchini-Gericht mit Bratling
93 8) Kitshery
94 9) Ultragrün! Ultralecker! Ultragesund! Ultraschnell!
95 10) Kürbis-Risotto (ayurvedisch)
96 11) Gemüse-Pizza
99 Esskastanien – Für eine gesunde und basische Ernährung

Fußreflexzonenmassage

103 Fußreflexzonen-Massage (mit Anatomie/Physiologie)
103 1) Über die Wirkung
105 2) Die Methode
107 3) Erste Schritte
109 4) Die Wirbelsäule
111 5) Niere, Harnleiter, Blase
113 6) Zwölffingerdarm, Dünndarm, Dickdarm
115 7) Leber, Magen, Bauchspeicheldrüse
117 8) Muskel und Gelenke
117 9) Die Hormonzonen
121 Die Hormondrüsen

Übungen

131 Atemübungen
131 1) Wechselatmung
133 2) Kumbhaka – die sanfte Revolution im Körper
135 3) Ujjayi-Atmung – Prana in Hochpotenz
136 4) Yima – Ausatemübung

136 5) Vollständige Ein- und Ausatmung
137 6) Kapalabhati
138 7) Energiekreisläufe
143 Weisheiten über den Atem aus aller Welt
146 Energieübungen
146 1) Einen Baum umarmen
148 2) OM AAH HUM
149 3) Raumübung
153 4) Lebensbaum
157 5) Die Drei Ringe
158 6) Maha Bhadrasana – Großer Schmetterling
160 Meditation
168 1) Dieses Leben trägt dich
168 2) Schlaflosigkeit – Ursachen und eine wirksame Meditation
170 3) Gassho-Meditation
172 4) Lichtkörper-Meditation
173 5) Eine Ausdehnungs-, Wahrnehmungs- und Heilmedition
175 6) Die Stopp-Übung (Meditation mitten im Alltag)
176 7) Innere und äußere Natur
179 8) Fünf Elemente Meditation

Weisheit

185 Arbeite an deiner wahren Menschwerdung
186 1) Der wahrhaftige Mensch
186 2) Sei du selbst!
187 3) Selbstliebe und Schuldgefühle
191 4) Frieden
192 5) Teilen und Schenken
193 6) Sensibilität
195 7) Das Feuer der Reaktion
198 8) Respekt
198 9) Segen
198 10) Gehe den Weg der Freundschaft
200 11) Ahimsa – Gewaltlosigkeit üben
202 12) Liebe beschenkt den Liebenden
203 13) Illusion
205 14) Liebe und Lehre des Meisters
206 15) Was ist ein wahrer Mensch?

208 16) Handwerk – Broterwerb und Seelenheil
210 17) Das Tor zum Leben
212 18) Ein Baum braucht Wurzeln

Liebe

215 Gelungene Partnerschaft
217 1) Dein Partner ist eine Seele aus dem Jenseits
217 2) Respekt und Anteilnahme gegenüber dem Geliebten
218 3) Größe und Göttlichkeit
218 4) Treue oder Bermudadreieck
220 5) Kritik
221 6) Krisen in einer Beziehung
222 7) Rituale der Liebe
222 8) Der heilige Yoga der Zärtlichkeit
224 9) Tantrische Liebe
226 10) Liebe, Sex und kosmische Bewusstheit
228 11) Trennung
229 Liebe – das Ziel aller Sehnsucht
229 1) Liebe ist unser Seinszustand
229 2) Formen der einen Liebe
230 3) Das Herz als Lehrer des Verstandes
230 4) Liebe ist die höchste Intelligenz

Schlusswort

232 Alles hängt an deinen Lippen
234 Lebensrezepte – Schlusswort und Danksagung
235 Über den Autor / Seminare mir Bhajan Noam
236 Bisher erschienene Bücher von Bhajan Noam

Anhang

239 Bücherempfehlungen / Therapeutenlisten
241 Medizinische Studien
241 1) Vitamin D3
243 2) Vitamin K2
252 3) OPC
255 4) MSM
257 5) Natron
260 6) Zeolith (Klinoptilolith)

Vorwort und Einführung

Egal welche körperlichen und seelischen Probleme du momentan hast, egal wie tief du am Boden liegst, diese Schrift kann ein MASTERPLAN für deine Gesundheit sein. Er ist nicht perfekt, du selbst musst ihn für dich durch dein Spüren und durch dein individuelles Feinjustieren zur Perfektion bringen.

Er gibt dir eine Basis, von der du dich bald aus eigener Kraft wieder erheben kannst. Er gibt dir Mut und Zuversicht und festigt den Glauben daran, dass es immer einen „Plan B" gibt, dass nichts verloren ist. Ich wünsche dir viel Erfolg beim Umsetzen dieser Ratschläge!

* * * *

Die Überdosis macht die Gesundheit!

Eine Überdosis Freude, eine Überdosis Lachen,
eine Überdosis Tanzen, eine Überdosis Liebe,
eine Überdosis Zärtlichkeit und Berührung,
eine Überdosis Kreativsein, eine Überdosis Relaxen.
Die Überdosis ist die normale Dosis Glück!

Bhajan Noam

VORWORT

von Carolin Harrer, Ärztin in der Neurologie

Ich begegnete Bhajan Noam vor einigen Jahren in einem seiner Seminare. Ich war skeptisch und ungläubig, doch auch offen und neugierig genug, mich auf seine ungewöhnliche Herangehensweise einzulassen – und die Reise nach innen begann.

Als mein Sohn im ersten Lebensjahr schwer erkrankte, wurde mir zum ersten Mal das Wort „unheilbar” entgegengeschmettert und es traf mich wie ein Schlag ins Gesicht. Wenn ein Schulmediziner von Heilung spricht, ist jedoch nur die körperliche Ebene gemeint, es geht um Gesundung und Wiederherstellung von Funktionen. Heilung ist aus meiner Sicht etwas ganz anderes, vollzieht sich auf einer anderen Ebene und kann auch erfahren werden, wenn der Körper nicht gesund wird, ja sogar im Tod kann Heilung geschehen. In „Ein Kurs in Wundern“ heißt es *„Heilung ist das Ersetzen von Angst durch Liebe”.*

In den folgenden Jahren wurde ich zur Spezialistin im Umgang mit Symptomen und Krankheit, ich erkannte die Grenzen der Schulmedizin und auch die Grenzen der komplementär-medizinischen Verfahren, aber ich gab niemals auf, nach neuen Wegen zu suchen und ließ mich von Sätzen wie „da kann man nichts machen” nicht entmutigen. Ich wollte meinen Sohn retten und so wurde ich selbst Ärztin und schwor mir, niemals solche Sätze wie oben und Worte wie „unheilbar” in den Mund zu nehmen und ich habe es bis heute nicht getan.

Mein Sohn führt heute entgegen aller Prognosen ein ganz normales Leben, sehr mutig und kraftvoll und obwohl er die Krankheit noch hat, befindet er sich meiner Meinung nach auf dem Weg der Heilung. Doch auch ich geriet damals in das Hamsterrad durch Dauerbelastung, gepaart mit Perfektionismus, resultierend aus dem Spagat zwischen Beruf und krankem Kind. Es folgte eine permanente seelische Anspannung, irgendwann wurde ich selbst krank und beschloss mein Leben abrupt zu ändern, ich verzichtete bewusst auf Karriere, kündigte meinen Job, nahm ein Sabbatjahr... Auf meiner Suche nach Heilung kam ich zum Yoga, machte eine Yogalehrerausbildung und dachte, ich hätte die Lösung gefunden, indem ich vom Arztkittel in die Yogahose springe. Doch ich wurde noch kränker, denn ich hatte das gewohnte Hamsterrad gegen das spirituelle Hamsterrad eingetauscht, folgte den gleichen Mustern wie vorher, verlor mich im Äußeren, z.B. in besonders akrobatischen Yogaübungen, hatte noch viel Ego und Ehrgeiz und verstand gar nichts. Aber mein Körper war gut zu mir, sagte „STOP", schickte mich in die Bewegungsunfähigkeit und ich wurde gezwungen, mich nach innen zu wenden. Ich begann mich intensiv mit dem Buddhismus und den Neurowissenschaften zu beschäftigen, suchte nach neuen Erklärungen und nach komplementärmedizinischen Methoden, da ich die Schulmedizin ausgeschöpft hatte.

Ich begann intensiv zu meditieren... in dieser Phase traf ich Bhajan und ich besuchte in den folgenden Jahren einige seiner Seminare und machte bei ihm Ausbildungen, die mich immer mehr nach innen gehen ließen – das Gedankenknäuel im Kopf löste sich auf. Es waren nicht die Worte, die mich überzeugt haben, sondern das eigene Fühlen der Wirkung der Übungen und Methoden, die ich praktizierte.

Ich bin gerade wieder von einem Seminar mit Bhajan zurückgekommen, in dem etliche dieser Übungen und Meditationen vorkamen, erneut habe ich sie am eigenen Leib erfahren und ich bin immer noch beseelt. Die Essenz seiner Seminare ist für mich: Weniger denken, mehr sein, mehr lieben!

In unendlicher Dankbarkeit für diesen Weg und die Menschen, die mich begleiten,

Carolin Harrer

EINFÜHRUNG

Lieber Leser, ich habe einen Wunsch, den großen Wunsch, dass du unabhängig wirst von Medikamenten mit akuten und auf Dauer schädigenden Nebenwirkungen, den großen Wunsch, dass du dir ein gesundes Leben zurück eroberst oder dass du es vielleicht zum ersten Mal erlangst. Mit herkömmlichen, rein symptomatisch wirkenden Medikamenten lebst du dein Leben quasi auf Kredit. Sie mögen deine Beschwerden momentan unterdrücken und du kannst scheinbar so weiterleben, als wäre nichts geschehen. Aber zu welchem Preis? Der steht im Kleingedruckten auf dem Beipackzettel. Dieses Buch schreibe ich aus eigener Erfahrung, aus eigenem Erleben heraus, und ich bin ganz sicher, dass du, was ich erreicht habe, ebenso erreichen kannst.

Ich war z.B. durch eine rheumatische Erkrankung etliche Jahre von Kortison abhängig, um meinen Arbeitsalltag bewältigen zu können. Nach vielen Recherchen und zahlreichen Selbstversuchen halfen mir besonders die Ratschläge von Robert Franz, wie auch ein Motivations-Seminar von Alexandra Stross. Durch diese Unterstützungen, für die ich sehr dankbar bin und die nicht auf bestimmte Krankheiten bezogen sind, sondern ganz allgemein den Gesundheitszustand und die Lebensziele zu fördern versuchen, wurde ich innovativer, phantasievoller und radikaler in meinem Versuch mit über die Jahre aus dem Netz und der Literatur zusammengetragenen und eigenen Rezepten... und plötzlich funktionierte es. Ich habe die bisherigen Medikamente hinter mir gelassen und fühle mich so gut wie seit langen Jahren nicht mehr.

Dieses Gefühl setzte unmittelbar den Wunsch und die Energie in mir frei, das Erfahrene und am eigenen Leib Ausprobierte dir hier weiterzugeben. Ich weiß durch zahlreiche meiner Patienten und Kursteilnehmer, dass es ein großes Leiden da draußen gibt. Viele leiden an „unheilbaren" Krankheiten, bei denen eine begrenzte Auswahl an „Kampfmaßnahmen" durchexerziert wird. Nebenwirkungen? Damit müssen Sie leider leben. – Ich will hier keinesfalls jemandem unlautere Absichten unterstellen. Ich bin sicher, die allermeisten Ärzte, Pharmakologen und auch Medizin-Professoren wissen es einfach nicht besser und geben ihr Bestes. Ich selbst hatte ja auch schon zeitweise begonnen, ihre Glaubenssätze zu übernehmen, obgleich ich oft das Gefühl hatte, diese sogenannte Krankheit gehört nicht wirklich zu mir.

Es gibt natürlich nicht *die* Wunderpille aus reiner Natur ohne Nebenwirkungen, die man so nebenher schluckt und alles ist gut. Das ist ganz sicher auch dir bewusst. Welchen Weg möchte ich hier mit dir beschreiten? Welches sind die Schritte, die ich dir anbieten möchte?

An erster Stelle steht die Motivation. Die Motivation, wirklich gesund werden zu wollen.

An zweiter Stelle steht das Vertrauen, dass die Natur ein besserer Heiler ist als künstliche Produkte. Der Mensch ist ein Teil der Natur, und die Natur will immer sein Bestes, sie will ihn fördern, sie will ihn in Harmonie halten oder wieder in die Harmonie zurückbringen.

An dritter Stelle stehen die Reflektion des eigenen Lebens und dann die Einsicht, dass man sich weit von der Natur, von einer natürlichen Lebensweise in jeglicher Hinsicht im Laufe seines Lebens wegbewegt hat.

An vierter Stelle steht der Wille, seine Lebensumstände und seine Lebensweise, alles, was nicht stimmig ist, alles, was zu einer schleichenden Belastung wurde, an was man sich irgendwie gewöhnt hat oder es in Kauf nahm – nicht radikal, aber Schritt für Schritt – zu ändern.

An fünfter Stelle steht das Wissen, das man sich nach und nach selbständig aneignet, Wissen über den eigenen Körper, Wissen über gesunde Ernährung, Wissen über eine gesunde Lebensführung auf allen Ebenen, Wissen über das Thema Beziehungen, eines der häufigsten Problemfelder, Wissen über die krankmachenden Auswirkungen psychischer Belastungen und eigner negativer Charakterzüge auf den Körper, Wissen über natürliche Heilmethoden. – Du hast also einen überaus spannenden Weg vor dir, der alles andere als langweilig wird. Du beginnst nichts Geringeres, als dein eigenes Leben wieder oder erstmals in deine Hände zu nehmen. Was gibt es Größeres!

Du hast dich sicher mit dem einen oder anderen bereits befasst und bist schon länger auf dem Weg. Jeder steht auf einer unterschiedlichen Stufe. Wichtig aber ist, egal wo du dich momentan befindest, dass du weiter voranschreitest.

Wenn sich das bisher Gesagte für dich nach viel Arbeit und Mühe anhört, bedenke, weitaus mehr Mühe macht letzten Endes eine Stagnation. Bleib bitte auf deinem Weg entspannt, es geht in natürlichen Schritten vorwärts und du darfst dabei in deinem eigenen Tempo gehen. Die Frage aber, die du dir immer wieder ganz realistisch stellen solltest, ist: "Wie wird es mir weiterhin gehen, wenn ich nichts ändere?"

Dieses Buch beginnt zunächst mit einem Motivations-Kapitel. Darin wird es ein paar Hausaufgaben für dich geben, z.B. ein Tagebuch zu führen. Schriftliches Reflektieren hat eine tiefgreifende Wirkung, weil es das Taktile mit gedanklichen Prozessen verbindet, also Geist und Handlung vereint. Führe darin auch Buch über deine kleinen oder größeren Erfolge, das erzeugt einen beständig ansteigenden Motivationsschub.

Natürlich muss du dieses Kapitel nicht erst komplett "abarbeiten", bevor du mit dem rein praktischen Teil beginnen kannst. Dieser kann und soll sofort in Angriff genommen werden! Eines greift ja ins andere. Körper und Psyche sind in keiner Weise getrennt.

Das erste Kapitel will dich in ein ganzheitliches Denken einführen, das dich dann durch das weitere Buch als tragendes Element begleitet.

Der pragmatische Teil, den ich dir hier in einem kleinen Überblick aufzeige, ist der Weg raus aus der Chemie, hin zu natürlich wirkenden Mitteln. Und davon gibt es eine ganze Fülle, die einzeln zwar bekannt sind, die bisher nur nicht in Kombination und konsequent eingesetzt wurden.

Ich betone ausdrücklich: Es wird kein hoher finanzieller Aufwand sein, vor dem häufig zurückgeschreckt wird. Es gibt fast alles im Bioladen oder Reformhaus, bzw. kostengünstig bestellbar übers Internet. An deiner Krankheit wurde bisher so einiges verdient, an deinem Heilwerdungsprozess sollst alleine du verdienen: eine neue Lebensqualität.

Meine erste, leicht umzusetzende Empfehlung ist, täglich wirklich ausreichend Wasser zu trinken, d.h. zwei bis drei Liter. Wobei man natürlich lernen sollte, auf sein eigenes echtes Bedürfnis zu achten.

Meine zweite Empfehlung ist eine Kombination aus unverzichtbaren Nahrungsergänzungsmitteln, Vitaminen und Mineralien, sowie Pflanzensäften, Blattpulvern und Gewürzen.

Meine dritte Empfehlung ist eine Ernährungsumstellung in Richtung vollwertig und vegan, bestehend aus Mahlzeiten mit biologisch angebautem Gemüse und Getreide, begleitet von frischen Salaten, Säften und Smoothies.

Was sich verbietet, ist Zucker in jeglicher Form, Milchprodukte, Weizen, Alkohol und Kaffee. Ziemlich bald, am besten sofort sollte auch der Fleischverzehr aufgegeben werden. – Ändere es in kleineren Schritten, wenn du es nicht in großen schaffst.

Ich beschreibe hier ein begleitendes Verfahren zum herkömmlichen oder ein ausschleichendes Verfahren aus diesem und zugleich ein einschleichendes Verfahren in die Natur – und es kann nach eigenem Empfinden und Ermessen jederzeit selbst gesteuert werden. Es wirkt beim einen langsamer und beim anderen rascher.

Im praktischen Teil dieses Buches folgt weiter eine Einführung in die wertvolle Methode der Fußreflexzonen-Massage, in kraftvolle Atemübungen und in einfache Meditationstechniken. Am Ende will ich dich zur Arbeit an der wahren Menschwerdung auffordern. Lasse dich von meinen Anleitungen und Texten dazu inspirieren, in ein kraftvolleres, wahrhaftigeres und auf allen Ebenen gesünderes Leben einzusteigen.

Es ist ganz sicher nicht so, dass Millionen von heute auf morgen ihr gewohntes Leben, wie es auch immer aussieht, bereit sind zu verändern. Wer nichts verändern möchte, den sollte man nicht missionieren. Interessant sind die Menschen wie du, lieber Leser, der du bereits auf der Suche bist. Du hast genug gelitten, du willst gerne etwas verändern, nur wusstest du bisher noch keinen Ausweg. Genau dich möchte ich mit diesem Buch ansprechen, begleitet von dem Wunsch, dass du nach der Anwendung meiner Empfehlungen allmählich in ein neues sinnerfüllteres, bewussteres, gesünderes Leben hineingeboren wirst.

Der heilige Cyprian, Bischof von Karthago, schrieb 250 n. Chr. in einem Brief an seinen Freund Fortunatus: „Ich bilde mir nicht etwa ein, dir eine Abhandlung von mir geschickt, vielmehr nur den Stoff für eine solche dargeboten zu haben. Aber diese Art bringt dem einzelnen größeren praktischen Nutzen. Denn wenn ich dir ein schon fertiges und ausgearbeitetes Kleid gäbe, dann wäre es eben ein Kleid von mir, das ein anderer tragen müsste, und vielleicht würde es als gar nicht gut passend befunden, weil es nicht für den anderen nach seinem Wuchs und seiner Körpergestalt gefertigt ist. Nun aber schicke ich dir von dem Lamme, durch das wir erlöst und zum Leben erweckt worden sind, die rohe Wolle und den Purpur. Nach dem Empfang kannst du dir also ein Gewand nach deinem Wunsche herstellen, und du wirst um so größere Freude daran haben, weil es ja eigens auf deine Person zugeschnitten ist. Auch anderen wirst du von dem übersandten Stoff mitteilen, damit auch sie nach ihrem Geschmack ihn verarbeiten können." – Im gleichen Sinn ist auch dieses Buch geschrieben mit den besten Segens- und Gesundheitswünschen für dich!

Gesundheit

MOTIVATION, AUSDAUER, GEDULD UND WISSEN

Du musst etwas wollen. Wenn du nichts willst,
bekommst du auch nichts. Du musst dich motivieren.
Ohne Motivation ist Negation. Negation deines Lebens.
Du nimmst dich selbst nicht ernst.

Wenn du gesund sein willst, motiviere dich,
gesund zu sein – und ein Weg öffnet sich.
Wenn du mit etwas Erfolg haben willst,
motiviere dich, Erfolg zu haben – und der Erfolg kommt zu dir.

Aber neben der Motivation musst du auch Geduld
und Beharrlichkeit entwickeln.
Du hast so lange nicht wirklich gewollt,
die Existenz will sehen, ob es dir Ernst damit ist.

Wenn du motiviert und beharrlich bist, wenn du unbeirrbar bist
trotz Zweifeln, dann kommen die Dinge zu dir. –
Und sie kommen immer genau im richtigen Augenblick!

1) Motivation

Die Motivation kommt mit dem Tun. Der perfekte Zeitpunkt zu beginnen, ist jetzt sofort. Vor einer Veränderung bestimmt eine gewisse Angst das Denken, obwohl die Erfahrung lehrt, dass das Beschreiten eines neuen Weges am Ende immer eine große Bereicherung mit sich bringt. Lasse deine Veränderung von Freude bestimmt sein. Von der Freude auf dein Ziel, das du erreichen möchtest, aber auch von der stets in dir vorhandenen, zurzeit vielleicht etwas verborgenen, unbegründbaren Lebensfreude.

Beginne mit Leichtigkeit, jedes Ausprobieren ist nichts als ein Spiel. Sei nicht streng mit dir, aber überwinde dich auch, wenn es notwendig ist. Der Verstand spielt dir gerne einen Streich, indem er die großartigsten Argumente liefert, um dir zur Selbstsabotage zu verhelfen.

Zu Beginn erscheint ein unbekannter, noch nicht beschrittener Weg als schwer. Doch lenkst du dein Augenmerk auf den einzelnen Schritt, ist er leicht. Jeder Weg, wie lange und beschwerlich er sein mag, besteht aus einzelnen, einfachen Schritten, so wie dich dein Leben auf leichten Atemzügen durch die Zeit trägt.

Gib keinem Umstand Macht über dein Leben. Willst du dich weiterentwickeln, wirst du zwangsläufig die Komfortzone verlassen müssen. Aber ist es wirklich eine Komfortzone, in der du dich momentan befindest? Wenn es eine wäre, wärst du dann auf der Suche? Die wahre Komfortzone wartet erst auf dich. Indem du ihr entgegeneilst, eilt sie auch dir entgegen.

Je größer das Problem ist, desto größer wird die Veränderung sein. Du kannst dich durch versäumte Entscheidungen zu einer Veränderung zwingen lassen, du kannst dich aber auch rechtzeitig freiwillig dazu entscheiden. Zwischen Reagieren und Wählen besteht ein großer Qualitätsunterschied, was dein Leben und dein Selbstwertgefühl betrifft. Jede Veränderung kostet am Anfang etwas Kraft, doch das Verharren in der momentanen Situation verbraucht weit mehr Energie. Nach dem ersten Überwinden wird es mit jedem Schritt leichter.

„Du hast die Wahl, auf was du dich einstimmst.
Müdigkeit oder Wachheit, Krankheit oder Gesundheit.“
(Aayla, sibirische Schamanin)

* TAGEBUCH: Führe ein Tagebuch. Es kann ein guter Freund für dich werden, mit dem du dich täglich unterhalten kannst. Ihm kannst du alles erzählen, es wird dich niemals bewerten oder verurteilen. Es hört dir einfach nur zu. Beginne dieses Tagebuch, indem du zehn Gründe aufzählst, warum es sinnvoll ist, etwas in deinem Leben zu verändern. Darüber hinaus schreibe frei, wie du

dich fühlst, was deine Wünsche ans Leben sind, welche Träume du verwirklichen möchtest.

Glücklichsein ist das großartigste Rezept, das es gibt! Und was ist das Rezept fürs Glücklichsein, wie gelingt es einem? Indem man nichts wichtiger nimmt als genau das!

2) Ausdauer

Ein Entwicklungsweg ist keine stetig ansteigende Linie, sondern mit einer Treppe vergleichbar. Das Fortschreiten geschieht in Stufen, jedem Anstieg folgt eine Plateauphase. Es ist wie mit dem halbvollen und dem halbleeren Glas, du kannst dich entweder freuen über die kleinen oder größeren Aufstiege oder dich ärgern über die Phasen des scheinbaren Stagnierens. Das Leben geht immer vorwärts. Hab also keine Angst, wenn du auf einer Stufe stehen bleibst. Es wird sich noch häufig wiederholen, doch es geschieht auf einem immer höheren Status. Aufstieg und Stagnation sind ein natürlicher Rhythmus. Wenn du erfolgreich sein willst, machst du unbeirrt weiter. Gibst du aber auf, erklimmst du nur immer wieder neu die erste Stufe, denn weitergehen musst du so oder so.

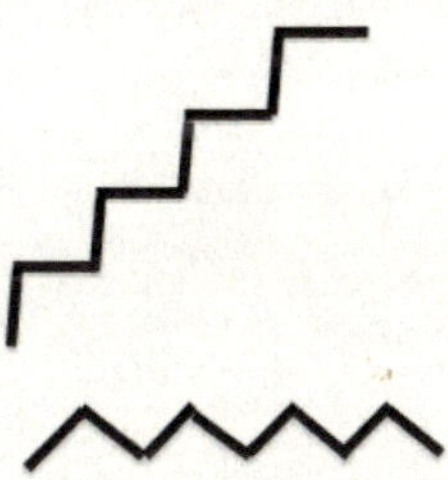

Bei meinem Experiment kam mein erster richtiger Erfolg nach fünf Monaten. Davor herrschte häufig Zweifeln und oft auch Verzweifeln, doch ich ging weiter, denn ich wollte endlich Erfolg sehen und spüren. Am Ende jedes Tunnels kommt hundertprozentig das Licht. Jeder noch so dunklen Nacht folgt der helle Morgen. Darauf darfst du vertrauen, lass den Mut niemals sinken. Höre nicht auf, wenn es schwierig wird, sondern denke stets: Jetzt erst recht! Präge dir den folgenden Satz ganz tief ein: **„Etwas ist schwierig, das heißt, es ist möglich“**.

* TAGEBUCH: Schreibe dein wichtigstes Lebensziel auf. Formuliere es in positiven Worten und benutze dabei die Gegenwart, z.B. „Ich bin gesund“. Beschreibe mit deinen ganz persönlichen Worten ein anziehendes Bild der konkreten Situation, die du erreichen möchtest. – Schreibe stets nur das auf, was du willst, nicht was du nicht willst, sonst ziehst du es in dein Leben.

Dein Weg ist einzigartig,
es gibt keinen, der deinem gleicht.
Lasse das Ziel, das er anstrebt,
allein deiner Phantasie und Freude entspringen.

3) Geduld

Im Gesundheitsbereich ist es besonders wichtig, sich in einer Plateauphase nicht zu ängstigen, du solltest sie vielmehr schätzen lernen, weil sie zu deinem Heilungsprozess dazugehört. Es kann sich manchmal wie ein herber Rückschlag anfühlen, wenn du erst Erfolg hattest und plötzlich stagniert es. Du hattest das Gefühl, es geht dir mit jedem Tag besser, und auf einmal hört diese Phase auf und du denkst, alles sei wieder beim Alten, keine Veränderung sei geschehen. Man geht leicht in diese Falle. In Wahrheit ist aber schon ein großer Schritt passiert, indem du überhaupt eine Verbesserung gespürt hast.

Wenn deine Beschwerden schon eine lange Zeit bestehen, kannst du nicht davon ausgehen, dass sie gleich bei den ersten Maßnahmen für immer verschwinden. Heilung baut sich langsam und kontinuierlich auf. Du hast einen negativen Prozess gestoppt, du bist also auf einem Level, der nicht mehr schlimmer wird. Allein das ist schon ein Fortschritt. Und sobald du nur ein wenig Verbesserung spürst, ist es dir gelungen, den Abwärtstrend umzukehren, von einer Verschlechterung zu einer Verbesserung. Das ist ein großartiger Erfolg. Behalte im Auge, was du bisher erreicht hast und mach beständig weiter. Das Leben fragt einfach nach: „Bist du sicher?". Dann sollte deine Antwort sein: „Ja, jetzt erst recht! Ich stelle mich den Herausforderungen, ich bin bereit."

Manchmal musst du dich auch in Geduld üben. Du bist schon so lange auf dem Weg, es kommt auf einen Tag oder eine Woche nicht an. „Das Gras wächst nicht schneller, wenn man daran zieht." Wenn du das Gefühl hast, du kommst nicht mehr weiter, hast du nichts falsch gemacht, sondern du erlebst gerade eine Plateauphase. Indem du das weißt, nimmst du den Hindernissen schon den Wind aus den Segeln. Und beim nächsten Mal rechnest du damit und nimmst es bereits etwas leichter. Überlege dir, mit was du dich in solchen Situationen aufbauen kannst. Und das allerwichtigste ist, dass du dein Ziel stets vor Augen behältst. Du kannst alles schaffen, wenn du fest daran glaubst, wenn du selbst die Verantwortung übernimmst, wenn du selbst aktiv wirst und die notwendigen Veränderungen umsetzt.

* TAGEBUCH: Mache eine ehrliche Liste mit allen Menschen, Umständen und Dingen, die du bisher für negative Ereignisse in deinem Leben verantwortlich gemacht hast. Gehe dann die Liste durch und frage dich an jedem einzelnen Punkt, wie lange du diesen Personen, Umständen oder Dingen noch die Macht über dein Leben geben möchtest. Sprich diese Affirmation: „Ich übernehme für alles, was in meinem Leben geschieht, heute und künftig die volle und alleinige Verantwortung."

4) Wissen

Diese Schrift gibt dir eine solide Basis, mit der du schon heute beginnen kannst, deine Gesundheit und deine Lebenskräfte zu stärken. Eigne dir aber darüber hinaus durch gute Bücher, Filme und das Internet das notwendige unabhängige Wissen an, das dir eine fundierte Grundlage für deine Entscheidungen gibt. Noch zu keiner anderen Zeit gab es so viele Möglichkeiten, sich zu informieren. Bewahre dir dabei einen kritischen Blick auf die Fülle an Angeboten. Entwickle ein Unterscheidungsvermögen, dass du Seriöses von Unseriösem trennen lernst. Unermüdliches Forschen wird dir immer wieder eine neue Sicht geben und dein Wissen um Zusammenhänge erweitern. Es werden häufiger Momente kommen, wo dir ein Licht aufgeht, wo du plötzlich verstehst, wo ein fehlendes Puzzleteil erscheint und die Zusammenhänge klar werden. Alleine die Beschäftigung mit für dich wertvollem Informationsmaterial erzeugt Zuversicht und spornt dich zum Weitergehen an.

* TAGEBUCH: Mache dir Notizen von allen wichtigen Erkenntnissen und Entdeckungen und integriere sie mehr und mehr in dein Leben. Was du jetzt nicht in deinen Tagesablauf einfügen kannst, notiere es dir als Erinnerung für einen späteren Zeitpunkt. – Kontempliere über den Satz: „Alle Krankheiten kommen, weil an der Freude etwas zerstört wurde“. Liste alles auf, was dich in deinem Leben tiefe Freude empfinden lässt – und tue es!

„Zu allererst lasse alles Leidens-
und Opferdenken hinter dir.“

„Mit einem Beginn ist die Hälfte schon geschafft.“

(Koreanisches Sprichwort)

„Die mit Tränen säen, werden mit Freude ernten“, sagt König David im Psalm 126, Vers 5. Wenn du heute zwar Schmerzen hast, aber dennoch mit viel Mut einen neuen Anfang wagst, werden deine Tränen die Saat benetzen und sie wird zu deiner Freude aufgehen und einen neuen Frühling voller Blüten, voller Kraft, Gesundheit und Lachen einleiten. Habe den festen Glauben und das Vertrauen wie ein König David, sei der Held deines eigenen Lebens.

DIE FÜNF ENT – EN,

die Gesundheit fördern und Krankheit verhindern

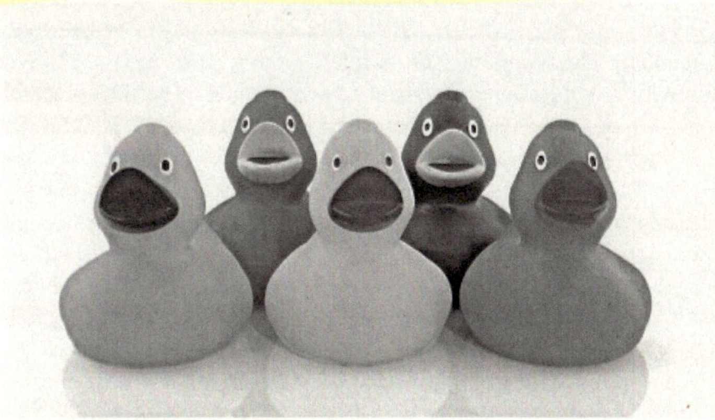

* **Entstressung** – Magnesium
* **Entgiftung** – Zeolith / BioChlorella
* **Entsäuerung** - Natron
* **Entzündungen beseitigen** - MSM
* **Entwöhnung von schädigenden Eigenschaften und negativem Denken** - Meditation

1) Entstressung: Viele sagen: „Die Zeiten sind schneller geworden“. Du kannst doch deine Zeit selber bestimmen, du kannst und solltest wieder Herr über sie werden. Die Zeit scheint aber von einem Mode-Designer angefertigt zu sein, der dir diese Mode aufdrückt und von dem du sie annimmst, weil sie alle tragen. Wer sagt, dass du diese „Mode“ mitmachen musst. Die Zeiten waren schon immer schnell. Schnell für die Menschen, die im Äußeren leben. Gehe nach innen, dort gibt es nicht nur keine schnelle Zeit, dort gibt es überhaupt keine Zeit. Dort ist das, was wesentlich ist. Die Kapitel „Meditation“, „Atemübungen“ und auch „Fußreflexzonen-Massage“ möchten dir einen Weg dahin zeigen.

2) Entgiftung: Schon sehr früh erkannte ich, wir leben in einem Gift-Zeitalter. Und ich versuchte, meine kleine gesunde Nische darin zu finden. Es ist möglich, auch wenn die Gifte alle Elemente durchdringen: die Böden, das Wasser, die Energieversorgung und die Luft. Wir können Alternativen finden und uns von dem reinigen und entgiften, was sich nicht vermeiden lässt. Das Kapitel „Grüne Apotheke", „Fußreflexzonen-Massage" und die Rezepte sind nach bestem Wissen Ratgeber hierfür.

3) Entsäuerung: Sich basisch zu ernähren, ist eine alte Lehre, die heute aktueller ist denn je. Zucker schmeckt nur süß, doch in Wahrheit macht er den Körper sauer und damit empfänglich für viele Krankheiten. Ein Spruch ist: „Wer Süßigkeiten braucht, dem fehlt die Süße des Lebens". Das Leben kann uns eine süße Beziehung schenken, einen Menschen, der im wahrsten Sinn alles für uns ist und für den auch wir alles sind. Das ist wahre Süße, die wir aber nicht ohne Arbeit an uns selbst einfach geschenkt bekommen. Auf der reinen Ernährungsebene gibt es eine Unmenge an Früchten und Gemüsen, die unseren Süßebedarf auf gesunde Weise decken können. Für beide Ebenen hält dieses Buch Tipps bereit.

4) Entzündungen beseitigen: Es gibt zum Glück sehr einfache Möglichkeiten, Entzündungen zu lindern und zu beseitigen. Es besteht kein Grund, zur Keule zu greifen. Ich sehe *einen* Weg zur Entzündungsfreiheit in der veganen Ernährung, gebe aber auch eine Fülle von Hinweisen zu erprobten alternativen Mitteln.

5) Entwöhnung von schädigenden Eigenschaften und negativem Denken: Im Kapitel „Arbeite an deiner wahren Menschwerdung" wird das Thema in seiner ganzen Breite angesprochen. Werde wieder dankbar, werde kreativ, dann ist da kein Raum mehr für Negativität. Aus Dankbarkeit und wachsendem Verstehen bildet sich allmählich tiefe Liebe zu dieser Schöpfung und allen ihren Wesen, nicht zuletzt zu dir selbst. Verliebe dich zuerst in dich – und alles andere folgt.

DEIN KÖRPER

Dein Körper meint es immer gut mit dir. Dein Körper ist ein Teil der Natur. Die Natur ist weiser als wir es sind, denn wir haben uns weit von ihr entfernt. Dein Körper weiß, was er tut, doch oft wird er missverstanden. Wie ist dein Verhältnis zu deinem Körper? Ist er dein bester Freund? Bist du ihm dankbar für alles, was er für dich tut? Unterstützt du ihn optimal dabei, dich durchs Leben zu tragen? Beobachtest du ihn, hörst du ihm zu? – Trage Verantwortung für deinen Körper in jeglicher Hinsicht. Schöpfe alle Möglichkeiten aus, die du hast, um ihn auf leichte Art und Weise zu unterstützen.

Solange du nicht genügend Wasser trinkst, wie später ausführlicher erklärt, wird sich dein Körper sehr schwer tun, gesund zu werden. Sorge ebenfalls für ausreichend Bewegung. Muskelaktivität erzeugt eine gute Durchblutung, fördert den Abtransport der Schlackenstoffe und den Abbau von Stresshormonen, die sich andernfalls im Körper ansammeln und das System dauerhaft belasten. Egal unter welchen Beschwerden du momentan leidest: genügend Wasser trinken und ausreichend Bewegung bessern den Zustand..

Sorge auch für gesunden Schlaf. Höre dabei auf deinen Körper. Wenn er müde ist, ist er müde. Punkt. Bekämpfe die Müdigkeit nicht mit Kaffee oder Autosuggestion. Lasse deinen Körper sich ausruhen zu seiner Zeit – und du wirst bemerken, dass er sich einfacher und schneller erholt, als wenn du ihm künstliche Zeiten vorgibst. Schaue, dass der Schlaf unbelastet ist von schweren Gedanken, Ärger und Sorgen, aber auch von Elektrosmog, Spiegeln und anderen Störfaktoren im Schlafzimmer. Alles das belastet die notwendigen Erholungsphasen.

Wenn dir Veränderungen schwer fallen, denke daran, es ist nicht leichter, wenn der Zustand so bleibt, wie er ist. Fordere dich selbst heraus. Du tust dir und deinem Köper damit etwas Gutes. Sobald du mit ersten Schritten beginnst, wird sich vieles in deinem Leben zum Positiven wandeln. Beginne zu kommunizieren mit deinem Körper, mit deinen Organen. Sobald du anfängst, deinem Körper zuzuhören, hast du einen guten Verbündeten, mit dem du gemeinsam die Probleme in Angriff nehmen kannst.

Lerne deinen Körper besser zu verstehen. Wir sind so geprägt, dass wir glauben, in dem Augenblick, wo wir ein Symptom spüren, würde ein Schaden entstehen. Dieses Geschehen wollen wir dann möglichst schnell unterdrücken, damit der Schaden nicht größer wird. Der Schaden ist aber irgendwann in der Vergangenheit entstanden, als der Körper durch etwas überfordert wurde. Schmerz taucht zumeist viel später auf als das verursachende Geschehen. In den häufigsten Fällen ist die Symptomatik nicht der Schaden, sondern die Reparatur! Wir erleiden dann Schmerzen, wenn der Körper den Schaden wieder repariert. Vielleicht hilft dir dieses Wissen, eine positive Einstellung zu deinem Körper zu bewahren.

Von seiner Entwicklungsgeschichte her ist unser Körper darauf ausgerichtet, Schmerzen zu kompensieren, um uns funktionstüchtig zu halten. Schmerz taucht immer erst dann auf, wenn das System ihn nicht mehr kompensieren kann. Oder es beginnt Schädigungen zu reparieren, wenn nach einer stressbeladenen Zeit Ruhe einkehrt, am Feierabend, am Wochenende, im Urlaub. Wir empfinden dann diese Reparatur als Schmerz. In Wahrheit zwingt er dich mit den Schmerzen oder mit einer Krankheit zur Ruhe, damit er Selbstheilung vollziehen kann. – Das ist wahrscheinlich eine vollkommen neue Sichtweise, mit der du dich erst auseinandersetzen musst.

Wer Symptome bekämpft, leidet und entwickelt einen gewissen Unmut gegenüber seinem Körper. Er kann das Grundvertrauen in den Körper und in das Leben verlieren. Dann ist es schwierig, dass Heilung geschieht, weil ein Kampf herrscht zwischen dem Denken, den Gefühlen und dem Körper. Es besteht keine Einigkeit mehr. Dagegen ist eine vertrauensvolle, liebevolle Haltung dem Körper gegenüber die beste Voraussetzung für jede Heilung!

WASSER – DIE NUMMER EINS IM KÖRPER

Der menschliche Körper besteht zu 70% aus Wasser. Deshalb ist es wichtig, dass du genügend Flüssigkeit zu dir nimmst. Und zwar Wasser! Bekommt der Körper zu wenig Wasser, muss er Wasser aus dem Knorpelgewebe entspeichern. Bandscheibenvorfälle und Gelenkserkrankungen sind ein deutliches Zeichen, dass der Körper über viele Jahre zu wenig Wasser bekommen hat. Du musst deine Flüssigkeitsräume wieder anfüllen und dann gefüllt lassen.

Eine weitere Funktion des Wassers ist die Entgiftung und Entschlackung des Körpers. Was der Staubsauger für deine Wohnung ist, ist das Wasser in deinem Körper. Es hat die Eigenschaft, Schlacken an sich zu binden und mit hinaus zu tragen.

Innerhalb des Körpers, wie auch innerhalb der Zellen wird Wasser gebraucht, damit die Stoffe frei beweglich sind und sich gegenseitig als Reaktionspartner finden. Bestimmte Stoffe – z.B. bei der Verdauung – können nur über die Hydrolyse (Lösung durch Wasser) aufgeschlüsselt werden. Ist kein Wasser vorhanden, können sie nicht aufgespalten werden und der Organismus kann sie nicht verwenden. So werden sie entweder unbenutzt abgelagert oder wieder ausgeschieden.

Die alten Chinesen sagen, dass im Darm die Gesundheit sitzt. Bei vielen ist er jedoch sehr verschlackt, weil das Verzehrte zu lange im Darm bleibt. Das führt zu giftigen Fäulnisprodukten, die vom Körper aufgenommen werden und ihn auf Dauer krank machen. Bei zu wenig Flüssigkeitszufuhr resorbiert der Darm mehr Wasser als er über die Nahrung erhält, er muss es dem Körpergewebe entziehen. Mangelnde Ausscheidung ist unter anderem eine Folge von zu wenig trinken. Nur mit genügend Flüssigkeit hältst du den Darm aktiv.

Die meisten degenerativen Erscheinungen wie frühzeitige Alterung, Bandscheiben- und Gelenkbeschwerden und entzündliche Prozesse entstehen in erster Linie durch Wassermangel. Du kannst nicht erwarten, gesund zu werden, wenn du den Körper nicht mit der notwendigen Flüssigkeit versorgst. Der Körper kann für alle seine Funktionen nur Wasser verwenden, alle anderen Flüssigkeiten brauchen zusätzliches Wasser, weil sie eine dehydrierende Eigenschaft besitzen.

DIE WIRBELSÄULE

Aufrichtigkeit und Aufrichtung

Einer der Sprüche aus Salomons Weisheiten lautet in etwa so: „Der Mensch, der aufrichtig ist, geht gerade durchs Leben. Der unaufrichtige Mensch geht am Stock“.

Die Frage, die wir an uns selbst stellen sollten, lautet: Sind wir aufrichtig, sind wir ehrlich mit uns selbst? Oder überfordern wir uns, wollen wir mehr scheinen als sein? Versuchen wir etwas darzustellen, was wir gar nicht sind? Dann wird das Scheingebäude früher oder später in sich zusammenbrechen. Dann brechen wir uns selbst das Rückgrat. Wir schwächen im wahrsten Sinn unsere Wirbelsäule.

Die Wirbelsäule – wie es im Wort schon enthalten ist – hat zwei Eigenschaften: „Wirbel“ deutet auf das Dynamische, das Bewegliche und Geschmeidige hin, „Säule“ beinhaltet den tragenden, stützenden und aufrichtenden Anteil. Ist einer der beiden Funktionen beeinträchtigt, überträgt sich das auch auf die andere.

Praktiziere Wirbelsäulenübungen mit dem inneren Spüren: „Wie gehe ich mit diesem kostbaren Teil meines Körpers um?“ Die Wirbelsäule ist die zentrale Achse in uns. Von ihr gehen alle Nerven aus, die motorischen Nerven, die die Muskeln versorgen, die Nerven, welche die Organtätigkeiten steuern und die sensiblen Nerven, die uns die verschiedensten Dinge und Ereignisse spüren lassen.

Wirbelsäulenpflege ist etwas sehr wesentliches, damit sie alle ihre komplexen Aufgaben erfüllen kann, damit der Körper in jeder Situation optimal mit Impulsen versorgt ist. Wenn wir den Wert der Wirbelsäule und unseres gesamten Körpers wieder erkennen, werden wir auch aufrichtig und ehrlich mit uns – und damit auch mit anderen – sein. Aufrichtigkeit und mühelos gut aufgerichtet sein ist das Grundmotto aller Wirbelsäulenübungen.

Wenn der untere Rücken und die unteren Bandscheiben geschädigt sind, hat das häufig damit zu tun, dass wir mehr Verantwortung übernehmen oder auf uns ziehen, als wir tatsächlich tragen können. Warum übernehmen wir so viel Verantwortung? Weil wir irgendeinen Minderwertigkeitskomplex haben und uns mit dieser großen Verantwortung aufwerten wollen. Denkt einmal darüber nach.

Wenn der Nacken geschädigt ist, sind wir vielleicht hartnäckig, wollen wir mit Gewalt etwas durchsetzen und erreichen, ohne auf uns selbst und auch auf andere Rücksicht zu nehmen. Rücksicht im wahrsten Sinn des Wortes: nach hinten schauen, unseren Rücken, unseren Nacken, der nackt ist, beachten, schützen und wertschätzen.

Gewalt entsteht aus Gier. Und Gier entsteht aus einem Mangeldenken. Wir vertrauen nicht darauf, dass uns alles gegeben wird, dass alles da ist, was wir brauchen. Ehrlichkeit ist die erste Tugend im Leben und Vertrauen die zweite.

FASZIEN SIND FASZINIEREND

Faszien sind im Körper das Gewebe, das die Muskulatur umhüllt und ebenso den Organen ihre Lage, Form und Festigkeit gibt. Auch das Bindegewebe zählt zum Fasziengewebe, es ist strukturbildend und fügt die einzelnen Teile unseres Körpers zu einer

Ganzheit zusammen. Faszien sind eine Matrix für die intrazelluläre Kommunikation. Sie spielen ebenfalls eine wichtige Funktion innerhalb des Abwehrsystems. Bei Verletzungen bilden sie das Grundmaterial für die Heilung des Gewebes.

Nicht nur die angespannten und verkürzten Muskeln sind es, die unsere Bewegung einschränken, sondern sehr oft auch die Verklebungen von Muskelfaszie und dem Bindegewebe. Zwischen Muskelfaszie und Bindegewebe befindet sich normalerweise ein Gleitfilm, dank ihm können die Muskeln frei hin und her gleiten. Ist die Muskulatur aber verspannt und verhärtet, wird sie weniger durchblutet und die Gleitflüssigkeit bildet sich zurück. Auf diese Weise kommt es allmählich zu Verklebung und damit zu Bewegungseinschränkungen.

Die Muskeln zu dehnen, reicht hier nicht mehr aus. Innerhalb der Muskeln gibt es zwar die Propriorezeptoren, die bei Dehnung einen Reiz ans Gehirn weiterleiten, das den entsprechenden Muskeln dann befiehlt, sich zu entspannen. Ähnliches gibt es aber nicht in den Faszien und im Bindegewebe. Hier ist Manualtherapie gefragt. Der beste, leider auch (relativ) schmerzhafte Weg ist ein Massieren, bei dem man das Bindegewebe mit den Fingern packt und in sogenannte "Röllchen" ausstreicht. Das heißt man rollt die Haut z.B. von der Wirbelsäule nach außen, jeweils dem Gewebeverlauf folgend. Querfriktionen, bei denen die Muskeln quer zu ihrer Verlaufsrichtung gedehnt werden, sind eine ergänzende Möglichkeit.

Man muss also zwei Wege beschreiten: Durch ausgiebige Dehnübungen werden die Muskeln wieder angeregt, gelockert und in ihrer Durchblutung gefördert, und durch gezieltes Massieren werden die lange bestehenden Verklebungen aufgelöst. Dieser Prozess kann eine Weile dauern, aber es lohnt sich und wird sich durch zunehmende Beweglichkeit bemerkbar machen.

Zwischen Muskelfaszie und Bindegewebe verlaufen Nervenbahnen, die durch die Verklebungen in ihrer Funktion beeinträchtigt werden und Schmerzen auslösen können. Genauso ist es mit den Nadis (Energiebahnen). Außerdem haben wir im gesamten Bindegewebe Reflexzonen, wie man es von den Füßen her kennt, die gleichfalls beeinträchtigt werden und dann eine negative Fernwirkung auf andere Körperbereiche und Organe ausüben können. Es gibt also viele Gründe, die Verklebungen aufzulösen, um sich danach wieder beweglich und wohl zu fühlen.

MUSKELSPIRALEN

Alles Lebendige äußert sich in Spiralform. Wasser, das natürlich und ungehemmt fließt, fließt in Spiralen oder Mäandern. So ist auch der Körperaufbau – er besteht zu 70% aus Wasser – in seinen gesamten Strukturen spiralförmig angelegt. Dies kommt besonders in der Muskulatur zum Ausdruck. Zum einen ist ihre Faseranordnung spiralig, zum andern bilden die Muskeln in ihrem gemeinsamen Verlauf am Körper gegenläufige Spiralen. Nur dadurch sind alle diese komplexen, dynamischen Bewegungsabläufe möglich. Ein Tänzer, der sich in Spiralen dreht, was auf uns natürlich und harmonisch wirkt, bringt das dem Körper inhärente Urmuster des Lebens am eindrucksvollsten durch sein im Tanz befreites Muskelspiel zum Ausdruck. Vom Atom bis zur Galaxie wird man im gesamten Universum keine andere grundlegende Form vorfinden als die Spirale. Lasst uns diese Lebendigkeit wieder in uns spüren, lasst uns unseren Körper und ebenso unseren Geist wieder genauso tänzerisch und spielerisch bewegen.

ZWERCHFELL UND ORGANRING

Unter dem Zwerchfell, das mit seiner kuppelartigen Form am unteren Rippenrand ansetzt und unser Haupteinatemmuskel ist, befindet sich der sogenannte "Organring". Er besteht aus den beiden Nieren, der Milz, der Bauchspeicheldrüse, dem Magen und der Leber. Diese lebenswichtigen Organe liegen auf einer Höhe und sind in unmittelbarem Kontakt mit dem Zwerchfell, dessen massierende Atembewegung sie durchblutet und in ihrer Funktion stärkt. Im Umkehrschluss heißt dies aber, wenn wir durch flaches Atmen keine Zwerchfellbewegung erzeugen, werden auch diese Organe mangelhaft durchblutet und auf Dauer in ihrer Funktion geschwächt. Natürliche Zwerchfellatmung ist weit mehr als ein vertiefter Atem, der unseren Körper mit Sauerstoff versorgt, sie ist notwendig für unseren gesamten Gesundheitszustand.

ATMUNG

Die mechanische Grundfunktion der Lunge besteht darin, Sauerstoff ins Blut zu transportieren und Kohlendioxid abzuführen. Je mehr Sauerstoff die Zellen erhalten, desto förderlicher ist es für unsere körperliche und geistige Gesundheit. Der bewusste Mensch spürt darüber hinaus aber, dass mit jedem Einatem dem beseelten Leib neues Leben und kosmische Energie eingehaucht wird. Jedes Ausatmen ist ein Reinigungs- und Entgiftungsprozess, wie auch ein Angebot zu allgemeiner Entspannung.

Stress, Konflikte und Anspannung beeinflussen die Atmung auf negative Weise, sie wird dadurch schnell und flach. Bei einem entspannten Geist hingegen ist sie rhythmisch und langsam. Ein ruhiger, tiefer Atem sorgt für entspannte Muskeln, eine harmonische Organtätigkeit, eine gute Durchblutung, einen gesunden Wärmehaushalt, klares Denken und ein heiteres Gemüt. In der Atemruhe zwischen Aus- und Einatem wird das parasympathische Nervensystem aktiviert und wirkt mild sedierend auf alle Funktionen.

Der natürliche, frei zugelassene Atem besteht aus drei Teilen: der Einatmung, der Ausatmung und der Atempause (jeder andere Rhythmus ist eine Technik oder ein eingefahrenes Muster). Sein Verlauf geschieht also im Dreivierteltakt. Im Sufismus basieren Musik und Tanz, besonders der Kreistanz, häufig auf diesem

Rhythmus. Unser Walzer hat tatsächlich seine Ursprünge im mystischen Islam. – Je entspannter ein Mensch ist, desto länger ist die Atempause. Je mehr er Stress und Hektik ausgesetzt ist, desto kürzer ist sie. Bei kleinen Kindern kann man noch eine tiefe und ruhige Atmung beobachten, die den ganzen Körper, Bauch und Brust, erreicht. Spätestens ab dem Schulalter können wir oft nur noch eine Brustatmung beobachten, die Ursachen dafür sind Bewegungsmangel, Schulstress und tief sitzende erziehungsbedingte Ängste.

Die Atmung ist die einzige Funktion im menschlichen Körper, die automatisch geschieht und die wir ebenso willentlich steuern können. Wie Goethe aber bereits erkannte, wird die Atemluft nicht aktiv von uns eingesaugt, sondern vom Druck der Atmosphäre in den Körper „gepresst". Das heißt, wir brauchen den Atem einfach nur zuzulassen – wie wir auch das Leben entspannt geschehen lassen dürfen. Unsere einzige Aufgabe ist, immer bewusster zu werden und mit wachen Sinnen sowohl uns selbst wie die Welt wahrzunehmen und in ihr mit Dankbarkeit und freundlicher Gesinnung zu wandeln.

Patanjali schrieb sinngemäß: „Pranayama wandelt ein unbewusstes negatives Atemmuster in ein bewusstes und förderliches Atemmuster". – Pranayama ist der Weg vom Nichtwissen zum Wissen, von der Naturferne zur Natürlichkeit, aus der Kraftlosigkeit hin zur Selbstermächtigung. So sollten wir Atemübungen als Diener auf unserem Weg betrachten, sie mit feinem Gespür uns aussuchen und nach Erfüllung ihrer Aufgabe wieder entlassen.

VEGANE ERNÄHRUNG

Wirklich erwachsen werden kann nur, wer kein Säugling bleibt. Kuhmilch ist Säuglingsnahrung. Eigelb ist Embryonahrung. Das ist eine schlichte Tatsache. Die stärksten Tiere sind Veganer: Elefant und Gorilla. Sie gelten auch als die Klügsten. Milch "verstopft" den Körper und das Gehirn – ab dem Zeitpunkt, wo der Säugling sich zum Kleinkind entwickelt und normalerweise entwöhnt wird. Was bis zu diesem Stadium Aufbaunahrung war, wird nun zu einem schleichenden, zerstörenden Gift für den Körper. Denn der Körper hat die Produktion jener Enzyme, die Milch verdaubar machen, für den Rest des Lebens eingestellt. Mit fertigem Eiweiß wird ihm ein großer Energieaufwand abverlangt, um es in die verwertbaren Bausteine zu zerlegen. Der Körper braucht nur die elf essentiellen Aminosäuren, aus denen er sich Eiweiß selbst körpergerecht zusammenbaut. Und die kommen in Gemüse, Getreide, Hülsenfrüchten und Obst vor.

Milch enthält für den Säugling Stoffe, die ein schnelles Zellwachstum fördern, bei einem Erwachsenen bedeutet ein schnelles Zellwachstum Krebs. Nach der großangelegten „China-Studie“, die eindeutige Belege für die Schädlichkeit des Konsums von jeglichen Milchprodukten bei Erwachsenen lieferte, inklusive erhöhter Osteoporoseanfälligkeit, müssten alle Hausärzte ihre Patienten vor einem Verzehr dringend warnen.

Jeder kann aber in einem 14-tägigen Selbstversuch schnell die Vorzüge für den eigenen Körper herausfinden. Der Körpergeruch lässt erheblich nach, eventuell vorhandene Entzündungen schwächen ab, die Verdauung ist weniger belastet, Müdigkeit verschwindet und ein Gefühl von Leichtigkeit und innerer Reinheit tritt ein. Die globale Dringlichkeit für eine vegane Ernährungsweise kann sich jeder intelligente Mensch selbst ausdenken.

Ich habe noch nie in meinem Leben auf Fleisch verzichtet. Ich glaube auch nicht, dass bloßer Fleischverzicht die Welt verändert. Nur Bewusstheit verändert die Welt und in allererster Linie uns selbst. Als mein Bewusstsein sich durch Yoga und Meditation veränderte, gab es einfach kein Fleisch mehr in meinem Leben. Ob ich dadurch die Welt rette, weiß ich nicht. Eins ist jedoch sicher: Krieg ist Bewusstseinsverzicht. Frieden aber ist aufwachen, um die Stille und Schönheit, das Unsagbare überall zu genießen.

Die ursprüngliche Ernährung des Menschen ist vegan. Wenn man sich mit dem Verdauungssystem befasst, zeigt sich dies sehr schnell. Insofern braucht man keine Mangelernährung zu befürchten, wenn man auf vegane Kost umstellt, **vorausgesetzt, die Mahlzeiten bestehen aus vollwertigen, biologischen Produkten und beinhalten einen hohen Anteil an Obst und Gemüse jeglicher Art.**

Da die heutigen Böden allerdings durch Überbewirtschaftung ausgelaugt sind, muss dennoch einiges an Mineralstoffen, Spurenelementen und Vitaminen substituiert werden, was bei Fleischverzehr in noch weit größerem Maß notwendig ist.

Empfehlenswerte Literatur: Peace Food von Rüdiger Dahlke; Gräfe und Unzer Verlag

„Ernährung ist Medizin. Wenn du in dem Sinn Lust auf Milch, Käse oder auch Fleisch bekommst, dann nimm diese Medizin."

Meine Hausapotheke

Hinweis zu den folgenden Seiten „Meine Hausapotheke“

Ein wesentlicher Aspekt beim Umgang mit Nahrungsergänzungsmitteln ist es, die Balance zwischen den einzelnen Vitaminen und Mineralstoffen zu beachten. Mikronährstoffe arbeiten in Abhängigkeit voneinander. Das Gleichgewicht sollte erhalten bleiben, sonst erhöht sich der Bedarf an denjenigen Vitaminen und Mineralstoffen, die man nicht oder in geringem Maße einnimmt. Ein künstlicher Anstieg von einem Vitamin kann zu einem Mangel von anderen führen. So sollte z.B. eine längerfristige höhere Dosierung von Vitamin D3 durch Gaben von Vitamin K2, Vitamin C, Vitamin B-Gruppe, Magnesium und evtl. Zink und Vitamin A begleitet werden. Im Einzelfall gilt es, sich genau zu informieren.

Bei einer gesunden ausgewogenen Ernährung, wie sie dieses Buch proklamiert, nimmt man zumeist die notwendigen Vitamine und Mineralien in ausreichender und ausgewogener Menge zu sich. Im Krankheits- oder Mangelfall muss das eine oder andere zeitweise ergänzt werden.

MEINE HAUSAPOTHEKE – Basis-Rezept

In den folgenden drei Kapiteln „GRÜNE HAUAPOTHEKE“ werden ausschließlich Produkte und Kräuter beschrieben, die der Autor selbst eingehend erprobt hat und teils langjährig benutzt.

"Jede Krankheit ist ein Mangelzustand."

Unabhängig vom Namen einer Krankheit gibt es bestimmte Mangelzustände, die fast jeder hat und die als Grundlage zur Gesundung behoben werden müssen. Darüber hinaus gibt es Mittel, die individuell ergänzend eingesetzt werden können. Es geht in diesem Buch nicht um fertige Rezepte, sondern um ein breites Spektrum an Angeboten, mit dem jeder selbst an sich forschen kann. Jeder Körper ist verschieden und reagiert anders. Es geht um Eigenverantwortlichkeit. Es geht darum, die eigenen Bedürfnisse wieder spüren zu lernen. Aber es werden Mittel an die Hand gegeben, die eine Basis zur Gesundwerdung erschaffen, aus der man Zuversicht schöpfen kann, um dann mit neu gestärktem Mut weiterzugehen.

1) Vitamin D3 – (Sonnen-Vitamin)
Die Sonne sendet die Signale aus, die uns am Leben erhalten. Ohne Vitamin D3 kein Lebenssignal; sorgt für gesunde Zellen. Zu Beginn 10 Tage täglich 20-40 Tropfen; dann weiter täglich 5-10 Tropfen **(bei Überdosierung kann es zu Hautjucken kommen, dann reduzieren oder vorübergehend absetzen)**
Bezug: www.narayana-verlag.de

2) Vitamin K2 – (wichtige Ergänzung zu Vitamin D3)
Zu Beginn 10 Tage täglich 10 Tropfen; dann weiter täglich 5-10 Tropfen
Bezug: www.narayana-verlag.de

3) OPC-Traubenkernextrakt – (Antioxidant und für die Durchblutung)
Vormittags 1 Kapsel und nachmittags 1-2 Kapseln
Bezug: www.narayana-verlag.de

4) Vitamin B12 – (wichtig für Sehen, Hören, Riechen, Schmecken; Gehirn)
Täglich 1 Kapsel
Bezug: www.narayana-verlag.de

oder **Vitamin B Komplex 3, 6, 12, Folsäure**
Bezug: Reformhaus; Firma Dr. Wolz, Angaben stehen auf der Packung

5) Vitamin C – (Zellbausteine)
Bezug: Reformhaus; Cerola Taler, täglich 1 Taler

6) Magnesium (wird durch Vitamin D3 in Calcium umgewandelt; für die Herztätigkeit; wichtig für die Aufnahme von Vitamin C)
Bezug: Reformhaus; Grandelat – Magnesium; 5 Tabletten täglich

7) MSM – (jede Zelle braucht Schwefel; Entzündungen, Schmerzen, Gelenke)
Täglich 1-2 mal ½-1Telöffel in einem Glas warmem Wasser auflösen
Bezug: www.narayana-verlag.de

8) Moringa Presslinge oder Kapseln; und/oder Moringa plus
Täglich 2-3 mal 2 Presslinge oder Kapseln; **Moringa plus** täglich 3x1 Kapsel, **als Kur 6 Wochen täglich 3x2 Kapseln**
Bezug: www.moringagarden.eu

9) Chlorella (Bio-Chlorella)
Bindet Giftstoffe, reinigt das Blut und erhöht den Sauerstoffgehalt.
Langzeiteinnahme, täglich 3 mal 2 Tabletten
Bezug: Firma GSE Bio-Chlorella Tabletten im Bioladen/Reformh.

Sämtliche Dosierungen sind Richtwerte. Spüre in deinen Körper, er wird dir mit der Zeit sagen, was er braucht.
Nutze bitte die hier genannten verlässlichen Bezugsquellen, auch wenn andere eventuell billiger erscheinen.

MEINE HAUSAPOTHEKE – Unterstützende Mittel

1) Zeolith – (Tuffgestein-Mineral, überwiegend Silizium)
Wirkt stark reinigend und entgiftend und ist zugleich wichtig für den Zellaufbau. Schleust in Verbindung mit den B-Vitaminen Mineralien in die Zellen.
Wichtig: Am besten früh morgens einnehmen, 3 Stunden vor der Einnahme anderer Medikamente, da es deren Wirkung vermindern kann!

Zeolith-Kur: 1 Messlöffel Zeolith in einem großen Glas warmem Wasser auflösen. **Die genaue Anleitung ist Seite 67 (Zeolith)**. Hinterher noch ein Glas Wasser trinken. 2-3 Wochen Dauer. Mit Pausen dazwischen öfter wiederholen. (Messlöffel ist beigefügt, sonst 2 gut gehäufte Teelöffel nehmen.)
Bezug: https://shop.biocaregreen.de

2) Natron – (american natural bakingsoda)
Das natürlich vorkommende amerikanische Natron wird im Bergbau gewonnen und nicht chemisch hergestellt, dadurch ist es magenfreundlicher als das chem. hergestellte Kaiser-Natron. Für eine **Entsäuerungskur (Basenkur)** mind. 2-3 Wochen lang 1 Teelöffel auf ein Glas heißes Wasser morgens nüchtern rasch trinken. Die Wirkung lässt sich noch optimieren, indem man danach noch ein Glas zimmertemperiertes Wasser mit einem halben Teelöffel frischem Zitronensaft trinkt.

Die Natron-Dosierung kann pro Glas nach Bedarf verringert oder vergrößert werden
Bezug: „Kaiser-Natron" gibt es in Drogeriemärkten;
besser ist amerikanisches Baking-Soda, erhältlich hier:
www.english-shop.de Baking Soda eingeben, 500 g 2,29 €

Die Zeolithkur und die Natronkur nicht gleichzeitig durchführen.

3) Frühjahrs-Säftekur – die nicht auf das Frühjahr beschränkt ist. Sie besteht aus drei Pflanzensäften: Brennessel, Artischocke und Kartoffel; entsäuert und entgiftet den Körper auf natürliche Weise. Wird in Kombination mit Karottensaft oder wahlweise Apfelsaft eingenommen.
Diese Säftekur gibt es als fertiges Paket inkl. Messglas und Anleitung.
Bezug: Firma Schoenenberger, im Reformhaus erhältlich

4) Pflanzensäftekur – Brennessel, Spitzwegerich, Löwenzahn Wirkt reinigend, stärkend und entzündungshemmend. Kann jederzeit durchgeführt werden.
Zweimal täglich ½ Messbecher von jedem Saft in ein Glas Gemüse- oder Fruchtsaft mischen. Etwas warmes Wasser zugeben. Kann mit Pausen nach Bedarf beliebig oft wiederholt werden.
Bezug: Schoenenberger Pflanzensäfte, im Reformhaus erhältlich

5) Honig – Honig ist das stärkste Antibiotikum und enthält viele Stoffe, die den Körper vitalisieren, regenerieren und reparieren. Ayurveda lehrt: Honig erreicht die feinsten Körpergewebe, fördert die intellektuellen Fähigkeiten, verstärkt die Substanzen, mit denen er verabreicht wird und besitzt eine große Heilkraft. Er sollte von einem biologisch und ethisch wirtschaftenden Imker sein. Honig niemals erhitzen! Als Kur: 1 EL dreimal täglich nach dem Essen einnehmen. Übrigens: Auch Veganer dürfen und sollten Honig essen, er ist letztlich rein pflanzlichen Ursprungs, nämlich aus dem Nektar der Blüten, dem die Biene lediglich etliche Enzyme hinzufügt und Wasser entnimmt.
Bezug: Bioladen; besser noch bei einem wie oben erwähnt wirtschaftender Imker in der Nähe.

Sämtliche Dosierungen sind Richtwerte. Spüre in deinen Körper, er wird dir mit der Zeit sagen, was er braucht.
Nutze bitte die hier genannten verlässlichen Bezugsquellen, auch wenn andere eventuell billiger erscheinen.

MEINE HAUSAPOTHKE – Alphabet der Gesundheit

Ausführliche Beschreibungen, Bezugsquellen und weitere Mittel

1) Apfel

Mit Äpfeln bin ich aufgewachsen wie heutige Kinder mit Gummibärchen und Smarties. Mein Vater hatte eine Obstplantage mit überwiegend Apfelanbau, aber auch sämtliche Obstsorten bis hin zu Pfirsichen und Aprikosen wuchsen auf unserem Grundstück. Wenn meine Großmutter irgendwelche Beschwerden im Magen oder Darm hatte, rieb sie sich einen oder zwei Äpfel und alles war wieder gut. Dieses Bild hat sich mir tief eingeprägt und ich praktiziere es bis heute.

Für unsere Vorfahren, die Germanen und Kelten, war der Apfel ein Symbol für Unsterblichkeit. Die glückselige Insel Avalon hat ihren Namensursprung vom Apfel. Für die Germanen war das Jenseits ein paradiesischer Apfelgarten. "An apple a day keeps the doctor away" lautet ein altes englisches Sprichwort. Ein Apfel enthält bis zu 30 verschiedene Vitamine und etwa ebenso viele Mineralstoffe und Spurenelemente. Wichtige Vitamine im Apfel sind unter anderem Provitamin A, Vitamin B1, B2 und B6, sehr viel Vitamin C, Vitamin E sowie Niacin und Folsäure. Bis zu 70 Prozent der Vitamine im Apfel befinden sich in der Schale oder unmittelbar darunter: Die Schale eines Apfels enthält je nach Sorte etwa 5 bis 35 Milligramm Vitamin C. Daher sollte man Äpfel vor dem Essen **nicht schälen**. In der Schale befinden sich außerdem noch viel Eisen, Magnesium, ungesättigte Fette und bioaktive Substanzen.

Das im Apfel enthaltene Pektin senkt den Cholesterinspiegel und schwemmt Schadstoffe aus dem Körper. Katechine, die zu den sekundären Pflanzenstoffen zählen, sorgen dafür, dass Apfelesser weniger an Bronchial und Lungenkrankheiten leiden. Flavonoide und Carotinoide schützen die Zellen vor freien Radikalen und senken das Krebsrisiko. Die Fruchtsäure des Apfels zerstört Bakterien im Mund und verhindert die Bildung von Zahnstein. Regelmäßiger Apfelverzehr regt zudem die Fettverbrennung an.

Bezug: Äpfel aus konventionellem Anbau sind das mit am meisten gespritzte Obst, deshalb nur beim Biobauern direkt oder auf dem Markt bzw. im Bioladen kaufen.

2) Bärlauch

Das Frühjahr ist die Zeit der Reinigung und Stärkung des gesamten Organismus. Dabei kann Bärlauch eine ganz wesentliche Rolle spielen. Das wohl wichtigste medizinische Anwendungsgebiet des Bärlauchs ist seine heilende Wirkung auf die Blutgefäße. Krankhafte Ablagerungen werden abgebaut, der Cholesterinspiegel wird gesenkt und die Blutgefäße werden elastischer, der Entstehung einer Arteriosklerose wird vorgebeugt.

Dadurch wirkt der Bärlauch gleich auf eine ganze Reihe von Zivilisationskrankheiten heilsam, denn viele Krankheiten stehen im engen Zusammenhang mit der Arteriosklerose. Sei es der Bluthochdruck, die kalten Füße oder Hände, schlechte Hautheilung durch Mangeldurchblutung, Kopfschmerzneigung, Schwindel, manche Gedächtnisstörungen, Schmerzen beim Gehen oder Leistungsschwäche. Auch einem Herzinfarkt und Schlaganfall kann man durch Bärlauch vorbeugen. Eine Bärlauch-Kur sollte jedoch nicht die einzige Maßnahme sein, um diese Erkrankungen zu verhindern, sondern nur Teil eines Gesundheitsprogrammes, das eine gesunde Ernährung und ausreichend Bewegung beinhaltet.

Bezug: Im Frühjahr frisch vom Markt oder Bioladen; als Pesto ganzjährig im Bioladen oder Reformhaus. Beim Sammeln im Wald auf Verwechslung mit Maiglöckchen achten!

3) Brennessel

Die Brennessel ist eine hervorragende Stoffwechsel-Pflanze. In der Volksmedizin wird die Brennessel zur Entgiftung und Entschlackung sowie bei Müdigkeit und Erschöpfungszuständen empfohlen. Bei der Therapie der rheumatoiden Arthritis kann die Brennessel aufgrund ihrer entzündungshemmenden und schmerzlindernden Eigenschaften höchst wirkungsvoll eingesetzt werden. Auch kann die Brennessel die Leber und die Galle positiv beeinflussen, weshalb schon Paracelsus die unscheinbare Pflanze in Form von Brennesselsaft verordnete. Die Brennessel hat eine noch stärkere Wirkung auf das Immunsystem als der Sonnenhut (Echinacea), in der Weise, dass sowohl die Antikörperbildung als auch die Aktivität der Fresszellen gestärkt werden. Die wichtigsten Wirkungen der Brennessel sind zusammengefasst: Blutreinigung, Stoffwechselförderung, Blutdrucksenkung, Immunabwehr, Haarwuchsförderung, Hilfe bei Harnwegserkrankungen, bei Rheumatismus, bei Prostataerkrankungen und bei Unfruchtbarkeit.

Bezug: Von der Wiese; Lebepur GmbH Brennessel (Pulver), Bioladen und Reformhaus;
Bezug: Schoenenberger Pflanzensäfte, Reformhaus

4) Chlorella (Bio-Chlorella)

Chlorella, eine einzellige Mikroalge, ist reich an Chlorophyll und liefert neben allen B-Vitaminen auch die Vitamine C und E sowie Beta-Carotin, Aminosäuren, Magnesium, Eisen, Spurenelemente und Kohlenhydrate. Chlorella zeichnet sie sich durch eine besondere Zusammensetzung von Phytonährstoffen aus. Diese Alge bindet Giftstoffe und transportiert sie aus dem Körper, deshalb wird sie in erster Linie zur Entgiftung und Reinigung des Körpers verwendet. Außerdem reinigt Chlorella das Blut und erhöht den Sauerstoffgehalt. Sie alkalisiert den Körper, das heißt, sie gleicht aus, wenn der Körper sich in einem sauren Zustand befindet – ein Zustand, der die Entstehung der meisten Krankheiten begünstigt. Entzündungen werden eingedämmt, aus denen sich viele Krankheiten entwickeln. Chlorella ist somit auch ein Schmerzmittel, sie mindert Bluthochdruck und stärkt das Immunsystem.

Die Süsswasseralge Chlorella vermag auch Aluminium aus dem

Gewebe zu lösen und gleichzeitig das mobilisierte Metall im Darm zu binden, was den enterohepatischen Kreislauf, also die Rückvergiftung unterbricht. Im Zusammenspiel mit **Bärlauch** ist sie eine der effektivsten Methoden zur Ausleitung von Aluminium und anderen Umweltgiften wie Quecksilber. Dabei löst Bärlauch das Aluminium aus dem Gewebe, Chlorella fängt es ein und befördert es sicher zum Ausgang.

Daher sollte zunächst mit der Einnahme von Chlorella begonnen werden, um den Körper vor Überlastung zu schützen. Nach und nach können dann auch mit Bärlauch Aluminium-Depots aufgelöst werden.

Chlorella ist in Form von Tabletten oder als Pulver erhältlich, beim Kauf unbedingt darauf achten, dass das gewählte Produkt nicht unter Einsatz von Hitze oder Chemikalien hergestellt wurde.

Bezug: Firma GSE Bio-Chlorella Tabletten im Bioladen oder Reformhaus

5) DMSO – Das wiederentdeckte Schmerz- u. Allroundmittel

DMSO ist die Abkürzung von Dimethylsulfoxid, eine natürliche organische Schwefelverbindung und kann bei verschiedenen Erkrankungen eine positive Wirkung entfalten. So kann eine Behandlung mit DMSO bei Entzündungs- und Schmerzzuständen wie z.B. der chronisch-entzündlichen Darmerkrankung Colitis ulzerosa, bei Arthrosen, Arthritis und Erkrankungen aus dem rheumatischen Formenkreis (Sklerodermie, rheumatoide Arthritis) zum Einsatz kommen sowie bei chronischen Blasenentzündungen (interstitieller Zystitis), Nasennebenhöhlen-, Schilddrüsenentzündungen und bei vielen Erkrankungen mehr. Auch als sogenanntes Antioxidans zur Stärkung der Zellen vor freien Radikalen und gegen schädliche Umwelteinflüsse kann DMSO zum Einsatz kommen. Es ist aufgrund seiner antioxidativen Wirkung auch als besonders wirkungsvolles Mittel zum Schutz vor elektromagnetischer Strahlung bekannt.

Die Therapie mit DMSO gilt als unkompliziert und kann sowohl äußerlich erfolgen oder durch die orale Einnahme von Tropfen. Bei einer Behandlung mit DMSO auf die richtige Dosierung achten, eine Überdosierung kann zu Nebenwirkungen wie Hautreizungen, Hautausschlägen, Blasenbildung, allergische Reaktionen, Schwindel, Kopfschmerzen, Übelkeit und Erbrechen führen. Außerdem können auch bei richtiger Dosierung unerwünschte Wirkungen auftreten, wie z.B. ein unangenehmer, aber vorübergehender Knoblauchgeruch. **Kontraindikationen** wie beispielsweise Hauterkrankungen, die mit Schuppung der Haut einhergehen oder die Anwendung von DMSO während der Schwangerschaft oder Stillzeit müssen berücksichtigt werden.

Wirkungen von DMSO:

Entzündungshemmende Wirkung,
schmerzstillende und juckreizlindernde Wirkung,
abschwellende und muskelentspannende Wirkung,
wundheilungsfördernde Wirkung; gefäßerweiternde Wirkung;
freie und giftige Radikale bindend, schützende Wirkung vor schädigenden Umwelteinflüssen und Toxinen;
gegen Bakterien, Pilze und Viren wachstumshemmende Wirkung.

Indikationen:

Chronische Blasenentzündungen (Interstitielle Zystitis)
Rheumatische Erkrankungen (z.B. Sklerodermie), Arthrose, Arthritis, Schleimbeutelentzündungen
Sportverletzungen, Gelenk- und Muskelschmerzen, Bänderrisse, Verstauchungen, Zerrungen, Bandscheibenprobleme
Hauterkrankungen, Narbenwulste, Wunden, Brandblasen, Warzen, Akne, allergische Hautreaktionen, Ekzeme, Ödeme, Kontaktdermatitis, Herpes Simplex mit Herpes- und Fieberbläschen, Gürtelrose
Durchblutungsstörungen, blaue Flecke, Blutergüsse
Schädeltraumata, Schädelverletzungen mit Schwellungen
Entzündungs- und Schmerzzustände, Phantomschmerzen, Trigeminusneuralgie

Chronische Darmentzündung (Colitis ulzerosa)
Entzündung der Schilddrüse (Thyreoiditis)
Nasennebenhöhlenentzündungen (Sinusitis), Schnupfen (Rhinitis)

Empfohlene DMSO- Konzentrationen und Anwendungsbereiche äußerlich (am besten mit destilliertem Wasser mischen):

DMSO 75% Lösung: Füße, Beine, Warzen, Aphten, Furunkel
DMSO 50% Lösung: Rumpf, Arme, Hals
DMSO 25% Lösung: Gesicht, Kopf, Ohren, Nase, Mund
DMSO 1% Lösung: Augen

DMSO oral: 1 TL auf ein Glas Wasser, 1-2 mal täglich(Textauszüge von juvalis.de)

Bezug: www.narayana-verlag.de

6) Flohsamenschalen

Flohsamen helfen bei erhöhten Blutzuckerwerten, gestörtem Fettstoffwechsel, Bluthochdruck und Übergewicht. Besonders wirksam sind die fein pulverisierten Flohsamenschalen. Sie regen die Verdauung an und haben eine ähnlich entgiftende Wirkung wie Zeolith. – Flohsamenschalenpulver nimmt man am besten auf leeren Magen ½ Std. vor dem Frühstück. Rühre 1 TL in 100 ml warmes Wasser und trinke diese Mischung in einem Zug, damit sie nicht eindickt. Danach mind. weitere 200 ml Wasser hinterher trinken, um die erwünschte Wirkung zu erzielen. Alternativ geht auch eine Einnahme am Abend zwei Stunden nach der Mahlzeit.

Bezug: Reformhaus und Bioladen

7) Gerstengras

Gerstengras enthält mehr Vitamine, Mineralien und Spurenelemente, Chlorophyll, Enzyme und Bioflavonoide als die meisten anderen Pflanzen und wird somit zu einem wichtigen Element bei der raschen Regeneration eines gestörten Organismus. Das im

Reformhaus oder Bioladen erhältliche Gerstengras-Pulver wird hergestellt, indem die jungen Pflänzchen (sobald sie ca. 10-15 cm hoch sind) geerntet und anschließend bei Raumtemperatur schonend getrocknet und hinterher gemahlen werden. Bei etwa 10-15 cm Höhe weist das Gerstengras den höchsten Gehalt an Vital- und Nährstoffen auf. Das Pulver kann auch zu Salaten und anderen Speisen beigegeben oder direkt mit Wasser zu Saft verrührt werden. Im Gerstengras sind bisher mehr als 20 verschiedene Enzyme nachgewiesen worden. Darunter auch das seltene Enzym Superoxid-Dismutase (SOD), welches als Antioxidant im Körper wirkt. Das Isoflavonoid Isovitexin (2-O-GIV), bisher *nur* im Gerstengras entdeckt, wirkt als Antioxidant und schützt vor krebserregenden Stoffen sowie vor Strahlenschäden (Radioaktivität).

Bezug: Lebepur GmbH Gerstengras (Pulver), Bioladen und Reformhaus.

8) Ingwer

Was Ingwer so besonders macht, ist der Wirkstoff Gingerol, der den Ingwer auch scharf und aromatisch macht. Doppelblindstudien konnten zeigen, dass Ingwer Arthrosesymptome stark reduziert. Arthrose ist begleitet von Knorpelabbau. Dieser Knorpelabbau wird durch Entzündungsprozesse in den Gelenken beschleunigt. Das führt zu Schmerzen, Schwellungen und Unbeweglichkeit der betroffenen Gelenke. Ingwer kann helfen, die Entzündungsprozesse ebenso wie die Schmerzen im Gelenk zu lindern. Weiterhin wird der Knorpelabbauer TNF-α von Ingwer unterdrückt. – Ingwer wirkt auf verschiedenste Weisen gegen Krebs. Der Nekrose Faktor wird reduziert und Krebszellen werden zum Absterben gebracht. Egal ob bei Lungenkrebs, Krebs in den Eierstöcken oder Brustkrebs, Ingwer kann helfen. Allerdings sollten Chemotherapeutika nicht mit Ingwer zusammen verwendet werden, da Ingwer deren Wirksamkeit herabsetzt. Ingwer ist also vor allem vorbeugend gegen Krebs einzusetzen, damit er sich gar nicht erst entwickelt. – Das Immunsystem profitiert enorm von Ingwer. Glutathion, das wichtigste wasserlösliche Antioxidans in unserem

Körper, stimuliert das Immunsystem. Eine regelmäßige Einnahme von Ingwer wirkt einer krankheitsbedingten Abnahme von Glutathion entgegen. So unterstützt Ingwer unser Immunsystem bei der Abwehr von Krankheiten.

Bezug: Frisch im Bioladen, Reformhaus oder vom Wochenmarkt.

9) Kurkuma

Als Heil- und Lebensmittel ragt Kurkuma bei zahlreichen Erkrankungen durch eine hervorragende Wirksamkeit hervor. Zu verdanken ist es dem synergetischen Zusammenspiel der Wirkstoffe Curcumin, Xanthorrhizol, Calcium, Kalium, Magnesium, Eisen und Phosphor. Besonders im Fall von Autoimmunerkrankungen wie z.B. Arthritis, Multiple Sklerose, Diabetes mellitus (Typ1), entzündlichen Darmerkrankungen erweist sich Curcumin als potenter Helfer.

Die entzündungshemmende Wirkung von Curcumin beruht auf Senkung inflammatorischer Parameter. Arthritis gehört zu den Autoimmunerkrankungen. Aufgrund der nachweislich immunmodulierenden Wirkung kann Curcumin das Immunsystem entsprechend konditionieren, um die entzündlichen Reaktionen zu unterbinden. Indem es die Lipoxigenase (LOX) und die Cyclooxygenase-2 (COX-2) hemmt, wirkt Curcumin den angreifenden freien Radikalen stark entgegen. Die in Kurkuma enthaltenen Curcuminoide regen die Produktion der Galle an. Durch verbesserten Gallenfluss werden unzählige Gifte und Schadstoffe aus der Leber direkt in den Darm abtransportiert. Weiter enthält Kurkuma eine Vielzahl an Curcumoiden, die giftige Substanzen abbaut. Als Antagonist der Arachidonsäure wirkt Curcumin Entzündungen in den Blutgefäßen entgegen. Die blutverdünnenden Eigenschaften des Curcumin können Thrombosen entgegenwirken.

Eine selbst herstellbare Paste: Verrühre hierzu Kurkuma-Pulver mit der entsprechenden Menge kaltgepresstem Bio-Olivenöl (alternativ: Leinöl, Kokosöl, Hanföl), füge eine gute Priese schwarzen

Pfeffer hinzu und bewahre es in einem verschließbaren Glas im Kühlschrank auf. Benutze täglich etwa einen Teelöffel von dieser Paste in deiner Mahlzeit.

Bezug: Pulver von der Firma Lebensbaum; frischer Kurkuma im Bioladen, Reformhaus oder vom Wochenmarkt.
Bezug: Kurkuma in Kapselform unter dem Produktnamen „Curcumin Extrakt 45" von der Firma Wolz, Reformhaus.

10) Lithium

Mit Lithium nehme ich hier einen Stoff auf, bei dessen Einnahme (aus meiner Sicht) Vorsicht walten sollte. Weil es z.Z. in „Mode" zu kommen scheint, soll es hier erwähnt werden. – Lithium ist ein Spurenelement und das leichteste aller Metalle. Es wurde 1817 in Gestein (griech. *lithos*) entdeckt, daher der Name. Lithium wirkt vor allem auf die Psyche und hat darüber hinaus essentielle Funktionen im Körper. – Dass es gute Laune und ein langes Leben fördern soll, macht Lithium momentan populär. Forscher haben letzteres aber nur bei regional bedingtem natürlichem Vorkommen im Trinkwasser bestätigt, nicht bei künstlichen Gaben. Für gute Laune und ein langes Leben kann man sich durch eine gesunde Lebensweise und Arbeit am eigenen Charakter selbst die Voraussetzungen schaffen.

Kurzeitige homöopathische Gaben mit dem Schüßlersalz Lithium Chloratum Nr.16 können die Speicher sättigen, ohne zu schaden.

Aufsatz: „Lithium der große Beschützer?" Peter Lehmann (im Internet als PDF lesen oder runterladen)

11) Löwenzahn

So wie Löwenzahn aus jeder kleinen Ritze emporsprießt und sich unverwüstlich zeigt, so verleiht er auch dem Menschen Ausdauer, Unempfindlichkeit und Lebenskraft. Er hat einen positiven Einfluss auf alle Organe, die mit der Verdauung zusammenhängen: Magen, Leber, Galle, Bauchspeicheldrüse. Ähnlich dem Ginseng ist die Löwenzahnwurzel ein Stärkungsmittel. Löwenzahnwurzel stärkt die Nieren, die Leber, die Bauchspeicheldrüse, die Milz, den Darm und den Magen. Sie hilft Giftstoffe aus dem Körper zu beseitigen. Löwenzahn wirkt harntreibend, führt dabei aber nicht zu einem Mineralstoffmangel, weil er gleichzeitig den Körper mit wichtigen Mineralstoffen ver-sorgt.

Bezug: Von der Wiese; Schoenenberger Pflanzensäfte, Reformh.

12) Magnesium

Magnesium wirkt entspannend, entzündungshemmend, hilft bei Diabetes, ist an der körpereigenen Eiweißproduktion und damit am Muskelaufbau beteiligt, erhöht die Leistungsfähigkeit und lockert die angespannte oder überanstrengte Muskulatur.

Menschen, die unter chronisch entzündlichen Krankheiten leiden, sollten in jedem Falle als Nahrungsergänzung eine zeitlang Magnesium nehmen und die Ernährung magnesiumreich gestalten. Außerdem ist Magnesium bei Kranken, aber auch bei Gesunden, oft mangelhaft vorhanden. Langfristiger Magnesiummangel macht anfällig für viele Krankheiten.

Ohne Magnesium bleibt Vitamin C wirkungslos:

Die meisten wissen, wie wichtig Vitamin C ist und kümmern sich darum, möglichst viel zu sich zu nehmen – sei es in Form von Früchten, Säften oder mit Vitaminpillen. Offiziellen Quellen zufolge brauchen wir 100 Milligramm Vitamin C pro Tag. Vom Mineralstoff Magnesium benötigen wir, ebenfalls offiziellen Quellen zufolge, viermal so viel wie Vitamin C. Vitamin C kann ohne Magnesium NICHTS tun. Ohne Magnesium wird Vitamin C ungenutzt wieder ausgeschieden. Nehmen wir zur Abwehr von Infektionen Vitamin C, bleiben wir so lange infektanfällig, bis wir auch Magnesium nehmen. Erst in Anwesenheit von Magnesium wird Vitamin C aktiv, bekämpft freie Radikale, unterstützt das Immunsystem und löst die Produktion einer Vielzahl von Hormonen und Botenstoffen aus. Ohne Magnesium gäbe es kein Leben.

Magnesium ist aber nicht nur für die Aktivierung des Vitamin C zuständig. In Wirklichkeit gibt es keinen einzigen Bereich im Körper, wo Magnesium nicht gebraucht würde. Über 320 Enzyme könnten ohne Magnesium ihre Aufgabe nicht erfüllen.

Ohne Magnesium:

- würde das Nervensystem zusammenbrechen;
- gäbe es keine Muskelentspannung;
- würden die Blutgefäße immer enger, der Blutdruck würde steigen, das Blut verklumpen, es käme zu Thrombosen, zu Herzinfarkt und Schlaganfall;
- könnte unser Körper keine Proteine bilden;
- hätte jeder Nierensteine;
- wäre der Weg frei für Krebs;
- wären wir alle müde und litten dennoch unter Schlaflosigkeit.

Der tägliche Magnesiumbedarf beträgt rund 300 – 400 mg.

Ohne genug Magnesium im Blut, braucht man über „Entspannungstechniken" gar nicht erst nachzudenken, es ist quasi unmöglich ohne genügend Magnesium im Blut zu entspannen.

Magnesiumreiche Lebensmittel:

- Weizenkleie: circa 550 mg Magnesium/ 100 g
- Kürbiskerne: circa 535 mg Magnesium/ 100g
- Sonnenblumenkerne: circa 420 mg Magnesium/ 100 g
- Bitterschokolade: circa 290 mg Magnesium / 100 g
- Cashewnüsse: circa 270 mg Magnesium / 100 g
- Erdnüsse: circa 163 mg Magnesium / 100 g
- Vollkornmehl: circa 155 mg Magnesium/ 100 g
- Haferflocken: circa 140 mg Magnesium/ 100 g
- Vollkornbrot: circa 90 mg Magnesium / 100 g
- Bananen: circa 36 mg Magnesium / 100 g
- Erbsen: circa 33 mg Magnesium/ 100g

- Himbeeren: circa 30 mg Magnesium / 100 g
- Bohnen: 25 mg/ 100 g
- Brokkoli: circa 24 mg/ 100g

Magnesium-Präparate am besten in Verbindung mit Vitamin D3, Vitamin K2 und Vitamin C einnehmen.

Bezug: Grandelat Magnesium Tabletten, Reformhaus

13) Moringa

Moringa oleifera ist die Pflanze der Zukunft, die alle Zivilisationskrankheiten rückgängig machen oder lindern kann. Künftig sollte Moringa zur täglichen Nahrungsbeigabe für alle Menschen von Kindheit an gehören. Abgesehen von einem tropischen Klima ist der Moringabaum absolut anspruchslos. Er wird nicht gedüngt. Er hat eine bis zu 10 Meter tief reichende Pfahlwurzel, die ihn mit Mineralstoffen und Wasser versorgt. Er wird nicht gespritzt, denn er hat durch seine Inhaltsstoffe eine eigene Resistenz gegen alle Schädlinge. Wichtig aber ist die schonende und liebevolle Verarbeitung des Rohmaterials. Im „MoringaGarden Teneriffa", woher ich Moringa-Blattpulver beziehe, ist das alles einzigartig gegeben. Ich habe andere Produkte probiert, die nicht annähernd an diese Spitzenqualität heranreichen. Gönne dir das Beste, was die ursprüngliche Natur dieser Insel und die Kultivierungsleistung des Menschen für eine ganzheitliche Gesundheit zu bieten hat. Nimm dir die Zeit und schau dir dieses **Video auf youtube** an: **„Moringa, ein Engel in Pflanzengestalt"**.

Die Ayurvedamedizin setzt Moringa-Blätter bzw. Blattpulver unter anderem bei folgenden Krankheiten ein (neueste Forschungen haben das Spektrum auf über 300 Krankheiten erweitert):

Allergien (äußerlich), Alterung (vorzeitige), Asthma, Augenproblemen, bakteriellen Infektionen, Blähungen, Bluthochdruck, Blutverlust, Bronchitis, Cholera, Colitis (Dickdarmentzündung), Diabetes, Durchfall, Entzündungen, Gedächtnisproblemen, Gelbsucht, Hämorrhoiden, Kopfschmerzen, Lebererkrankungen, Nachtblindheit, Nervosität, Rheuma, Schmerzen, Schwerhörigkeit, Skorbut, Tuberkulose, Tumoren, Übelkeit, Unfruchtbarkeit, Unterernährung, Verstopfung, Virusbefall, Vitalstoffmangel.

Das Öl findet Anwendung äußerlich bei: Altersflecken, Arthritis, Arthrose, Entzündungen, Gelenkproblemen, Gicht, Rheuma.

Bezug: Pressl., Kapseln oder Blattpulver www.moringagarden.eu

14) MSM

MSM ist organischer Schwefel – Methylsulfonylmethan. Schwefelmangel ist weit verbreitet. Wer aufgrund einer ungeeigneten Ernährungsweise zu wenig Schwefel zu sich nimmt, kann unter folgenden Symptomen leiden: **Gelenkbeschwerden, Probleme mit der Leber, Durchblutungsstörungen, Niedergeschlagenheit, Ängste, stumpfes Haar, fahle Haut, grauer Star, brüchige Fingernägel, schlaffes Bindegewebe und vieles mehr.** MSM kann eine solche Mangelsituation beheben und den Körper mit dem dringend benötigten Schwefel versorgen.

Schwefel ist ein unverzichtbarer Bestandteil vieler körpereigener Stoffe. Aus schwefelhaltigen Aminosäuren wird (gemeinsam mit anderen Aminosäuren) unser körpereigenes Eiweiß aufgebaut. Wird der Organismus mit MSM versorgt, können aktive Enzyme und per-fekte Eiweiße gebildet werden.

Dosierung: MSM ½-1 TL 1-2 x pro Tag in einem großen Glas warmem Wasser aufgelöst trinken.

Bezug: www.narayana-verlag.de

15) Natron / Baking Soda

Natron kommt in der Natur vor und wurde um 1840 entdeckt. Bald beobachtete man die reinigenden Eigenschaften des Natrons und seine Fähigkeit, Grippeerkrankungen, Erkältungen, aber auch chronische Erkrankungen schnell zum Verschwinden zu bringen. Menschen, die unter einer schlechten Gesundheit leiden und zu Erkrankungen aller Art neigen, sind gewöhnlich übersäuert, die pH-Werte ihrer Gewebe sind eher niedrig. Nehmen sie das basische Natron ein, können die überschüssigen Säuren neutralisiert werden und die Körper-pH-Werte steigen wieder an. – Der Arzt Mark Sircus erklärt in seinem Buch "Natron: Die Krebstherapie für reiche und arme Leute" die Anwendung von Natriumhydrogencarbonat als billigstes, sicherstes und vielleicht wirkungsvollstes Krebsmedikament, das je existiert habe. Natron könne laut Dr. Sircus Krebszellen vernichten. – **Eine ausführliche Beschreibung für die Einnahme von Natron befindet sich auf Seite 44.**

Bezug: „Kaiser-Natron" gibt es in Drogeriemärkten;
die bessere und magenfreundlichere Variante ist
Baking-Soda, erhältlich hier: www.english-shop.de

16) Omega 3 DHA

DHA trägt als ein Bestandteil der Zellmembranen zu vielen elementaren Funktionen des Körpers bei. Das Gehirn besteht zu 50 – 60 % aus Lipiden (Fetten), von denen bis zu 40% DHA sind. Außerdem ist DHA ein Bestandteil der Retina (Netzhaut) und ist am Sehprozess der Photorezeptoren beteiligt.

Mit Dr. Budwig Omega-3 DHA Kapseln wird eine pflanzliche Quelle der Omega-3-Fettsäuren Docosahexaensäure (DHA) und Eicosapentaensäure (EPA) angeboten. Sie beinhalten Algenöl aus Meeresalgen, welche unter den Omega-3-fettsäurehaltigen Lebensmitteln besonders zu empfehlen sind, da sie den Körper direkt mit den langkettigen Fettsäuren DHA und EPA versorgen. Die Algen wachsen in einem geschlossenen, kontrollierten System und sind daher ein ausgezeichnetes, unbelastetes Omega-3-Lebens-mittel.

Während das Innere der Kapsel Algenöl enthält, besteht die Kapselhülle aus modifizierter Maisstärke und verzichtet vollständig auf Gelatine. Somit sind die DHA Kapseln aus Algen speziell für Vegetarier und Veganer geeignet (Firmeneigene Produktinformation).

Bezug: Dr. Budwig Omega-3 DHA vegan, Reformhaus

17) OPC

OPC ist ein Traubenkernextrakt. Es hilft bei Allergien, Entzündungen, Verkalkung der Blutgefäße, Augenproblemen (z.B. Makuladegeneration, Grauer Star, Nachtblindheit) und PMS. Es ist ein antioxidativ wirksamer, freie Radikale bekämpfender Pflanzenstoff mit positivem Einfluss auf das Immunsystem wie auch auf den Hormonhaushalt. **Es fördert die Durchblutung bis in die feinsten Gefäße.**

Bezug: www.naryana-verlag.de

18) Rettich

Der Rettich wird seit Jahrhunderten als wirksame Medizin gegen Gicht, Rheuma, Husten und Heiserkeit eingesetzt und er besitzt zudem eine stark reinigende Eigenschaft. Sein scharfer Geschmack kommt von dem schwefelhaltigen Öl Raphanol und den Senfölglykosiden. Die Schärfe dieser Öle haben nachweislich eine heilsame Wirkung auf Leber, Galle und Verdauung, der Schwefelgehalt dämmt Entzündungen in den Gelenken ein. Der rote Rettich hat besonders viele ätherische Öle und schmeckt deshalb sehr scharf. Rettich enthält verschiedene Bitterstoffe, die antibiotisch, gallentreibend und schleimlösend wirken. Außerdem liefert er viel Vitamin C (ein mittelgroßer Rettich deckt den Tagesbedarf),

Kalium, Natrium, Magnesium, Calcium, Phosphor, Eisen und wertvolle Enzyme.

Die meisten Rettiche werden in Bayern, Baden-Württemberg und Rheinland-Pfalz angepflanzt. Ursprünglich stammt er aus dem alten Ägypten, wo die Arbeiter an den großen Bauten sich mit Rettich und Knoblauch stärkten. Von dort verbreitete sich das Gemüse nach China, Griechenland und in das antike Rom. In Deutschland kennt man den Rettich seit dem 13. Jahrhundert. Die Erntezeit ist je nach Sorte ab Mai bis in den Oktober.

Zu einer Rheumakur eignet sich am besten der lange weiße Rettich, den du entweder frisch gerieben isst oder vom Geriebenen den Saft auspresst und trinkst. Ist kein weißer Rettich erhältlich, tut es auch jeder andere. Gegen den starken Geruch aus dem Mund hilft sofort eine Priese **Galgant** (Gewürz), die du im Mund zergehen lässt.

Bezug: Der eigene Garten, Biobauer, Bioladen, Wochenmarkt

19) Rote Bete

Der Saft der roten Bete kann dazu beitragen, den Blutdruck innerhalb kurzer Zeit zu senken. Die Wirkung kommt von den natürlichen Nitraten in den Roten Beten, die im Körper in Stickstoffmonoxid umgewandelt werden. Dieser hilft zu entspannen und erweitert die Blutgefäße, verbessert den Blutfluss und senkt den Blutdruck. Rote Bete steigern die Ausdauer.

Sie bekämpfen Entzündungen. Sie sind eine einzigartige Quelle für Betain, ein Nährstoff der hilft, Zellen, Proteine und Enzyme vor Umweltstress zu schützen und Entzündungen zu bekämpfen und innere Organe zu schützen.

Die Phytonährstoffe, welche ihnen die tiefe karminrote Farbe geben, können helfen, Krebs abzuwehren.

Die rote Bete ist hoch an immunstärkendem Vitamin C, Ballaststoffen und essentiellen Mineralien wie Kalium (für gesunde Nerven- und Muskelfunktion) und Mangan (Knochen, Leber, Nieren und Bauchspeicheldrüse). Bete enthält auch das B-Vitamin-Folat, das hilft, das Risiko von Fehlgeburten zu reduzieren.

Rote Bete wird für die Unterstützung bei der Entgiftung geschätzt, weil sie hilft, das Blut und die Leber zu reinigen.

Bezug: Der eigene Garten, Biobauer, Bioladen, Wochenmarkt

20) Spitzwegerich / Breitwegerich

Ein Hüter der Wege und „Mutter aller Heilkräuter“

Wegerich gehörte in früheren Zeiten wegen seines breiten Heil- und Wirkspektrums zu den heiligen Pflanzen. Besonders machtvolle Heilpflanzen bekamen den Ehrentitel „Mutter der Heilkräuter“. So auch der Wegerich, der von den Medizinleuten als Allesheiler angewandt wurde.

Körperlich wirkt der Wegerich vor allem auf unsere Haut und die Schleimhäute. Er wirkt darüber hinaus: Blutstillend bei Blutungen aller Art (innerliche und äußerliche); wundheilend; entzündungshemmend; als natürliches Antibiotikum; bei chronisch entzündlichen Erkrankungen; antiviral; unterstützend für das Immunsystem; unterstützend bei Krebserkrankungen; zytotoxisch gegen Tumorzellen (auch vorbeugend); antioxidativ (Radikalfänger); ist eine unserer größten Lungenheilpflanzen; in seiner Wirkung auf die Leber ist er der Mariendistel vergleichbar, aber einfacher zu handhaben.

Für eine Rheumakur wird er in Form von Pflanzensaft verwendet. Sonst empfehle ich, ihn frisch zu verzehren. Er wächst auf artenreichen Wiesen und du kannst ihn vom Frühjahr bis in den Herbst hinein ernten. Achte aber darauf, dass die Wiesen nicht gedüngt sind oder zu dicht an einer Straße liegen.

Bezug: Von der Wiese; Schoenenberger Pflanzensäfte, Reformh.

21) Vitamin B-Komplex

Zur Gruppe der B-Vitamine zählt man acht Vitamine:

- Vitamin B1 (Thiamin)
- Vitamin B2 (Riboflavin, Laktoflavin)
- Vitamin B3 (Niacin, Nicotinsäure, PP-Faktor)
- Vitamin B5 (Pantothensäure)
- Vitamin B6 (Pyridoxin, Pyridoxamin und Pyridoxal)
- Vitamin B7 (Biotin)
- Vitamin B9 (Folsäure, Folat, Pteroylglutaminsäure)
- Vitamin B12 (Cobalamin)

Vitamin B1 trägt zur Energiegewinnung aus der Nahrung bei und ist erforderlich für die Funktionsfähigkeit des Nervensystems. B1 ist reichlich in Getreide, Gemüse und Kartoffeln enthalten.

Vitamin B2 ist notwendig für den Abbau von Fett und Eiweiß. Zudem schützt es die roten Blutkörperchen und die Augenlinse und sorgt für gesunde Haut und Schleimhäute sowie intakte Nägel. Die Versorgung mit Vitamin B2 aus der Nahrung ist bei gesunden Menschen und frischer Ernährung leicht sicherzustellen. Besonders viel Vitamin B2 enthalten Getreide und Hülsenfrüchte.

Vitamin B3 benötigen wir zur Energiegewinnung, für die Bildung und Reparatur neuer Gewebe, Zellen und Muskeln sowie für die Synthese der Erbsubstanz. Zudem senkt es die Blutfettkonzentration und verbessert Merk- und Denkvermögen. Vollkornerzeugnisse, Hülsenfrüchte, Kartoffeln, Pilze und Bananen enthalten B3.
Vitamin B5 ist wichtig für einen reibungslosen Kohlenhydrat-, Fett- und Eiweißstoffwechsel und wir benötigen es für die Wundheilung und ein gesundes Abwehrsystem. B5 kommt in nahezu allen pflanzlichen Lebensmitteln vor. Hülsenfrüchte, Blumenkohl und Pilze enthalten besonders viel von diesem Vitamin.

Vitamin B6 ist wichtig für den Eiweißstoffwechsel und die Bildung von Aminosäuren. In der Schwangerschaft besteht ein erhöhter Bedarf an B6. Es ist unter anderem in Getreide, Bananen und Gemüse.

Vitamin B7 benötigen wir für alle Stoffwechselprozesse und insbesondere für schöne Haare, gesunde Haut und feste Nägel. Mit einer frischen und ausgewogenen Ernährung kann der tägliche Biotinbedarf leicht gedeckt werden. Biotinreiche Lebensmittel sind Hülsenfrüchte, Vollkornerzeugnisse, Sojaprodukte und Nüsse.

Vitamin B9 benötigen vor allem Frauen in der Schwangerschaft. Bei einem Mangel an diesem Vitamin drohen dem Ungeborenen Neuralrohrdefekte wie Spina bifida, der offene Rücken. Deshalb wird im ersten Drittel der Schwangerschaft eine Folsäuresubstitution empfohlen. Folsäure findet sich in großer Menge in Blattgemüsen, Hülsenfrüchte, Weizenkeimen, Rüben und Spargel.

Vitamin B12 wird für die Synthese der Erbsubstanz, der Zellerneuerung sowie für funktionierende Nerven gebraucht. Zudem kann Folsäure (Vitamin B9) nur mit Vitamin B12 aktiviert werden. Vitamin B12 kommt fast ausschließlich in tierischen Lebensmitteln vor. Sanddorn ist beispielsweise eine Ausnahme, jedoch muss dabei die Fruchtschale mitverarbeitet werden.

Bezug: B-Komplex; Reformhaus und www.narayana-verlag.de

22) Vitamin C

Vitamin C ist an den körpereigenen Abwehrfunktionen beteiligt. Es ist zur Unterstützung unseres Immunsystems unerlässlich und fördert z.B. die Bildung von Antikörpern, die unserem Immunsystem bei der Infektabwehr helfen. Durch kontinuierliche Einnahme von Vitamin C kann die Resistenz gegen Infektionskrankheiten optimiert werden. Auch die Widerstandskraft gegen Kälte wird durch Vitamin-C-Gaben erhöht. Der Nutzen von Vitamin C beschränkt sich jedoch nicht auf das Abwehrsystem.

Vitamin C:

- hilft beim Entgiften
- fördert die Funktionsfähigkeit der Muskulatur
- zur Verbesserung der Eisenaufnahme
- als Antioxidanz
- schützt das Auge von innen
- unterstützt die Stressbewältigung
- notwendig für das Binde- und Stützgewebe
- unterstützt die Regeneration der Haut
- hält die Gefäße gesund
- unterstützt die Lungenfunktion

Vitamin C stets in Verbindung mit Magnesium einnehmen.

Bezug: Reformhaus; Cerola-Taler, täglich 1 Taler

23) Vitamin D3

Vitamin D3 wird auch das Sonnenvitamin genannt. Vitamin D3 entfaltet die Wirkung eines Prohormons im menschlichen Körper (ist somit eigentlich kein Vitamin). Vitamin D3 reguliert das Wachstum der Zellen und stärkt die Knochen. Es verhindert außerdem die Wucherung krankhafter Zellen, die unter Umständen bösartig wird. Studien zeigen, dass Vitamin D eine Wirkung besitzt, die das Risiko für unterschiedliche Krebsarten deutlich senkt.

Die meisten Körpergewebe verfügen nicht nur über die Kapazitäten, Vitamin D zu erkennen, sondern es auch zu bilden. Das führt zu dem Schluss, dass es sich bei Vitamin D um ein zentrales Hormon handelt, das den Körper schützt. Klinische Studien verdeutlichen, dass Vitamin D die Wirkung aufweist, chronische Krankheiten positiv zu beeinflussen wie Diabetes Typ I, Multiple Sklerose und Rheumatische Arthritis.

Vitamin D wirkt schützend für viele Gewebe gegen Alterungsprozesse. Es bewahrt die Haut vor UV-bedingter Schädigung. Alle Körpergewebe weisen Vitamin-D-Rezeptoren auf. Daraus ergibt sich ein Bedarf jedes Gewebes nach Vitamin D, um optimal zu funktionieren.

Vitamin D3 in Verbindung mit Vitamin K2, OPC, Magnesium und Vitamin C einnehmen.

Bezug: www.narayana-verlag.de

24) Vitamin K2

Vitamin K2 bildet einen Teil aus der großen Gruppe der fettlöslichen K-Vitamine. Vitamin K2 kontrolliert die Blutgerinnung, unterstützt die Stärkung von Zähnen und Knochen und schützt sogar vor Krebs. Vitamin K2 reguliert das Calcium und hindert es im Blut daran, sich als tödliche Plaque in den Arterien festzusetzen und hält so unsere Gefäße sauber.

Vitamin K2 in Verbindung mit Vitamin D3, OPC, Magnesium und Vitamin C einnehmen.

Bezug: www.narayana-verlag.de

25) Zeolith (Klinoptilolith-Zeolith)

Zeolith ist vulkanischen Ursprungs und besteht überwiegend aus Silizium. – Die Leber, unser wichtigstes Entgiftungsorgan, wird durch die Einnahme von Zeolith in ihrer Funktion unterstützt und entlastet. Blut, Lymphe, Bindegewebe, Nieren und der Verdauungstrakt werden aufgrund der Schadstoffe bindenden Eigenschaften entgiftet. Nach der Reaktorkatastrophe in Tschernobyl wurden die Arbeiter des Kraftwerks, aber auch die Kinder im Strahlungsgebiet mit Zeolith versorgt. Zeolith leitet Gifte, Schlacken, Blei, Aluminium, Nickel und radioaktive Partikel aus. – Weitere Wirkungen: Aktivierung des Zellaufbaus und des Zellstoffwechsels;

hemmt Abnutzung der Gelenkknorpel; Entgiftung durch Ionenaustausch; Aufbau und Fertigung des Bindegewebes, der Haut, des Respirations- und Verdauungstraktes, der Blutgefäßwände sowie der Erhaltung der Elastizität dieser Gewebe; Verbesserung der Struktur der Nägel und Haare; Aufbau der Stabilität der Zellmembrane, Hilfe bei deren Reparatur; Stimulierung des Immunsystems und Immunregulation; Regulierung der Funktionen im Verdauungstrakt; verbesserte Heilung von Wunden; Verzögerung und Hemmung des biologischen Alterungsprozesses; hält die Haut elastisch; dient zur besseren Bewältigung von Stress; steigert körperliche und geistige Leistungsfähigkeit.

Anwendung von Zeolith:

1. Vor jeder Einnahme verschlossene Dose 15-20 mal kräftig schütteln. Dabei werden die einzelnen Körnchen elektrostatisch aufgeladen.
2. Großes Trinkglas mit trinkwarmem Wasser füllen.
3. Einen Messlöffel Zeolith ins Wasser geben.
4. Das Pulver kräftig verrühren, **kein Metalllöffel**, nur Plastik oder Holz.
5. Schluckweise einnehmen und jeweils 15 Sekunden im Mund behalten; der erwünschte Ionenaustausch beginnt so schon im Mund-Bereich.
6. Wenn nötig die Mischung im Trinkglas zwischendurch umrühren.

Die empfohlenen Tagesdosis: 6 g = ein gehäufter Messlöffel.
Einnahmezeit: 30 Min. vor dem Frühstück oder 3 Std. nach dem Abendessen. Bei Medikamenteneinnahme 3 Std. vorher einnehmen, da sonst die Wirkung des Medikaments beeinträchtigt werden kann.
Keine Gefahr bei Überdosierung.
Gegenanzeige: Gleichzeitige Immunsuppressionstherapie.

Empfohlen wird eine kurmäßige Anwendung von 2-3 Wochen, die je nach Bedarf nach einer kürzeren oder längeren Einnahmepause wiederholt werden kann.

Bezug: https://shop.biocaregreen.de

Diese Liste könnte man natürlich beliebig erweitern, denn es gibt eine ganze Reihe an gesundheitsstärkenden und krankheitsverhindernden Pflanzen und Produkten. Doch ich möchte hier nur über meine eigenen Erfahrungen schreiben.

MSM – DAS IST ES!

MSM ist: organisch gebundener Schwefel und ein natürliches Produkt. Schwefel gehört neben Kalzium, Kalium, Magnesium, Natrium und Phosphor zu den am häufigsten vertretenen und gebrauchten Baustoffen im Körper. Nach Kalzium und Phosphor steht er als Mineralstoff an dritter Stelle.

Gleich vorweg: MSM ist kein Medikament im üblichen Sinn, sondern ein Nahrungsergänzungsmittel, das etwas Zeit braucht, bis seine Wirkung spürbar wird. Sie kann sich innerhalb weniger Tage entfalten, manchmal stellt sie sich aber erst allmählich nach einigen Wochen ein. Habe also bitte Geduld, wenn du nicht sofort eine Verbesserung deiner Beschwerden spürst. Eventuell musst du die Dosierung deinem Körper anpassen, beginne aber stets mit kleinen Dosen und steigere sie langsam. Ein mittleres Maß ist ein TL in einem Glas Wasser 1-2 mal täglich. – Die tägliche Nahrungsergänzung mit MSM ist ohne Nebenwirkungen und sicher; Überschüsse werden einfach ausgeschieden. In der ersten Zeit der Einnahme ist es möglich, dass es zu Magen-Darm-Irritationen mit Gasbildung oder häufigerem Stuhlgang kommt, ebenso wie zu Müdigkeit, Kopfweh oder Hautausschlägen mit Hautjucken als Entgiftungsreaktionen des Organismus. In solchen Fällen ist es ratsam, MSM kurzzeitig abzusetzen, bis sich das Geschehen beruhigt hat; danach solltest du die Einzeldosis etwas geringer halten und die Tagesration auf mehrere Einzelgaben verteilen. Je stärker jedoch die auftretenden Entgiftungssymptome sind, desto mehr Giftstoffe befinden sich in deinem Körper und umso mehr und länger brauchst du MSM zur Entgiftung.

Jede Zelle braucht Schwefel: Organischer Schwefel ist ein wichtiges Grundelement im menschlichen Stoffwechsel und wird für folgende Funktionen benötigt:

- Aufbau des Kollagens in Bindegewebe, Knochen, Knorpeln und Sehnen;

- Bildung von Keratin für Nägel, Haare und Haut;
- Proteinstoffwechsel;
- Unterstützung der Leber bei ihren Entgiftungsaufgaben;
- Eliminierung freier Radikale;
- Verbesserung der Durchlässigkeit der Zellmembranen;
- Verbesserte Nähstoffaufnahme in die Zellen und Abtransport von Schlacken aus den Zellen;
- Verstärkung der Wirkung von Vitaminen, Mineralien und anderen Nährstoffen;
- Energieproduktion in den Zellen, bei der Blutzucker zu Energie umgewandelt wird;
- Fähigkeit des Körpers zur Insulinherstellung;
- Regelung des Prostaglandin-Stoffwechsels und der Bildung von Antikörpern und Immunkomplexen;
- Abwehr von Infektionen;
- Versorgung der Gelenke mit biologisch aktivem Schwefel;
- Reduzierung des Knorpelabbaus;
- Regeneration des Knorpelgewebes;
- Aktivierung von Vitamin C sowie den Vitaminen des B-Komplexes Biotin, Pantothensäure und Thiamin (B1);
- Fettaufnahme und Fettverdauung (unterstützt die Leber bei der Synthese von Cholin, verhindert Fettleber);
- Wirkt mit den B-Vitaminen und Vitamin C zusammen auf den Körperstoffwechsel;
- Gesunde Gehirnfunktion durch Erhaltung des Sauerstoff-Gleichgewichts, Erhöhung der Durchblutung; beides führt zu einer besseren Konzentration;

Wirksamkeit: Dank seiner chemischen Struktur und biologischen Aktivität besitzt MSM besondere Eigenschaften. Der im Körper freigesetzte Schwefel bildet die Substanzen Kollagen und Keratin als Hauptbestandteile von Haaren und Nägeln. Kollagen ist der Grundstoff des Bindegewebes, das den Geweben Form gibt, aber auch bedeutend für die Übertragung von Bioinformation ist. Das macht MSM lebenswichtig für den gesamten Organismus: Schwefelbindungen formen flexible Strukturen zwischen den Zellen und dem umliegenden Bindegewebe, bei Schwefelmangel verliert sich die Elastizität der Zellen und ihrer Membranen. Es gelangen dann weniger Nährstoffe und Sauerstoff in die Zellen hinein und weniger Abfallstoffe können sie verlassen. Das vermindert auf Dauer die Vitalität des Körpers, er wird anfälliger für Erkrankungen, insbesondere auch für degenerative, chronische Krankheiten. MSM ist eins der stärksten Entgiftungsmittel, indem es eine optimale Durchlässigkeit der Zellmembranen herstellt und sie so zur bestmöglichen Ausscheidung befähigt. Andrerseits werden die Zellen dadurch befähigt, vermehrt Sauerstoff aufzunehmen. Entgiftung und vermehrte Sauerstoffaufnahme ist der beste Zellschutz.

Entzündungshemmung und Schmerzlinderung: Dr. Franz Liebke schreibt in seinem Buch ‚MSM – eine Super Substanz der Natur': „Entzündungs- und Schmerzhemmung besitzen viele Gemeinsamkeiten im Stoffwechsel. Dies ist unter anderem daran erkennbar, dass die meisten klassischen Schmerzmittel zugleich als Entzündungshemmer bezeichnet werden und wirken. Indem MSM schmerzlindernd wirkt, entfaltet es oft auf gleiche Weise seine entzündungshemmenden Eigenschaften. Unabhängig davon wirkt es jedoch auch gezielt entzündungshemmend". Entsprechende Forschungen kommen zu folgenden Ergebnissen:

- MSM verbessert die Wirkung körpereigener entzündungshemmender Hormone (zum Beispiel von Kortison) und optimiert deren Entzündungen hemmendes Potential am verletzten und geschwollenen Gewebe;
- MSM wirkt abschwellend über Bindung und Abtransport von Gewebsflüssigkeit;
- MSM unterdrückt bei Verletzungen und Entzündungen die übermäßige Bildung so genannter „Fibroblasten", die zu starker Schwellung führen. Diese sind unter anderem für die Narbenbildung zuständig. Exzessive Stimulation

von Fibroblasten führt zur Entstehung von Narbenwucherungen“

Weitere Indikationen: Aufgrund seiner überragenden und vielfältigen Wirkungsweise auf den menschlichen Organismus kann MSM bei vielen Störungen und sogenannten Zivilisationskrankheiten im Verbund mit anderen Mitteln eingesetzt werden:

- Arthrose und Arthritis
- Fibromyalgie
- Rückenschmerzen
- Bandscheibenprobleme
- Schleimbeutelentzündung
- Sehnenscheidenentzündung
- Karpaltunnelsyndrom
- Autoimmunerkrankungen
- Sklerodermie
- Verdauungsbeschwerden
- Kopfschmerzen
- Allergien
- Depression
- Verschiedene Krebsarten
- Nieren- und Blasenentzündungen

Weiterführende Literatur: Dr. Frank Liebke, MSM – eine Super Substanz der Natur, VAK.

HOL DIR DEINE GESUNDHEIT ZURÜCK – BEISPIELE

Das hier Beschriebene gilt in geringen Abwandlungen für sehr viele Störungen des menschlichen Organismus.

1) Du leidest – hier als Beispiel – unter **rheumatischer Arthritis**, eine entzündliche Erkrankung, welche die Gelenke betrifft, aber auch Auswirkungen auf das Herz, die Augen und andere Organe haben kann. Du nimmst Kortison und MTX oder Arava oder ähnliches, wie es bei einer rheumatischen Erkrankung üblich ist. Alle diese Mittel bekommen deine Entzündungen in den Griff. Aber zu welchem Preis? Anfangs verträgst du diese Mittel vielleicht sogar, was selten der Fall ist. Oft müssen weitere Mittel verordnet werden, die z.B. den Magen schützen, den Blutdruck senken usw.

Handeln wir hier zunächst den negativen Teil ab: Die Nebenwirkungen, die sich nach einiger Zeit einstellen, sind immens. Ich zähle hier nur einige auf. Bei KORTISON: Cushing-Syndrom oder das sog. Vollmondgesicht, Konzentrationsschwäche, Vergesslichkeit, brüchige Hautgefäße, Blutdruckanstieg, Blutzuckererhöhung, Erhöhung der Blutfettwerte, gesteigerte Infektanfälligkeit, Gewichtszunahme, Wassereinlagerung im Gewebe, Osteoporose. Bei MTX: Infektanfälligkeit, Hepatopathie, Lungenfibrose, Alveolitis, Übelkeit, Erbrechen, Diarrhoe, gastrointestinale Blutungen, Anämie, Leukopenie, Störung in der Spermatogenese und der weiblichen Eizelle, Haarausfall, Schädigungen innerer Organe, Nierenschädigung, Blasenschädigung, Schleimhautentzündungen, Störungen im Zentralnervensystem. Bei ARAVA: Durchfall, Übelkeit und Erbrechen, Bauchschmerzen, Appetitlosigkeit, erhöhte Leber-Werte, Entzündungen der Mundschleimhaut, Mundschleimhautgeschwüre, nervliche Missempfindung, Kopfschmerzen, Schwindel, Sehnenscheidenentzündungen, Ekzeme, fleckig-picklige Hautausschläge, verstärkter Haarausfall Blutdruckerhöhung, Schwäche, Blutarmut, Angstgefühl, Geschmacksveränderungen, Nesselsucht, Sehnenriss.

Kommen wir jetzt zum positiven Teil: Rheumatische Arthritis ist auskurierbar. Ein paar Dinge musst du auf diesem Weg allerdings beachten. 1.) Du kannst nicht von heute auf morgen die bisherigen Mittel absetzen, es muss langsam ausschleichend geschehen und parallel zum Anstieg der Wirkung der Naturheilmittel. 2.) Beginn mit einer Entgiftungskur, die dich von den schädigenden Stoffen der bisher eingenommenen Mittel reinigt. Dazu eignet sich am besten ZEOLITH, eine feinst aufgeschlossene Heilerde, die alle Giftstoffe bindet und aus deinem Körper schleust. (Im Kapitel „MEINE HAUSAPOTHEKE – Alphabet der Gesundheit“ ist S. 67 unter „Zeolith“ die Einnahme genau beschrieben).

Deine neuen Basismittel zur Regenerierung und Gesundung deines Körpers sind: VITAMIN D3 in hohen Dosen, VITAMIN K2, MAGNESIUM, VITAMIN C, OPC und MSM (organischer Schwefel). Nimmst du konsequent diese Mittel in angemessener Weise, bietest du damit deinem Körper die Möglichkeit, sich wieder selbst zu reparieren. (Im Kapitel „MEINE HAUS-APOTHEKE – Basis-Rezept“ ist die Einnahme der Mittel genau beschrieben). Begleitend dazu ist Brennesselsaft sehr hilfreich (S. 47/48 im Kapitel „MEINE HAUSAPOTHEKE – Alphabet der Gesundheit“ beschrieben).

In verschiedenen kleinen Abwandlungen wirkt die hier beschriebene Basis-Rezeptur bei vielen Störungen, denen nur ein weit verbreiteter Mangel an genau diesen Vitaminen, Mineralien und Pflanzenstoffen zugrunde liegt.

Zur Regenerierung und Stärkung dienen in jedem Fall: Moringa-Blattpulver, Gerstengraspulver, Ingwerwurzel in frischer Form und Kurkuma. (Auch hierzu bitte die drei Kapitel „MEINE HAUS-APOTHEKE“ lesen). Dazu biologisch angebautes Obst und Gemüse als Rohkost, Saft, Smoothie oder in schonend gekochter Form; Nüsse, Mandeln, verschiedene Saaten wie z.B. Sesam oder Sonnenblumenkerne. Vollwertige vegane Ernährung.

Bekämpfe nicht Symptome, unterstütze die Selbstheilkräfte!

2) Infektionskrankheiten

Die Hauptursache aller Infektionskrankheiten ist ein geschwächtes Immunsystem. Der Körper ist durch unausgewogene Ernährung, mangelnde Bewegung, flache Atmung, häufig durch fehlenden Schlaf wie auch durch emotionale Belastung geschwächt und mit Schlacken- und Giftstoffen überladen. Hier gilt es, eine Großreinigung durchzuführen. Entwickle Positivität gegenüber deinem Leben. Sorge führ einen harmonischen Schlaf-Wachrhythmus. Bewege dich an der frischen Luft auf vielfältige Weise und mache Tiefenatmung. Meditiere. Reinige den Körper durch eine Zeolith-Kur (Seite 67 beschrieben), mache im Anschluss eventuell auch eine Basen-Kur mit Natron (Seite 44 beschrieben). Sorge für einen guten Vitamin D3-Spiegel in Verbindung mit Vitamin K2, Vitamin C, Vitamin B-Komplex, Magnesium, Zink, OPC, BioChlorella und Moringa-Blattpulver. Iss viel frisches Obst, Nüsse, Salate und Gemüse mit Hülsenfrüchten und Getreide. Meide Milchprodukte. Lasse es an frischem Ingwer nicht fehlen. Danach dürften sich Erkältungskrankheiten und andere Infektionen von dir verabschieden.

3) Allergien

Hier finden wir ähnliche Voraussetzungen wie bei den Infektionskrankheiten. Hinzu kommen wahrscheinlich noch spezielle Belastungen durch Umweltgifte, wie Schwermetalle, Cadmium, Blei, Aluminium und alles Mögliche, was nicht in die Luft, in die Böden und ins Trinkwasser gehört. Darüber hinaus bestehen vielleicht auch Kontaminierungen durch Amalgam, Impfstoffe, Elektrosmog und radioaktive Strahlung.

Die Empfehlungen entsprechen denen unter Infektionskrankheiten mit noch mehr Schwergewicht auf Entgiftung durch Zeolith, Bio-Chlorella, Bärlauch und/oder Flohsamenschalen. – Bitte in „Meine Hausapotheke – Das Alphabet der Gesundheit“ über die Einnahme dieser Mittel nachlesen!

4) Orthopädische Erkrankungen oder Schädigungen

Nacken- und Rückenschmerzen, Bandscheibenvorfälle, Knie- und Hüftprobleme, Sehnenscheidenentzündung, Karpaltunnelsyndrom u.v.m., für alles das ist zunächst eine gute physiotherapeutisch Behandlung da. Hinzu kommen als aktive Hilfen Yoga, Tai Chi oder Qi Gong, Feldenkrais und die Atem- und Körpertherapie nach Ilse Middendorf. In den allerwenigsten Fällen muss zum chirurgischen Messer gegriffen werden, sagen selbst viele Orthopäden.

Als große Hilfe bei Bandscheiben- und Gelenkproblemen, wie auch bei Sehnenscheidenentzündungen zeigt sich MSM, organisch gebundener Schwefel. (Ab Seite 68 ausführlich beschrieben.)

5) Krebs

Hier gelten alle Mittel, die ich unter „MEINE HAUSAPOTHEKE – Basis-Rezept" (inkl. Gerstengraspulver) und unter „MEINE HAUSAPOTHEKE – Unterstützende Mittel" aufgelistet habe. Ebenso, was ich zum Thema basenreiche Ernährung schreibe und die Kapitel „Atemübungen" und „Energieübungen", wie alles, was ich über Selbstliebe sage. – Siehe auch Anhang Seite 257, Natron!

In allen Fällen ist eine Fußreflexzonen-Massage (ab Seite 103 beschrieben) eine bewährte Unterstützung.

LIEBE DEINEN KÖRPER

Gott schenkte dir deinen Körper, damit du in diesem Leben Erfahrungen sammeln und Begegnungen haben kannst. Pflege ihn, tue ihm Gutes. Gib ihm gesegnetes Essen, atme frische Luft, verschaffe ihm angenehme Bewegung, tanze, lache, sei kreativ und gönne ihm Ruhe und erholsamen Schlaf. Lasse ihn die Sonne genießen, das Wasser, den Wind, die Berührungen der Liebe. Zeige ihm deine Dankbarkeit, überfordere ihn nicht, sondern pflege ihn mit Hingabe.

Dein Körper ist eine Leihgabe von Gott, er gehört dir nicht, wie auch diese Erde nur eine Leihgabe ist. Du darfst ihn frei benutzen für heilige Zwecke und solltest ihn wohlbewahrt eines Tages wieder zurückgeben. Wie Kabir in seinem letzten Gedicht vor seinem Tod schrieb: „Gott, du hast mir einst diesen Mantel gegeben, jetzt gebe ich ihn dir wieder zurück, wie ich ihn erhielt.“ Kabir war ein erleuchteter Meister, aber er blieb seinem Weberberuf bis ans Ende treu und schrieb viele seiner Gedichte in der Sprache der Weber. Er nannte seinen Körper den Mantel.

Liebe deinen Körper, aber hänge nicht an ihm. Vergiss nicht, dass du eine Seele bist, ein Gast, der schon heute abberufen werden kann. Du hattest bereits viele Mäntel und wirst vielleicht noch viele tragen. Hänge nicht an Mänteln, die aus irdischem Stoff gewebt sind. Du bist ein Sohn, eine Tochter des Himmels und kehrst eines Tages für immer zurück.

Jetzt könntest du fragen, warum du überhaupt hinaus in die Welt geschickt wurdest. Du wurdest nicht hinausgeschickt, du warst neugierig. Du darfst und sollst neugierig sein, doch damit erhältst du auch eine Aufgabe. Wenn du die Welt kennenlernen willst, geh, aber bringe der profanen Welt Heiligkeit, bringe ihr Licht. Wecke in der Materie die Funken Gottes, mache aus der Ferne wieder eine Nähe.

Liebe deinen Körper und lass all dein Tun voller Liebe sein. Dann ist alles wieder ein Wunder. Und du selbst bist ein Wunder.

Vegane Rezepte

SEGNE DEINE MAHLZEITEN

Deine Mahlzeiten segnen heißt bewusst zu essen, eine heilige und heilsame Zeit daraus zu machen. Stimme dich auf sie ein, indem du zunächst innehältst von deinem Tun, Alltagsgedanken beiseiteschiebst und ein Gebet denkst oder sprichst. Halte die Hände über deinen Teller und bitte um Segen, so werden die Lichtfunken in jedem Molekül deiner Nahrung erweckt und du wirst dir mit jedem Bissen reines Prana zuführen. Segne die Mahlzeit aber besonders durch eine fröhliche Stimmung beim Essen.

In der Taittiriya-Upanishad steht: „Aus Brahman ist der Äther entstanden, aus dem Äther die Luft, aus der Luft das Feuer, aus dem Feuer das Wasser, aus dem Wasser die Erde, aus der Erde die Pflanzenwelt, aus der Pflanzenwelt die Nahrung, aus der Nahrung der Same, aus dem Samen der Mensch. Der menschliche Leib, der kraft der Nahrung besteht, ist die körperliche Hülle des Selbst. – Aus Nahrung sind alle Geschöpfe geboren, durch Nahrung haben sie ihr Leben, zu Nahrung kehren sie nach dem Tode wieder zurück. Nahrung ist der Wesentlichste. Deshalb wird die Nahrung allheilend genannt. Alle Nahrung erlangt, wer Brahman als Nahrung verehrt.“

Segnen ist mehr als ein guter Wunsch oder die Kraft positiven Denkens. Als Sprachform des Glaubens lebt der Segen aus der Beziehung zu Gott und erhält aus dieser seine Kraft und Realität. Der Esstisch ist ein Altar Gottes und das Gebet vor und nach der Mahlzeit ist ein Ausdruck deiner Bewusstheit. Betrachte nichts als selbstverständlich. Miss allem seinen gebührenden Wert zu und äußere ihm deinen Dank. Segnen ist kein Zauberspruch, sondern geschieht einzig in Hingabe und Vertrauen an die göttliche Kraft. Es soll auch kein Zurschaustellen einer Gläubigkeit sein. Deshalb tue es in Gesellschaft durch deine innere Haltung und Einstellung. Es muss nicht sichtbar sein, aber es sollte gelebt werden.

BASENREICHE ERNÄHRUNG

Eine gesunde Ernährung sollte zu 70 bis 80 % aus basischen Lebensmitteln bestehen. Eine Übersäuerung des Organismus ist ein Hauptgrund für nahezu alle Krankheiten, denn sie entstehen vornehmlich in einem übersäuerten Milieu. Daher hat der Ausgleich des Säure-Basen-Haushaltes Priorität auf dem Weg zurück zu Wohlbefinden und Gesundheit.

Dr. Otto Warburg (Nobelpreis für Medizin 1931) stellte in seinen Studien fest, dass in einem sauren Milieu der für den Körper lebenswichtige Sauerstoffgehalt rapide abnimmt. Da Krebs nur in einer sauerstoffarmen Umgebung existieren kann, findet er bei einer Übersäuerung optimale Bedingungen vor.

Durch Übersäuerung verändern sich die pH-Werte der Flüssigkeiten im Körper. Darunter leidet letztlich der gesamte Stoffwechsel. Viele Stoffwechselfunktionen können in einem sauren Milieu (pH-Wert unter 7) nicht stattfinden. Ein gesunder Organismus benötigt zum überwiegenden Teil basische pH-Werte (pH-Wert über 7). Überprüfe deinen Säure-Basen-Haushalt! Der Säuregrad des Körpers kann mit Hilfe eines pH-Teststreifens über den Urin gemessen werden.

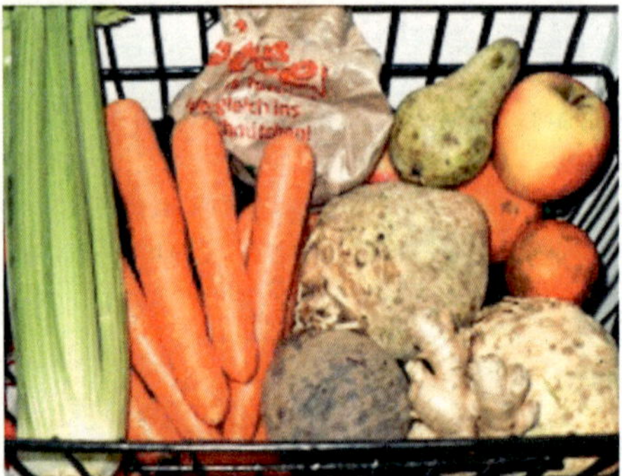

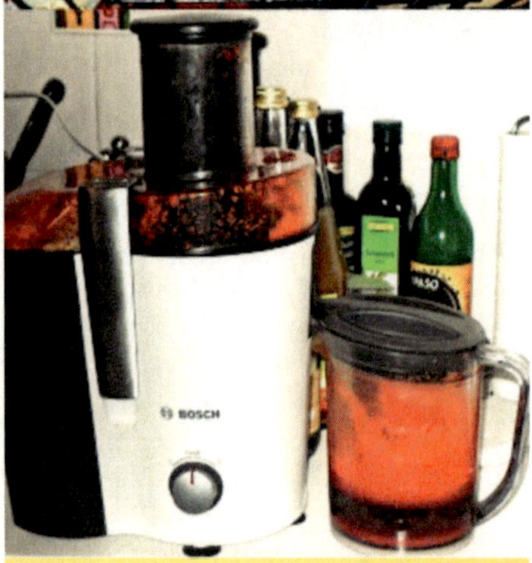
BOSCH

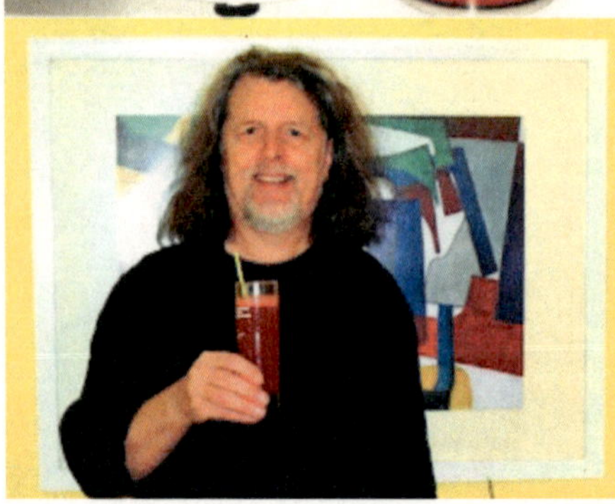

OBST-GEMÜSE-KRÄUTER-SÄFTE

Vielleicht hast du einen Entsafter, der in der Abstellkammer vor sich hin schlummert. Entstaube ihn und beginne mit eigenen Kreationen. Wenn du keinen besitzt, solltest du dir jetzt einen zulegen. Es geht ganz ohne Rezept, rein nach Geschmack. Eine Mischung aus Karotten, Rote Bete, Sellerie, Apfel, frischer Ingwerwurzel und frischem Kurkuma ist mittlerweile ein Klassiker. Du kannst aber alle Obst- und Gemüsesorten mischen, auch frische grüne Kräuter und Salate solltest du hinzufügen.

Rühre in den fertigen Saft einen Teelöffel Moringa-Blattpulver, Gerstengraspulver oder Bennesselpulver. Gib einen kleinen Schuss Olivenöl dazu und eine Priese schwarzen Pfeffer. Sollte dir der Saft zu kalt sein, mische ihn mit etwas warmem Wasser.

REIS-CONGEE
Eine reinigende und energetisierende Morgendiät!

Ein Basisrezept, das dein Leben verändern wird! Im Reis-Congee sind von Natur aus und durch den besonderen Kochvorgang bedingt alle Elemente in einer vitalen Ausgewogenheit enthalten.

Millionen Chinesen essen diesen Brei jeden Morgen. Er nährt, wärmt, entgiftet, reinigt den Darm, stärkt das Immunsystem, öffnet die Energiebahnen, macht ausgeglichen und kraftvoll. Für den europäischen Geschmack wirkt er anfangs fade, das ändert sich jedoch rasch, sobald die Geschmacksknospen durch den Entschlackungsprozess wieder neu sensibilisiert sind.

Ökologischen weißen Rundkornreis im Topf leicht unter umrühren antrocknen (nicht rösten), dann im Verhältnis 1:10 ungesalzen mit Wasser aufkochen und anschließend vier Stunden auf kleinster Flamme köcheln lassen. Durch diesen Kochvorgang entwickelt der Reis eine enorme Energie, die dem Menschen auf allen Ebenen zugutekommt. Reis-Congee kann in einem großen Topf für vier Tage vorgekocht werden und wird im Kühlschrank aufbewahrt. Zum Verzehr wird dann die entsprechende Portion wieder kräftig unter Rühren aufgekocht, was erneut Energie erzeugt.

Die Mahlzeit sollte in ruhiger Atmosphäre gegessen werden. Im Anschluss empfehle ich, eine halbe Stunde zu meditieren (z.B. mit der auf Seite 151 beschriebenen Elemente Meditation). Dabei kann sich die Kraft des Congee voll entfalten und eine belebende Wärme breitet sich spürbar im Körper aus.

Reis-Congee kann eine vorübergehende Diät sein oder zu einem festen Bestandteil des täglichen Ernährungsplans werden, der für die allgemeine Gesundheit am günstigsten vegan sein sollte. So empfahl es auch der Buddha schon vor 2500 Jahren. Die Mahlzeiten eines arbeitsfreien Wochentages können auch nur aus Reis-Congee bestehen. Es wird empfohlen, zwischen einer Congee-Mahlzeit und dem Üben von Yoga-Asanas etwa zwei Stunden vergehen zu lassen.

Reis-Congee kann anfangs etwas stopfend wirken, deshalb sollte man ausgleichend zwischen oder zu den übrigen Mahlzeiten genügend Obst essen.

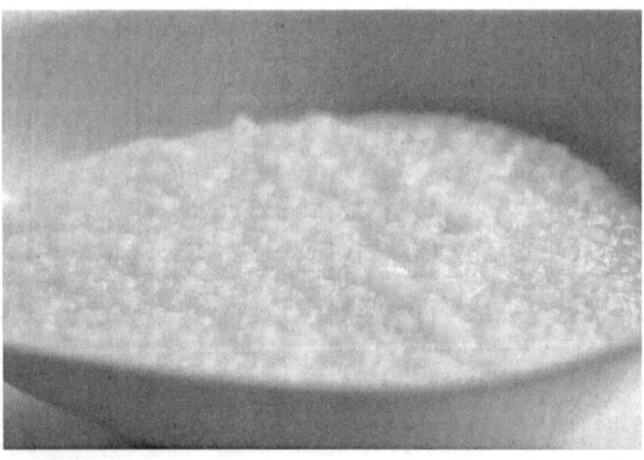

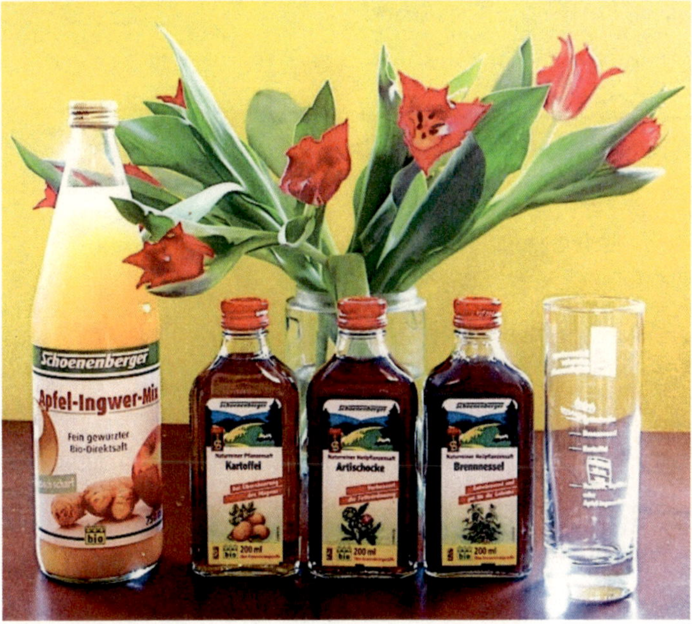

10-TAGE-ENTSCHLACKUNGSKUR

Die Säftekombination aus Brennessel, Artischocke und Kartoffel ist optimal zum Entschlacken des Körpers, zur Anregung von Leber und Nieren und des gesamten Stoffwechsels. In Verbindung mit dem Reis-Congee als Frühstück (Säfte ein halbe Stunde später trinken und die zweite Ration nicht zu spät abends) ist es eine erneuernde, reinigende und vitalisierende Kur für Körper, Geist und Seele. Die komplette Packung mit 8 Flaschen Kräutersäften und 2 Flaschen Fruchtsaft plus Rezeptbüchlein und Messglas gibt es für ca. 50.- Euro im Reformhaus (Schoenenberger Schlankheitskur). Eine Investition, die sich in jedem Fall lohnt.

Meine Erfahrungen waren dabei:

* dass ich kaum auf etwas anderes noch Hunger hatte, denn die Säfte wirken sehr sättigend;
* dass sie auch auf der psychischen Ebene eine starke Wirkung zeigen, ich hatte in den ersten Nächten intensive Träume und schlief ungewöhnlich unruhig, dafür aber am Ende der Kur tief und fest wie ein Stein;
* dass mein Schokoladenbedürfnis, welches zeitweise sehr ausgeprägt ist, völlig verschwand;
* dass es die Lymphtätigkeit stark anregt und damit die Entwässerung und Entgiftung;
* dass ich noch mehr als gewöhnlich wach und vital bin und kaum Müdigkeitsphasen am Tag auftauchen.

Es ist ein besonderes Erlebnis, wenn man diese Kur meditativ in der Partnerschaft zelebrieren kann. Und es ist auch eine gute Möglichkeit, sich selbst und den anderen in der Beziehung neu und tiefer zu erleben.

Ich wünsche allen, die es ausprobieren werden, einen ähnlich großartigen Erfolg. Und vielleicht noch dies: Wer sich bisher zu keiner veganen Ernährungsweise entschließen konnte, diese Kur kann ein guter Anlass und Einstieg dazu sein.

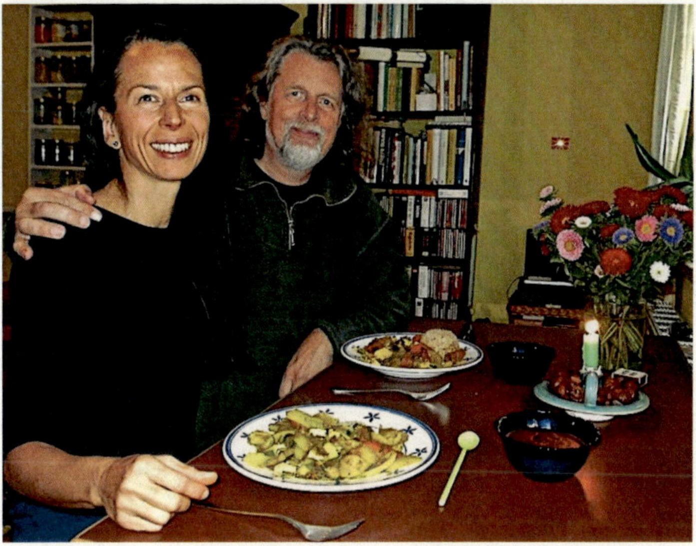

VEGANE KÜCHE – Elf köstliche Rezepte

1) Pikante Tofu-Gemüse-Pfanne (5 Elemente Küche)

Zutaten: Fenchel, Lauch, Karotten, Kurkuma (am besten als frische Wurzel), Tofu, Sojasoße, Zitrone, Schwarzer Pfeffer, Salz, Sesamöl

In einem heißen Wok oder einer heißen Pfanne Sesamöl erhitzen; Fenchel, Lauch, Karotten kleingeschnitten anbraten; Salz, einen Spritzer Zitronensaft und Kurkuma (gerieben oder als Pulver) hinzugeben; Tofu in Würfel 1 - 2 Minuten mitbraten; Pfeffer hinzugeben und zugedeckt ca. 5 Minuten schmoren; mit Sojasoße beträufeln.

Dazu passt Hirse oder Reis.

Wirkung: nährend und leicht erfrischend baut Qi und Säfte auf. *Empfehlung:* bei Qi-Mangel

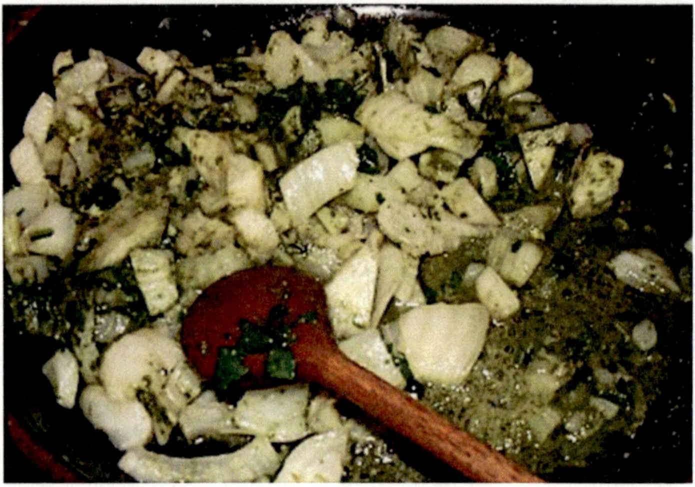

2) Fenchel-Pfanne

Zutaten für 2 Personen: 2-3 mittelgroße Fenchel, Olivenöl

Gewürze: Steinsalz (oder Meersalz), schwarzer Pfeffer, Anis, Kurkuma, Gerstengraspulver, Moringa-Blattpulver, 1 Bund Petersilie

Zubereitung (15 Minuten): Fenchel klein schneiden, in Olivenöl leicht anbraten, Salz, Pfeffer und Anis nach Geschmack gleich dazugeben, dann auf mittlerer Hitze mit etwas Wasser schmoren lassen; zum Schluss Moringa, Gerstengras und Kurkuma und die klein geschnittene Petersilie dazugeben, noch einmal kurz aufkochen, gut umrühren, fertig.

Mit viel Liebe servieren und mit großem Genuss essen.
Als farbliche Ergänzung kann man Möhrensaft dazu kredenzen.

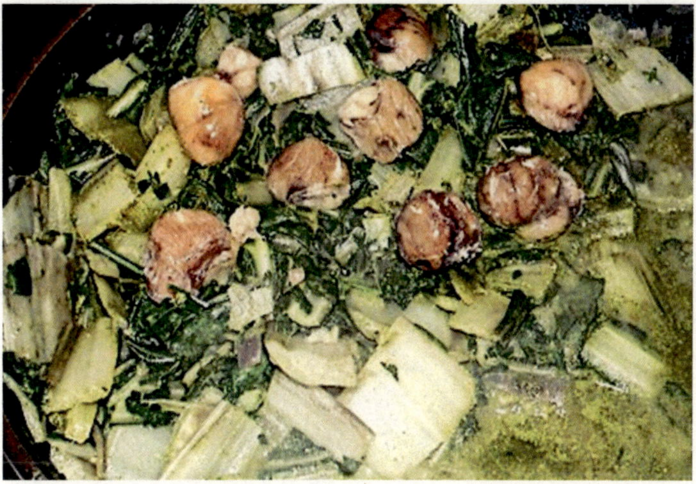

3) Detox-Gemüsepfanne mit Mangold und Maronen

Zutaten für zwei Personen: 2 mittlere Mangold, 1 Pk Maronen (gibt's im Bioladen und Reformhaus, essfertig eingeschweißt), 1 rote Zwiebel, 1 Bund Petersilie, Olivenöl

Gewürze: Steinsalz, schwarzer Pfeffer, Ingwer nach Geschmack, 1-2 TL Kurkuma, 2 TL Moringa-Blattpulver, 2 TL Gerstengraspulver, 2 TL gemahlener Sesam

Zubereitung: Mangoldstiele von den Blättern trennen und zusammen mit der klein geschnittenen Zwiebel in Olivenöl leicht anbraten; Salz, Pfeffer und Ingwer gleich dazugeben; Wasser hinzugeben und auf mittlerer Temperatur schmoren lassen; nach etwa 15 Minuten die Blätter hinzutun, das Moringapulver, den Sesam und die Maronen; wenn alles gar ist, die Petersilie reinschneiden und zusammen mit Gerstengraspulver und Kurkuma unterrühren. Fertig.

Mit Liebe servieren und mit viel Genuss essen.

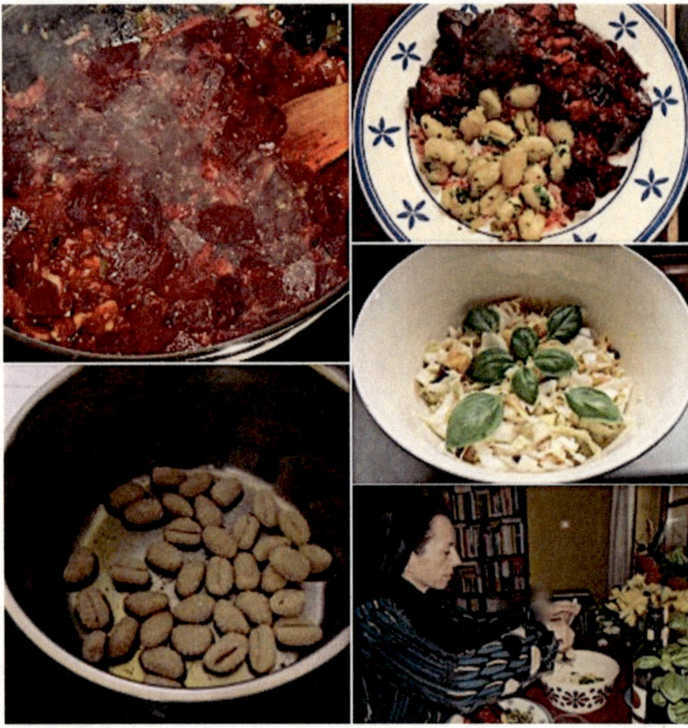

4) Rote Bete an Gnocchi mit Chicoreesalat

Zutaten für zwei Personen:

1) 4 kleine Rote Bete, 1 kleiner Fenchel, 2 Stengel vom Stangensellerie, 1 kleiner Lauch, ein paar Rosinen, 100 g Tofu, Olivenöl.
Gewürze: Steinsalz, schwarzer Pfeffer, scharfer Paprika, viel Liebstöckel, etwas Rosmarin, Anis, ein Schuss Tamari, frisch geriebener Ingwer, 1 gehäufter Teelöffel Moringa-Blattpulver, 1 Teelöffel Kurkuma.

2) 150 g Gnocchi (fertig aus dem Bioladen), Olivenöl, 1 kleines Bund Petersilie.

3) 2 mittelgroße Chicoree, 2 Apfelsinen, ein paar Rosinen, ca. 70 g Soja-Joghurt, Steinsalz, schwarzer Pfeffer, 1 Messerspitze Vanille, paar Tropfen Agaven-Dicksaft.

Zubereitung:

1) Rote Beete klein schneiden, Fenchel, Stangensellerie, Lauch ganz klein schneiden; alles in Olivenöl anbraten, auch die Rosinen und die Gewürze gleich hinzutun, bis auf Moringa, Kurkuma und den Tofu. Dann mit etwas Wasser auffüllen und auf mittlerer Hitze schmoren lassen (ca. 3/4 Stunde). Am Schluss unter Umrühren den Tofu, Moringa und Kurkuma hinzufügen.

2) Während die Roten Bete schmoren, den Salat zubereiten: Soja-Joghurt und den Saft einer Apfelsine mit den Gewürzen verrühren, den klein geschnittenen Chicoree, eine klein geschnittene Apfelsine und die Rosinen hinzugeben und gut vermischen.

3) Ganz zum Schluss die Gnocchi in Öl ca. 3 Minuten goldgelb anbraten, die kleingehackte Petersilie hinzufügen.

Mit Liebe servieren und langsam mit viel Genuss in Stille oder bei einem angenehmen Gespräch diese köstliche und vollwertige Mahlzeit verspeisen.

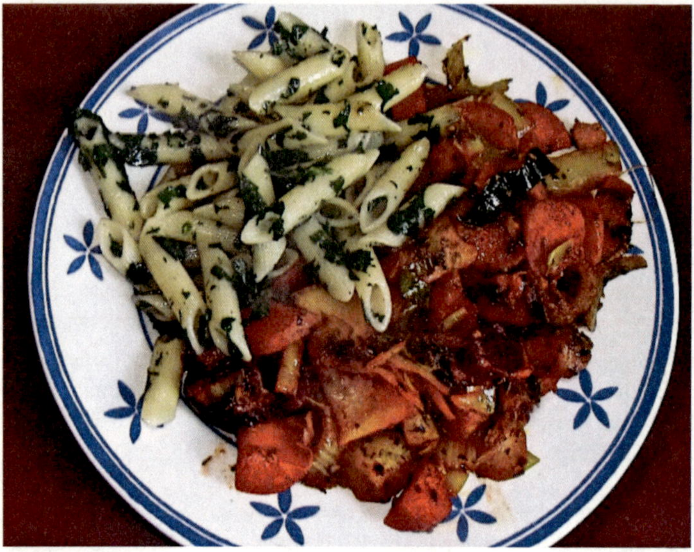

5) "Wurzel total" an Penne

Zutaten für zwei Personen: 2 Möhren, 1 Pastinake, 1 Petersilienwurzel, 1 Rote Bete, 1 kleine Süßkartoffel, etwas Stangensellerie, etwas Weißkohl, 1 kleiner Lauch, Frühlingszwiebeln; Olivenöl, Penne-Nudeln.
Gewürze: Steinsalz, schwarzer Pfeffer, scharfer Paprika, frisch geriebener Ingwer, Anis, Liebstöckel, ein Schuss Tamari; für die Penne ein Bund Petersilie, schwarzer Pfeffer und Salz.

Zubereitung: Alles Gemüse klein schneiden und in Olivenöl in einer Pfanne leicht anbraten, dann mit etwas Wasser auffüllen und die Gewürze dazugeben, umrühren, Deckel drauf und bei mittlerer Hitze schmoren lassen. - 140 g Penne in Wasser gar kochen, absieben, Petersilie klein schneiden, mit den Nudeln vermischen, etwas Öl in den Topf geben, Salz und Pfeffer dazu und ganz leicht anbraten. - Nudeln und Gemüse schön auf den Tellern drapieren, mit Liebe servieren und mit viel Genuss essen.

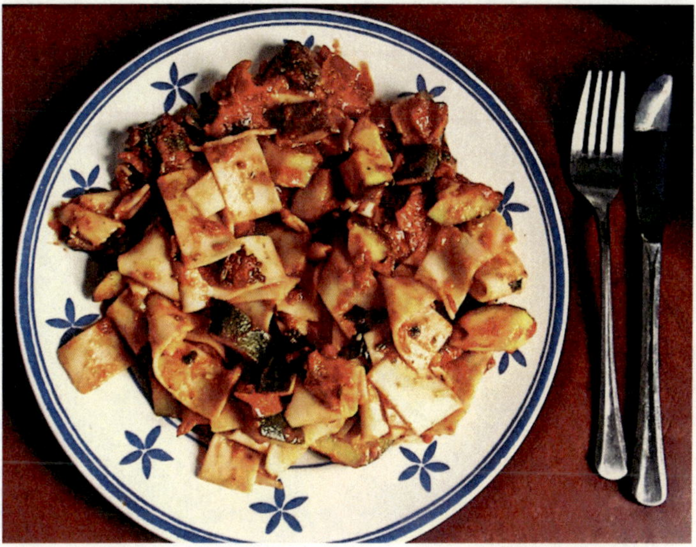

6) Dinkel-Bandnudeln mit Zucchini

Zutaten für zwei Personen: 140 g breite Dinkel-Bandnudeln,
2 mittelgroße Zucchini, ein Bund Frühlingszwiebeln,
20 Cherry- Tomaten, 300 ml Tomatensauce, Olivenöl.
Gewürze: Steinsalz, schwarzer Pfeffer, scharfer Paprika, Oregano, ein Bund frische Petersilie.

Zubereitung: Zucchini und Frühlingszwiebeln kleingeschnitten in Olivenöl anbraten, dann die Tomatensauce hinzutun und auf mittlerer Hitze weiter schmoren lassen, gleich auch die halbierten Cherry-Tomaten und kleingeschnittene Petersilie dazugeben. - Währenddessen die Bandnudeln kochen (ca. 15 Minuten). Anschließend die Bandnudeln zum Gemüse geben, umrühren, etwas durchziehen lassen, fertig.

Mit Liebe servieren und zu einem Glas Fruchtsaft, Wasser oder Tee gemeinsam genießen!

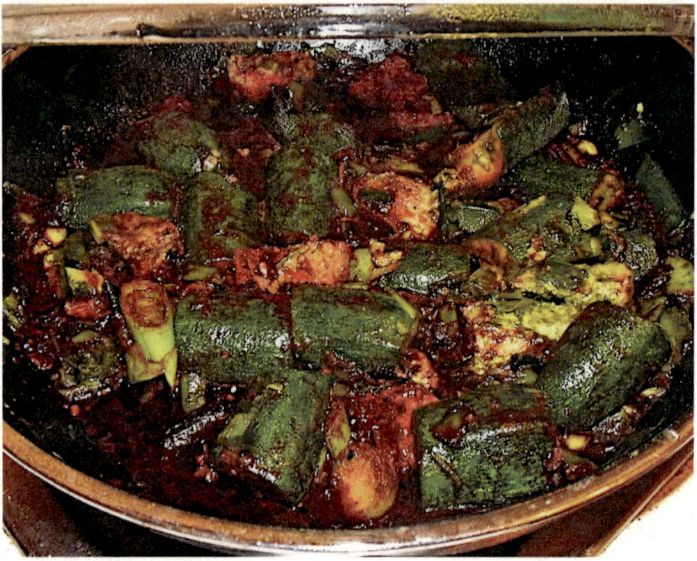

7) Zucchini-Gericht mit Bratling

Zutaten für eine Person: 2 kleine Zucchini, 1 kleiner Lauch, 1-2 Grünkernbratlinge oder Sojabratlinge (Bioladen). Gewürze: Meersalz, schwarzer Pfeffer, Kurkuma, Kumin, Schwarzkümmel, frisch geriebener Ingwer, 1 Knoblauchzehe. Weitere Zutaten: Olivenöl, 1EL Moringa-Pulver, 1 EL Gerstengras-Pulver, 1 guter Schuss Rote-Bete-Saft.

Zubereitung: Zucchini und Lauch kleingeschnitten in Olivenöl anbraten; dann etwas Wasser dazutun und auf mittlere Hitze stellen; Gewürze und Bratlinge (gewürfelt) dazugeben, gut umrühren, schmoren lassen, fertig.

Mit Liebe servieren und zu einem Glas Fruchtsaft, Wasser oder Tee gemeinsam genießen!

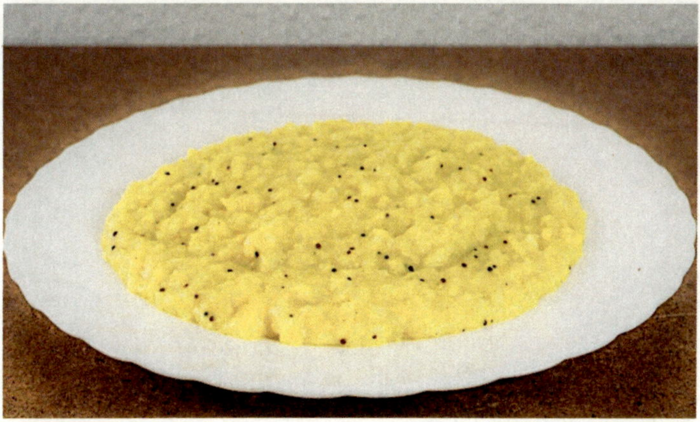

8) Kitchery

Zutaten (für 4 Personen)
1 EL Ghee
2 TL Gewürzmischung für Kitchery *
80 g Mung – Dal (gelbe Mungbohnen)
200 g Basmatireis
3 – 4 Tassen Wasser

Zubereitung: Ghee im Topf erwärmen. Gewürze im Ghee anrösten. Basmatireis und Mung Dal waschen. Wenn sich das Aroma verbreitet den gewaschenen Mung-Dal und Reis hinzugeben und darin anschwitzen. Wasser hinzufügen und zum Kochen bringen. Sobald das Wasser kocht, die Herdplatte herunter schalten und auf niedriger Stufe 15-20 Minuten quellen lassen.

Wer es scharf liebt, kann auf dem Teller frisch geriebenen Ingwer untermischen.

* Gewürzmischung Inhalt: Cuminsamen, Senfsaat, Kurkuma, Tala-Sharkara (Palmherzenzucker), Steinsalz, Koriandersamen, Bockshornklee, Asafoetida, Chili

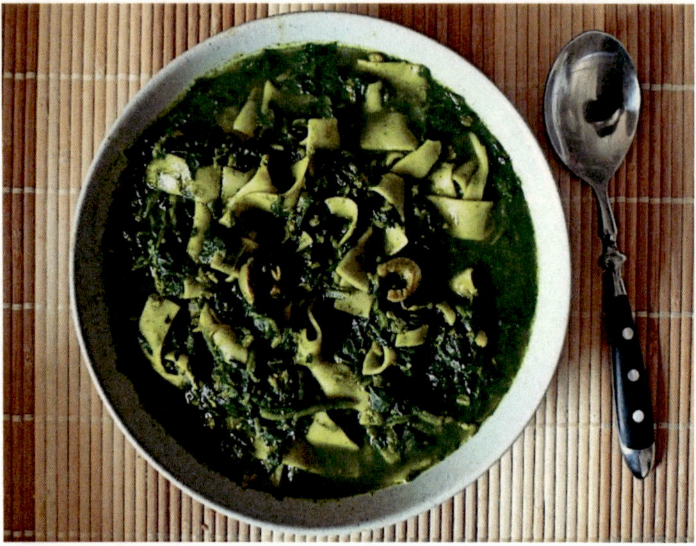

9) Ultragrün! Ultralecker! Ultragesund! Ultraschnell!

Zutaten für eine Person:

1 Handvoll Dinkelbandnudeln
1 gehäufter Esslöffel rote Linsen
1/2 Päckchen Gefrierblattspinat o. frisch
1 gehäufter Teelöffel Gerstengraspulver
1 Teelöffel Moringa Blattpulver
etwa 6 grüne Oliven, zerteilt
1 guter Schuss Olivenöl
1/2 Teelöffel Kurkuma Pulver
1/2 Teelöffel Ingwer Pulver oder frisch geriebener Ingwer
1 kräftige Prise Schwarzer Pfeffer, Meersalz nach Bedarf

Die richtige Menge Wasser erhitzen (ich schütte nichts weg) Öl, Salz, Bandnudel und Linsen hineintun, 10 Min. bei mittlerer Hitze köcheln. Danach Spinat, Gerstenpulver, Moringa, Oliven, Kurkuma, Ingwer, Pfeffer hinzutun und gar kochen. Fertig.

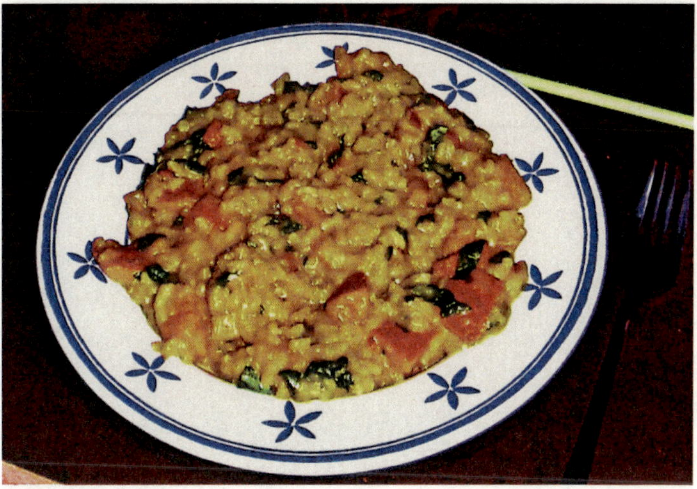

10) Kürbis-Risotto (ayurvedisch)

Zutaten (für vier Personen): 100 g Risotto-Reis, 1 kleiner Hokkaido-Kürbis, 1 kleine Schalotte, 1 kleine rote Chili, 1 Knobblauchzehe, ca. 750 ml Gemüsebrühe, 60 g Kokospulver, 1 EL mittelscharfer Senf, 3 EL Erdnussöl, ¼ TL Cuminsamen, ¼ TL Anissamen, ¼ TL schwarzer Pfeffer, 100 ml Orangensaft, 1 Prise Meersalz, ¼ TL Safranpulver, 1 kleines Bund Basilikum.

Den Kürbis mit Haut in kleine Würfel schneiden. Schalotte, Knoblauch und Chili sehr fein schneiden. Die Gemüsebrühe erhitzen, darin Kokospulver und Senf auflösen.

Das Öl im Topf erhitzen, darin Cumin, Anis, Schalotte, Knoblauch, Pfeffer, Salz, den Kürbis und den Reis anschwitzen. Mit Orangensaft ablöschen und einkochen lassen. Jetzt die Brühe mit dem Safran dazugeben; unter Rühren aufkochen, dann auf kleiner Flamme garen lassen. Dauert etwa 20 Minuten.

Mit Liebe servieren und gemeinsam genießen.

11) Gemüse-Pizza

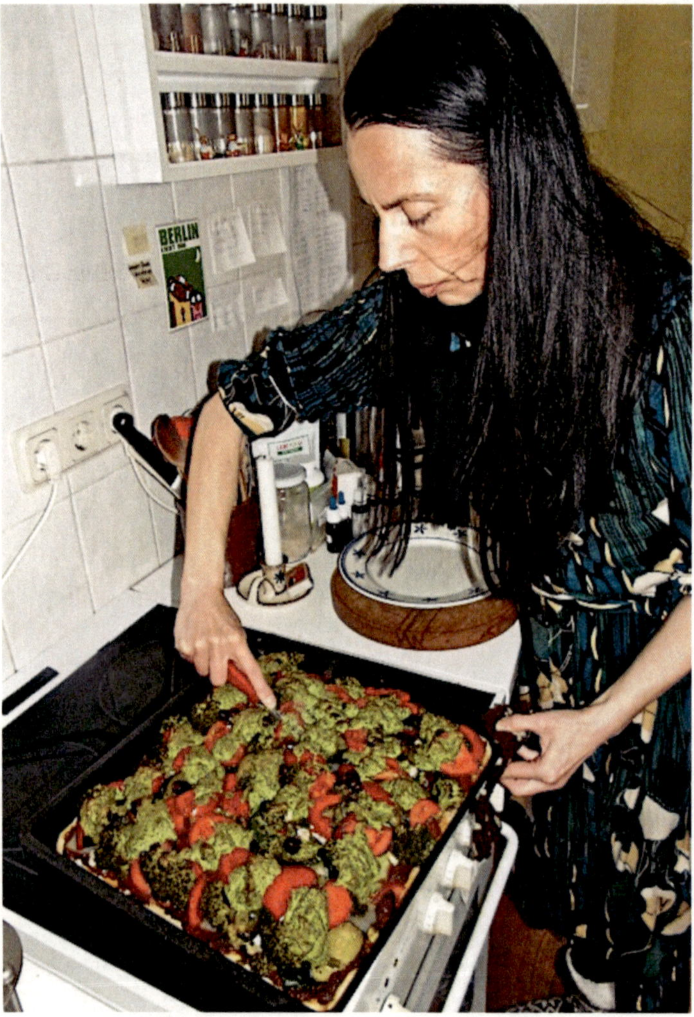

Teig:

170 ml Wasser
½ Biohefewürfel
½ TL Steinsalz
250 g Dinkelmehl

Belag:

2 EL Olivenöl
4 EL Tomatenmark
Gemüse nach Wahl
Oregano, gerebelt
Basilikum, frische Blätter
Pfeffer, schwarz
Steinsalz
Paprikapulver
Sonnenblumenkerne

Zubereitung:

* Wasser mit Hefe verrühren, Salz mit dem Mehl vermischen und alles zu einem glatten Teig kneten. Zugedeckt 30 Minuten gehen lassen.
* Ein Backblech einölen und den Teig gleichmäßig darauf verteilen.
* Backofen auf 250 Grad vorheizen.
* Öl mit Tomatenmark verrühren und den Teig damit bestreichen. Wir geben zu dem Tomatenmark immer einen guten Esslöffel Moringa-Blattpulver, es kann auch Gerstengraspulver sein.
* Gemüse klein schneiden, die Pizza damit belegen und kräftig würzen. Bei manchen Gemüsesorten ist es gut, wenn sie vorgedünstet sind, bevor sie auf den Teig kommen, da der kurze Backprozess sie nicht gart.
* Den im Folgenden beschriebenen Sonnenblumenaufstrich herstellen und ihn über das Gemüse streichen.
* Im vorgeheizten Backofen auf mittlerer Schiene 15-20 Minuten backen.

Sonnenblumenaufstrich:

100 g Sonnenblumenkerne
100-125 ml Wasser
Frische Petersilie oder andere Kräuter, grob gehackt
½ TL Steinsalz
½ Zitrone, Saft
½ TL Curry

Alle Zutaten im Mixer pürieren oder mit dem Pürierstab.

(Dieses Rezept wurde dem Buch „Vegan & vollwertig genießen“ von Annette Heimroth und Brigitte Bornschein entnommen und leicht abgewandelt.)

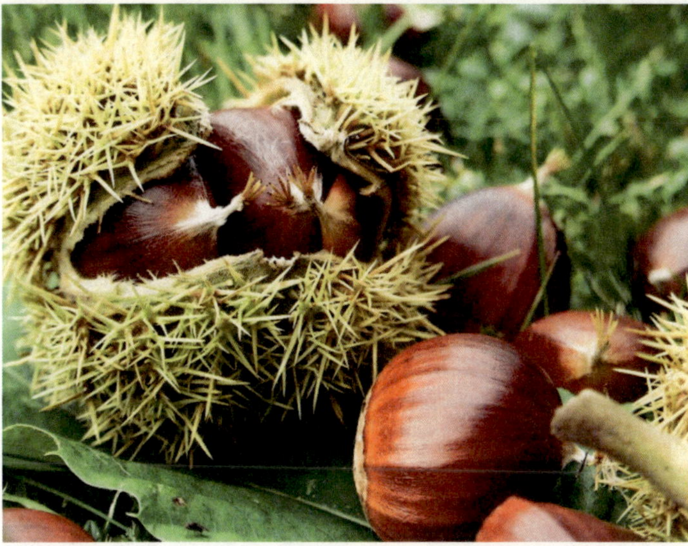

ESSKASTANIEN – Für eine gesunde und basische Ernährung

Esskastanien sind ein wertvolles Grundnahrungsmittel. Sie sind sättigend, glutenfrei und basisch. Und sie können genauso variantenreich zubereitet werden wie Kartoffeln und Getreide; zudem schmecken sie köstlich und sind sehr bekömmlich.

Die Esskastanie hat ihren Ursprung in Kleinasien und dem Kaukasus. Die Römer verbreiteten sie nach und nach in ganz Europa. Heute wird ihr Anbau besonders in den warmen mediterranen Ländern wie Italien, Spanien, Frankreich, Türkei, Portugal sowie im Tessin betrieben.

Bevor Kartoffeln und Mais nach Europa kamen, galt die Esskastanie für eine breite Bevölkerungsschicht als unentbehrliche Nahrungsquelle. Meistens wurde sie zu Mehl verarbeitet, aus dem dann Brote gebacken wurden. Vor allem für die ärmere Bergbevölkerung stellten die Kastanienbäume echte Lebensretter dar, die sie vor Hungersnöten bewahrten. Die Esskastanie wurde deshalb auch als das "Brot der Armen" bezeichnet, und es hieß, dass ein Kastanienbaum pro Person genüge, um gut durch den Winter zu kommen.

Esskastanien bergen eine große Vielfalt in sich, sowohl was die Verarbeitung und Verwendung betrifft, als auch im Hinblick auf eine sättigende, vollwertige und gesunde Ernährung. Sie sind reich an wertvollen Kohlenhydraten, hochwertigem Eiweiß, Ballaststoffen sowie unzähligen Vitaminen und Mineralstoffen. Wir finden hier nahezu alle lebenswichtigen Nährstoffe mit einem köstlichen Geschmack vereint. Eine Besonderheit bietet der große Anteil an komplexen Kohlenhydraten. Sie bewirken nicht nur einen hohen Sättigungsgrad, sondern sorgen auch dafür, dass der Blutzucker nach dem Essen von Kastaniengerichten langsam ansteigt und relativ lange stabil bleibt.

Schon für Hildegard von Bingen war die Esskastanie eine wichtige Heilpflanze. Sie sah in den Früchten Kräfte, welche „das Gehirn wachsen lassen". Sie wandte sie deshalb bei Konzentrationsschwierigkeiten an, aber auch bei Schwäche und Gicht. Bei Trauer und Herzschmerz empfahl sie, rohe Esskastanien zu verzehren.

Der Baum hat als Pfahlwurzler ein tief in den Boden reichendes Wurzelwerk, das eine Vielzahl an Mineralien den Früchten zuführt, darunter Eisen, Kalium, Kalzium, Kupfer, Magnesium, Mangan und Phosphor.

Die einfachste Form für den Einstieg: Im Bioladen oder Reformhaus gibt es Packungen mit vorgekochten und in Folie eingeschweißten Esskastanien, die man entweder gleich so verzehren kann oder Gerichten hinzufügt. Auch Kastanienmehl ist erhältlich und kann zum Kuchen- oder Brotbacken verwendet werden. Wer einmal auf den Geschmack gekommen ist, wird häufiger Esskastanien in seine Mahlzeiten miteinbeziehen.

(Siehe auch Seite 87 das Rezept Nr. 3)

Fußreflexzonen-Massage

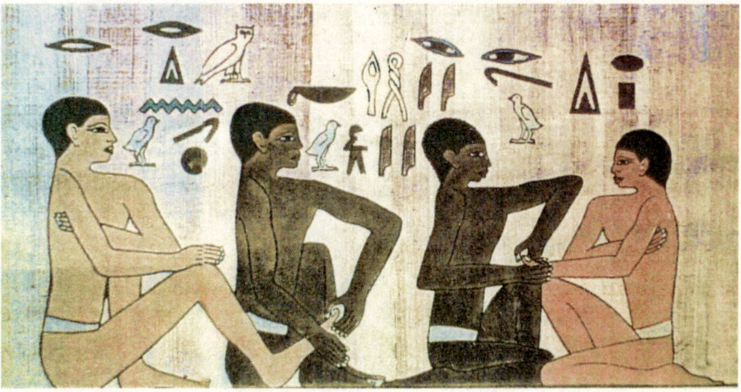

FUSSREFLEXZONEN-MASSAGE

Für mich ist erst in Verbindung mit der Fußreflexzonen-Massage dieser Weg der Regeneration ganz und rund. – Sei es, dass du einen guten Therapeuten findest, der dich begleitet, oder dass du deine Füße und damit deine Gesundheit im wahrsten Sinn selbst in die Hände nimmst, nutze diese wertvolle Methode für die Rückgewinnung und den Erhalt deiner Gesundheit.

Hier findest du nach einführenden Worten eine Anleitung dazu. Gemeint ist eine richtige Fußreflexzonentherapie, die allmählich alle Störfelder ausfindig macht und auflöst, keine Wellnessbehandlung. Funktionsstörungen, Schmerzen und Entzündungen sind energetisch betrachtet hartnäckige Blockaden. Wenn die Energie wieder zu fließen beginnt, verschwinden auch die Symptome.

1) Über die Wirkung der ganzheitlichen Methode der Fußreflexzonen-Massage auf Körper, Seele und Geist

Mit der Fußreflexzonen-Massage stehen wir in einer uralten Tradition. Eine erste, fast fünftausend Jahre alte Abbildung gibt es in Ägypten. In Deutschland wurde um 1500 das erste umfassende Buch über diese Heilmethode herausgegeben, die aber bald wieder in Vergessenheit geriet. Sie fand erneut ihren Weg zu uns über den amerikanischen Arzt Dr. Fitzgerald. Er lernte die Fußreflexzonen-Massage Anfang des 20. Jahrhunderts auf Asienreisen kennen und probierte sie erfolgreich an seinen Patienten aus. Eunice Ingham, eine Krankengymnastin, machte die Methode lehrbar und schrieb mehre Bücher (z. B. „Geschichten, die die Füße erzählen können“). In Deutschland wurde sie durch Hanne Marquard verbreitet, von der wiederum ich ein Schüler war.

“Das Tor zur Seele liegt in den Füßen, auf denen wir durchs Leben gehen." Die Fußreflexzonen Massage, eine auf allen Kontinenten seit uralten Zeiten verbreitete Behandlungsmethode, basiert auf der für jeden erfahrbaren Tatsache, dass es für alle Bereiche des Körpers und für jedes Organ einen entsprechenden Reflexpunkt oder eine Zone an den Händen und Füßen gibt. Indem diese Punkte und Zonen entsprechend massiert werden, können Spannungen und Blockaden überall im Körper gelöst werden.

Die Fußreflexzonen Massage ist eine wunderbare Methode zur Prophylaxe, zur Entspannung, zur Linderung und Regeneration des Körpers, zur Aktivierung der Lebensenergie, sowie zur Verbesserung des Gemütszustandes. Der Stoffwechsel wird dabei angeregt, desgleichen wird eine verbesserte Durchblutung gefördert. Sie wirkt sich positiv auf Schlaflosigkeit, Bluthoch- bzw. Blutniederdruck, Migräne, das Immunsystem und muskuläre Probleme im Schulter- und Rückenbereich und an anderen Stellen aus. Schmerzzustände können gelindert oder aufgelöst werden. Ebenso können gezielt alle inneren Organe stimuliert werden.

Die Fußreflexzonen Massage ist eine ganzheitliche Methode. Ihr Anliegen ist es, allgemein den Gesundheitszustand anzuheben und nicht Krankheiten zu bekämpfen, in dem Wissen, dass der Kampf Symptome lediglich verlagert oder die Krankheit noch aggressiver macht. So werden auch keine Symptome unterdrückt, sondern es wird nach den ursächlichen Problemen und Zusammenhängen geforscht. Durch ein Verbessern des Allgemeinzustands können gestörte oder kranke Bereiche integriert und, soweit es möglich ist, kuriert werden.

Mit den Fußreflexzonen haben wir ein besonders feinanzeigendes Diagnosemittel an der Hand. Ihr Zustand zeigt durch Schmerzhaftigkeit, sowie durch sichtbare, tastbare und energetische Veränderungen den Zustand der entsprechenden Körperbereiche an. Auch die seelischen, emotionalen, charakterlichen und konstitutionellen Gegebenheiten werden aufgezeigt. So sind Patienten immer wieder überrascht, wenn der Therapeut ihnen Geschichten über sie erzählt, die er eigentlich gar nicht wissen kann, weil ihm verbal nichts davon mitgeteilt wurde. Nonverbal aber haben es ihm die Füße mitgeteilt.

2) Die Methode

Die zu behandelnden Zonen sind zunächst ganz einfach alle Stellen am Fuß, die schmerzen oder sichtbar bzw. tastbar verändert sind, das heißt: Spannungen und Verhärtungen in der Fußmuskulatur und blasse, gerötete, rissige und spröde Haut. Im Speziellen werden folgende Zonen behandelt: Wirbelsäule; Niere, Harnleiter, Blase, Verdauungstrakt (Därme, Magen, Leber, Pankreas); Lendenbereich, Schultergürtel, Nacken, Arme, Gelenke; dann alle Hormonzonen: Epiphyse, Hypophyse, Schilddrüse, Thymusdrüse, Bauchspeicheldrüse, Nebennieren, Geschlechtsdrüsen (Ovarien / Hoden, Uterus/Prostata);. Das klingt zunächst viel, aber Du kannst Dich allmählich einarbeiten und wirst bei dieser Gelegenheit schrittweise Deinen Körper mit seinen vielfältigen Organfunktionen näher kennenlernen.

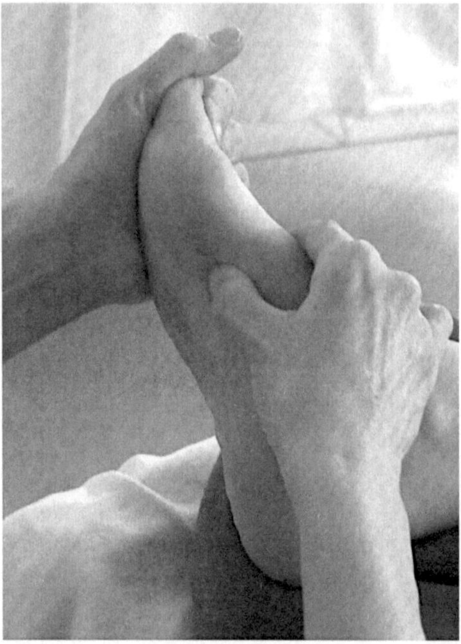

Der Grundgriff der Fußreflexzonenmassage

3) Erste Schritte

Man geht bei der FRZM (Fußreflexzonen-Massage) davon aus, dass die Füße ein Abbild des gesamten Menschen sind. An einigen offensichtlichen und an vielen zunächst unscheinbaren Formenähnlichkeiten kann man dies allmählich gut erkennen. Am deutlichsten wird es bei einem Vergleich der Wirbelsäule mit dem inneren Längsgewölbe der Füße. – Die Zone „Wirbelsäule“, die eine ganz wichtige Zone beim Behandeln ist, ist zugleich auch eine gute Übungsstrecke für erste Versuche mit dem Behandlungsgriff der FRZM. Setze dazu den Daumen – wie auf dem Foto abgebildet – an, die übrigen vier Finger bilden dabei einen Halt an der Gegenseite, die zweite Hand fixiert dabei den Fuß und dehnt ihn etwas auf. Der Griff ist dynamisch fortschreitend in Druckrichtung. Die Kraft kommt dabei mehr aus dem Arm als aus dem Daumen. Es ist ein Druckgeben und Lösen während man langsam und millimeterweise mit dem Daumen auf der jeweiligen Zone vorangeht. Achte darauf, dass die Daumenkuppe den Druck ausübt und nicht der Fingernagel ins Gewebe piekt. Wenn du Zonen mit deinem Daumen nicht erreichen kannst, behandle stattdessen mit dem Zeige- oder Mittelfinger. In dem Fall kann der Daumen den Gegenhalt bilden. Ein weiterer Griff ist dass Ausstreichen mit der Daumenkuppe. Auch das übt einen gewissen Reiz auf die Zone aus, entspannt aber vor allem verkrampftes Gewebe und löst mit der Zeit Verhärtungen auf.

Lasse dir beim Behandeln stets genügend Zeit. Sorge dafür, dass du nicht unter Zeitdruck bist und auch nicht durch Besuche oder das Telefon gestört wirst. Ebenso wichtig wie das Behandeln ist das Spüren und über die Wahrnehmung das Kennenlernen deines Körpers und seiner Bedürfnisse, so werden dir immer neue Aspekte von dir selbst gezeigt.

Wirbelsäule und inneres Längsgewölbe

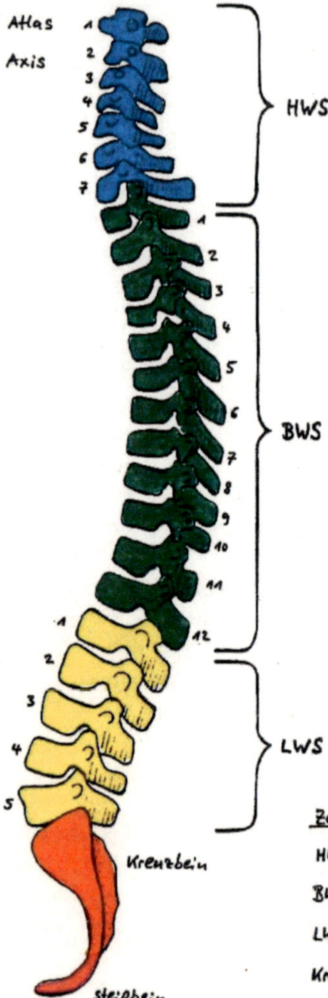

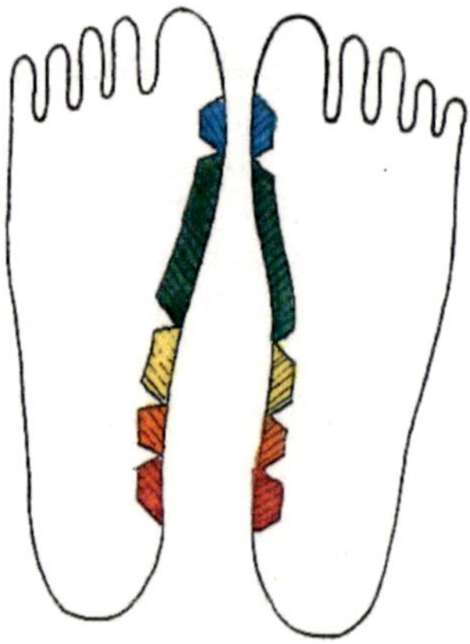

Zonenabschnitte der Wirbelsäule:

HWS – Grundglied der Großzehe

BWS – Mittelfußknochen 1

LWS – Keilbein 1 und Kahnbein

Kreuzbein u. Steißbein – unterhalb d. Sprungbeins

Alle Zonen liegen im Muskelgewebe des inneren Längsgewölbes.

4) Die Wirbelsäule

Um die Wirbelsäule zu entlasten, die Rückenstrecker-Muskulatur zu entspannen und vor allem den zentralen Energiefluss anzuregen, massiere beide inneren Längsgewölbe mit rhythmischem Daumendruck oder durch ein Ausstreichen mit dem Daumen (wie oben beschrieben) von der Ferse bis zum mittleren Gelenk der Großzehe. Der Griff sollte dabei nie schmerzen, sondern immer als wohltuend empfunden werden. Als oberste Grenze gilt der sogenannte „Wohlschmerz", es tut zwar weh, aber man spürt auch, dass sich etwas löst oder in Fluss kommt. Du kannst diese Zone an beiden Füßen jeweils so lange massieren, wie es dir angenehm ist.

(Siehe auch Text „DIE WIRBELSÄULE" Seite 32/33.)

Anatomie/Physiologie:

Die Wirbelsäule besteht aus 24 Wirbeln, dem Kreuzbein und dem Steißbein. Die Wirbel werden aufgeteilt in 7 Halswirbel, 12 Brustwirbel und 5 Lendenwirbel. Kreuzbein und Steißbein sind im frühen Entwicklungsstadium zusammengeschmolzene Wirbel. Zwischen den Wirbeln befinden sich die Bandscheiben. Ihre Funktionen sind ein Abpuffern bei jedem Schritt oder Sprung, Ermöglichung der Beweglichkeit und ein Abstandhalten.

Zwischen den einzelnen Wirbeln treten rechts und links paarweise Nerven aus, die den gesamten Körper versorgen: motorische Nerven für die Muskulatur, Nerven, die zu den Organen verlaufen und sensible Nerven, die alle dem Rückenmark entspringen.

Der muskuläre Anteil der Wirbelsäule sind die Rückenstrecker. Sie sind eine Gruppe von vielen kleinen Muskeln, die intelligent zusammenarbeiten und zwischen den Querfortsätzen der Wirbel verlaufen. Die Rückenstrecker sind maßgeblich an der Bewegung und Aufrichtung der Wirbelsäule beteiligt. Ein Reflexzonen-Massage in diesem Bereich bewirkt Entspannung, Rückgewinnung der Beweglichkeit und Entlastung der Bandscheiben.

Behandlungseinheit
Niere, Harnleiter, Blase, Harnröhre

Diese Zonen in jede Behandlung mit einbeziehen.

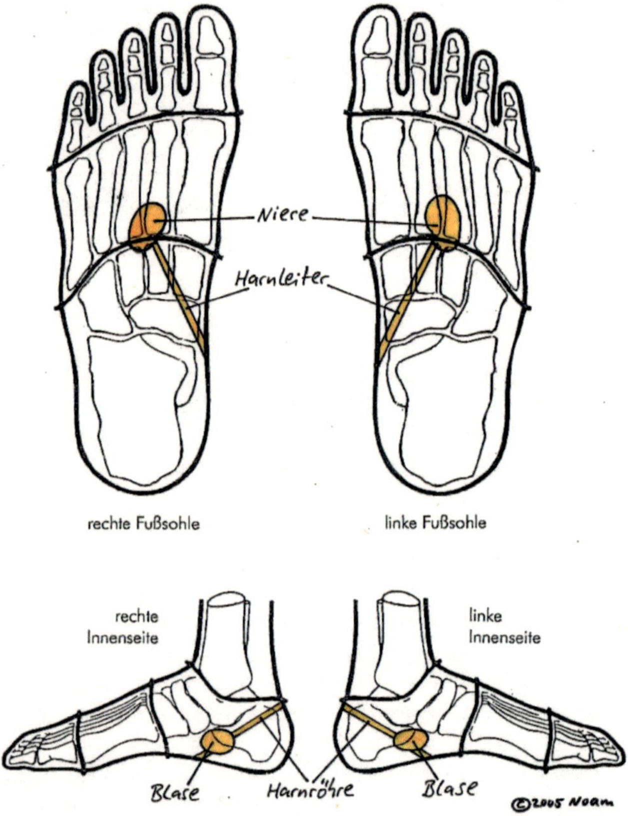

5) Niere, Harnleiter, Blase

Wichtige Zonen für die Ausscheidung, Reinigung und Entschlackung des Körpers sind Niere, Harnleiter und Blase. Von der Reihenfolge her sollten sie im physiologischen Verlauf massiert werden. Massiere zunächst die Nierenzone dann die Harnleiterzone, eine schmale Bahn von der Niere ausgehend abwärts nach innen und zuletzt die Blasenzone an der Innenseite der Füße, etwa zwei Finger breit unterhalb des inneren Knöchels. Ergänzend kannst du dann noch die Harnröhrenzone bis zum Ende der Ferse massieren.

Anatomie/Physiologie:

Die Nieren liegen an der hinteren Bauchwand unmittelbar unter dem Zwerchfell. Die Blutversorgung geschieht durch die Nierenarterien, die direkt der Aorta entspringen. Das venöse Blut fließt über die Nierenvenen ab. Die starke Durchblutung der Nieren dient der Ausscheidung harnpflichtiger Stoffe. 1,5 Millionen Nephronen in jeder Niere bilden die wichtigste Funktionseinheit. Hier findet das Ausfiltrieren des Harns statt. Etwa 1.000 Liter Blut durchströmen täglich die Nieren, um den Körper von Schadstoffen zu befreien.

Aus dem Nierenbecken fließt der Harn durch die Harnleiter in die Blase. Die beiden Harnleiter sind Schläuche aus muskulärem Gewebe, die den Harn durch wellenförmige peristaltische Bewegungen in die Harnblase treiben.

Die Blase dient als Harnreservoir. Ist sie gefüllt, entsteht Harndrang. Die Entleerung über die Harnröhre geschieht durch ein komplexes Zusammenspiel von Blasenmuskulatur und den ringförmigen Blasenschließmuskeln.

Grundbehandlung II

7 Zwölffingerdarm, 8 Dünndarm, 9 Dickdarm, Sigmoid, Rektum, After, 9a Bauhin'sche Klappe

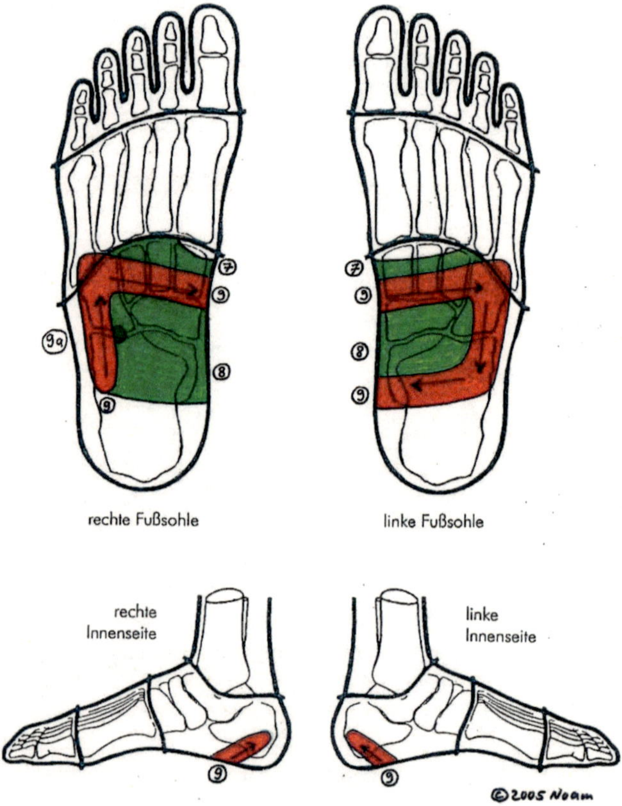

6) Zwölffingerdarm, Dünndarm, Dickdarm

Ebenfalls zur Entgiftung und Reinigung dient eine Behandlung der Darmzonen. Massiere zunächst den Dickdarm/Enddarm in Pfeilrichtung (rot); danach den Dünndarm/Zwölffingerdarm (grün) einfach flächig jeweils von innen nach außen.

Diese Zonen liegen oberhalb der Ferse und gehen bis zur Fußmitte.

Anatomie/Physiologie:

Der Darm gliedert sich in Zwölffingerdarm, Dünndarm, Dickdarm und Enddarm. Gleich nach dem Magenausgang (Pyloros) beginnt der Zwölffingerdarm, der in etwa so lang ist wie die Breite von zwölf Fingern. Daran schließt sich nahtlos der 5 bis 7 Meter lange Dünndarm an, der bei der Bauhinschen Klappe in den etwa 1,5 Meter langen Dickdarm mündet. Dieser besteht aus einem aufsteigenden, querverlaufenden und absteigenden Teil.

In den Zwölffingerdarm münden sowohl der Gallengang wie auch die Bauchspeicheldrüse. Die Gallenflüssigkeit dient der Fettverdauung, die Sekrete der Bauchspeicheldrüse dienen der Verdauung von Kohlenhydraten. Der Zwölffingerdarm selbst besitzt die Brunnerschen Drüsen, deren Aufgabe es ist Eiweiß spaltende Enzyme auszuscheiden.

Die Dünndarmoberfläche ist mit Zotten bedeckt, welche die Schleimhautfläche vervielfachen, um einen besonders intensiven Kontakt zum Speisebrei zu ermöglichen. Die Fläche des gesamten Darms beträgt unglaubliche 300 Quadratmeter.

Der Dickdarm besteht aus einer Ringmuskulatur, die dem Durchkneten und der Ausscheidung dient. Seine Hauptaufgabe ist, Wasser und Mineralstoffe dem Verdauungsbrei zu entziehen und den eingedickten Kot dann auszuscheiden.

Grundbehandlung III

10 Leber, 11 Gallenblase, 12 Magen, 13 Speiseröhre, 14 Magenausgang (Pylorus), 15 Mageneingang (Cardia), 16 Bauchspeicheldrüse

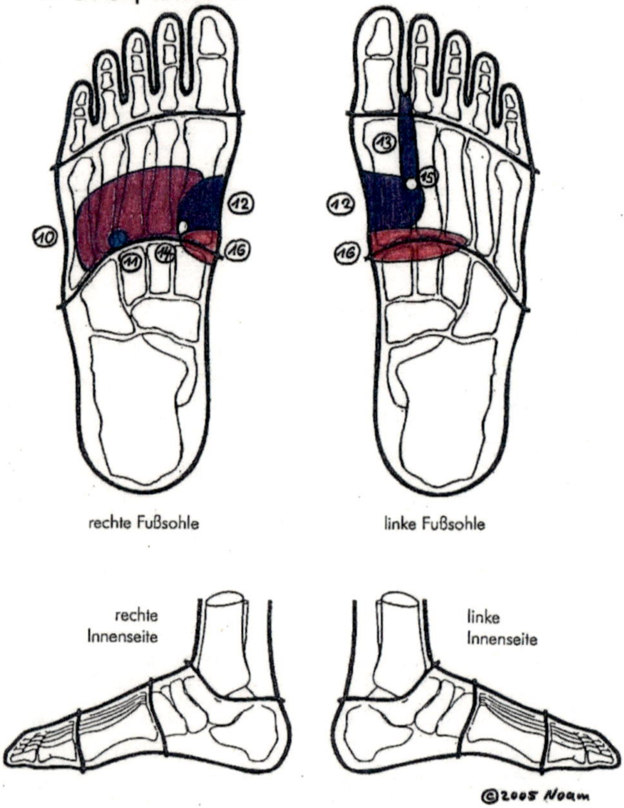

7) Leber, Magen, Bauchspeicheldrüse

Zur Entgiftung und Anregung der Verdauung massiere die Leber in mehreren Bahnen, den Magen und die Bauchspeicheldrüse.

Die Leberzone liegt zwischen der Fußmitte und den Zehenballen (nicht auf den Zehenballen). Die Magenzone liegt unterhalb der Großzehenballe und die Bauchspeicheldrüsenzone liegt in der Fußmitte, unterhalb der Magenzone.

Anatomie/Physiologie:

Die Leber ist das Laboratorium des Körpers. Ihre besondere Bedeutung für den Stoffwechsel zeigt sich schon in ihrer Größe. Ist ihre Funktion durch Überlastung eingeschränkt, wirkt dies auf den gesamten Organismus und äußert sich häufig durch unspezifische Symptome wie Müdigkeit, Übelkeit, Migräne oder depressive Stimmung. Durch Entlastung und Stärkung der Leber bessert sich das Wohlbefinden. – Die Leberarterie transportiert sauerstoffreiches Blut vom Herzen zu den Leberzellen. Die Pfortader führt Nahrungsbestandteile von Magen und Darm, Abbauprodukte der Milz sowie Hormone der Bauchspeicheldrüse zur Leber, die dort verstoffwechselt und dann über die zentralen Lebervenen wieder abtransportiert werden. Außerdem gibt es ableitende Gallengänge, die zuletzt in den Zwölffingerdarm münden.

Der Magen, ein Muskelorgan, nimmt die Speisen auf, durchmischt sie mit Sekreten, zerkleinert sie und leitet sie durch den Pyloros (Magenausgang) an den Zwölffingerdarm weiter. Eingenommene Flüssigkeiten fließen ohne Speicherung weiter. Eine Schleimhaut schützt den Magen vor der eigenen Säureproduktion. Ist der Magen übersäuert, wird diese Schleimhaut angegriffen.

Die Bauchspeicheldrüse (Pankreas) wird in einen Kopf-, Körper- und Schwanzteil gegliedert. Sie bildet einerseits wichtige Enzyme für die Verdauung und stellt innerhalb der sog. Langerhans-Inselzellen Hormone her, die den Blutzuckerspiegel kontrollieren.

Behandlungseinheit Statik des Körpers

Wirbelsäule, Muskulatur, Gelenke

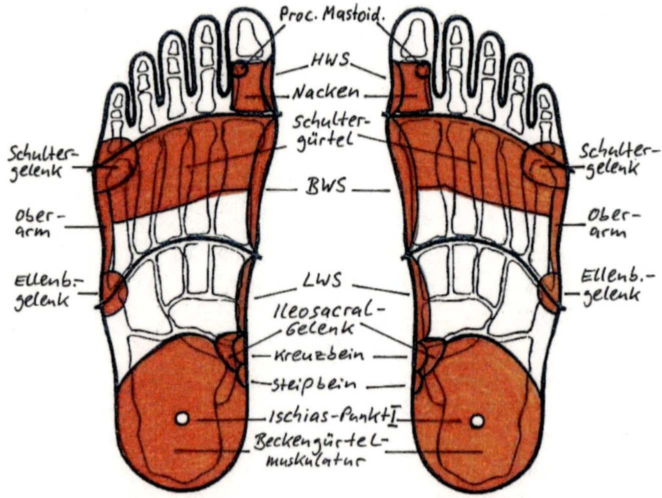

rechte Fußsohle linke Fußsohle

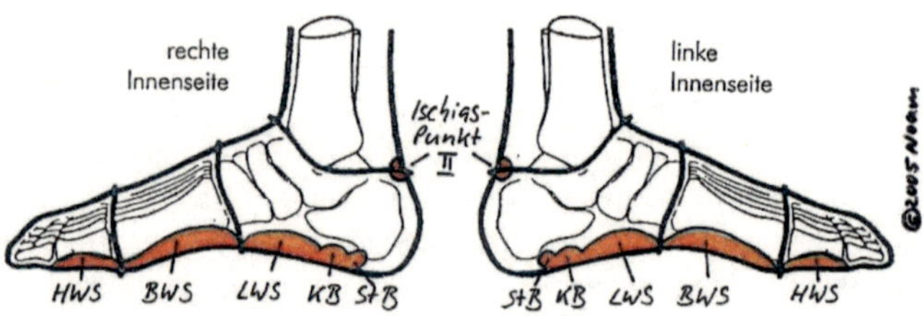

8) Muskeln und Gelenke

Auch jeder Muskel und jedes Gelenk hat seine spezielle Zone am Fuß. Probiere aus, wo sich schmerzhafte Stellen befinden. Von Behandlung zu Behandlung wirst du deine Erfahrungen sammeln und herausfinden, wo eine Massage besonders wichtig ist. Hierbei kommen die Grundwirkungen einer Reflexzonen-Massage zum Tragen: Entspannung, eine verbesserte Durchblutung, Abtransport der Schlackenstoffe und eine Beruhigung des Nervensystems.

Muskeln und Gelenke machen unseren Bewegungsapparat aus. Ihr komplexes Zusammenspiel kann einerseits passiv durch Massagen und andrerseits aktiv durch bewusst durchgeführte Bewegungsübungen wie z.B. Yoga-Asanas verbessert werden. Beides sollte einen wichtigen Stellenwert in unserem Leben innehaben.

* * * *

Eine Beschreibung zu den folgenden zwei Seiten:

9) Die Hormonzonen

Das Hormonsystem kann durch lange Medikamenteneinnahme in Mitleidenschaft gezogen werden; andrerseits kann eine Disharmonie im Hormonsystem auch die Ursache für eine Erkrankung sein. In jedem Fall ist eine Behandlung dieser Zonen wichtig. Führe sie in folgender Reihenfolge durch und lasse dir für jede einzelne Zone genug Zeit:

1) Epiphyse, 2) Hypophyse, 3) Schilddrüse, 4) Thymusdrüse,
5) Bauchspeicheldrüse, 6) Nebennieren, 7) Geschlechtsdrüsen (Ovarien/Hoden, Eileiter/Samenleiter, Uterus/Prostata).

Wenn möglich, behandle immer beide Füße (nacheinander). Durch die konsensuelle Wirkung erreichst du die Organe zur Not auch von einem Fuß. Schaue dir beide Bilder genau an, manche Zonen liegen auf der Fußsohle, manche auf dem Fußrücken.

Behandlungseinheit Hormonsystem

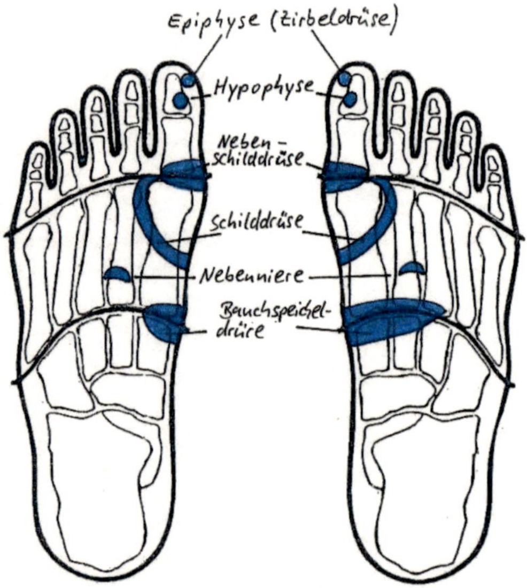

rechte Fußsohle

linke Fußsohle

rechte Innenseite

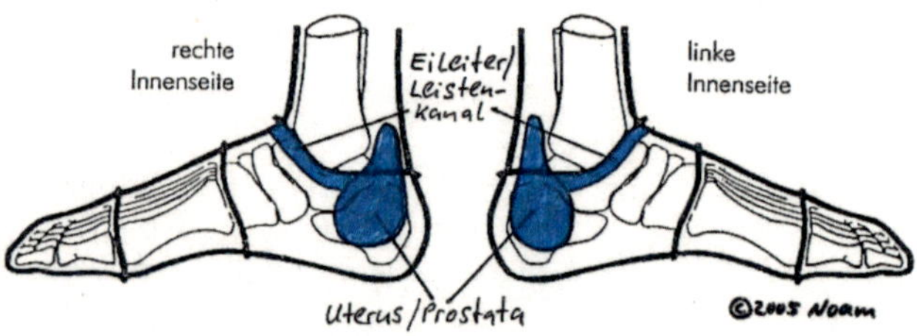

linke Innenseite

©2005 Noam

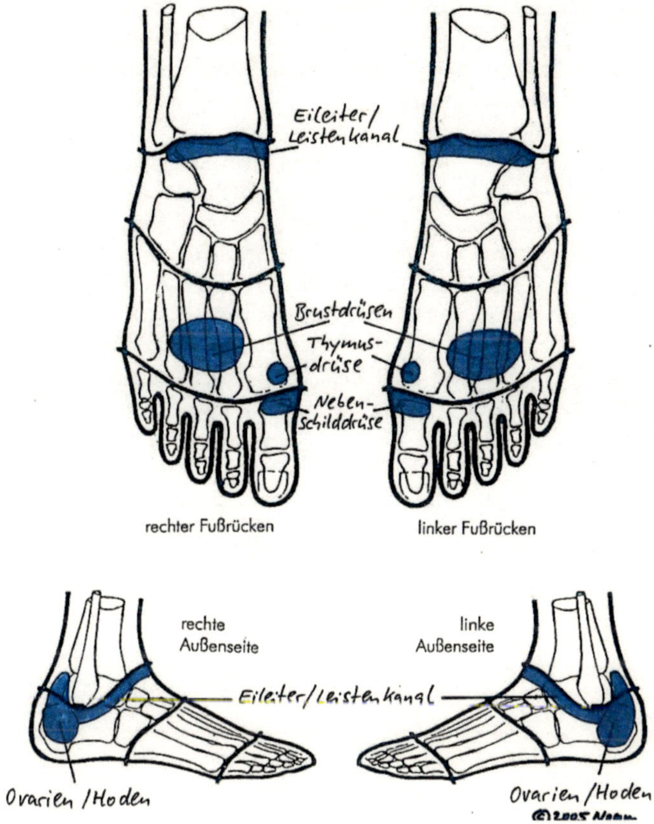

Eileiter/
Leistenkanal
Brustdrüsen
Thymus-
drüse
Neben-
schilddrüse
rechter Fußrücken
linker Fußrücken
rechte
Außenseite
linke
Außenseite
Eileiter/Leistenkanal
Ovarien/Hoden
Ovarien/Hoden

Darüber hinaus kannst du alle Punkte an deinen Füßen massieren, die sich bei stärkerem Druck schmerzhaft anfühlen, was immer auf eine Belastung hindeutet. Durch die Behandlung entspannt sich das Gewebe, wird besser durchblutet und damit entschlackt und entgiftet.

Rege abschließend nach jeder Behandlung noch einmal die Nieren- und Blasenzone an.

Wichtig: Lasse dir nach der Behandlung genügend Zeit zum Nachruhen. Gerade in dieser Phase geschieht der Hauptteil der Wirkung. Spüre dabei in dich hinein, wie der Körper auf die Behandlung reagiert. – Überfordere deinen Körper nicht mit zu vielen Behandlungen. Lasse zwischen ausführlichen Massagen immer einen Tag vergehen. Einzelne Zonen kannst du täglich behandeln, aber überreize sie nicht. Werde nicht ungeduldig, wenn sich nicht gleich Erfolge einstellen. Die Fußreflexzonen-Massage ist immer wirksam, manchmal aber erst unterschwellig, sodass du es noch nicht wahrnimmst. Mit der Zeit spürst du ihre Wirkung. – Besuche einen Wochenend-Workshop z.B. an einer Volkshochschule oder bei mir und vertiefe dadurch dein selbsterlerntes Können und Wissen.

DIE HORMONDRÜSEN

Das endokrine System ist im Körper das Regel- und Steuerwerk für die verschiedensten Körperfunktionen: Stoffwechselvorgänge, Wachstum und Sexualität. Als chemische Botenstoffe gelangen die Hormone über den Blutkreislauf an ihr Ziel. Ihre ergänzende fördernde oder hemmende antagonistische Wirkung stellt ein empfindliches Beziehungsgeflecht dar, in dem kleine Veränderungen große Auswirkungen haben können.

Da sich das Hormonsystem sehr gut über die Fußreflexzonen beeinflussen lässt und über das Hormonsystem, wie beschrieben, der gesamte Körper, möchte ich hier die einzelnen Hormondrüsen, ihre Lage und jeweilige Funktion beschreiben.

1) Epiphyse – Das kleine Wunderwerk Zirbeldrüse

Die kieferzapfenförmige Zirbeldrüse im Zentrum des Gehirns ist zwar winzig klein, aber dennoch kommt ihr eine außerordentlich wichtige Rolle für unsere körperliche, geistige und auch spirituelle Gesundheit zu. Sie steuert die Rhythmen des Körpers, reguliert den Schlaf und erhöht unsere Intuition. Lässt die Funktion der Zirbeldrüse nach, setzt der physische und psychische Alterungsprozess ein.

Die Zirbeldrüse wandelt das am Tage im Gehirn gebildete Serotonin in der Nacht in Melatonin um. Beide Hormone sind so genannte Neurotransmitter, körpereigene Botenstoffe, die als Verbindungsstellen in allen Nervenzellen des Körpers fungieren und von dort aus die elektrischen Impulse weiterleiten. Serotonin ist als Glückshormon bekannt, denn es hat eine entspannende und stimmungsaufhellende Wirkung. Melatonin steuert den Wach-Schlaf-Rhythmus. Die Melatoninproduktion wird über den Lichteinfall auf die Netzhaut des Auges gesteuert und steigt in der Dunkelheit an. Melatonin fördert das Einschlafen und reguliert das Schlafverhalten. Melatonin verfügt zusätzlich über ein starkes antioxydatives Potential, das Zellschäden wirksam reduzieren kann.

Durch die Abnahme des Melatoninspiegels wird der Alterungsprozess beschleunigt und die Anfälligkeit für Erkrankungen jeder Art steigt an. Ein reduzierter Melatoninspiegel kann sogar mit Alzheimer in Verbindung stehen. Das liegt unter anderem daran, dass wir unserem natürlichen Lebensrhythmus nicht mehr folgen. Wir halten uns durch künstliche Lichtquellen wach und machen so die Nacht zum Tag. Mangelndes Sonnenlicht und eine unzureichende Nachtruhe beeinträchtigen die Funktion der Zirbeldrüse erheblich. Doch auch die hohe Belastung des Körpers mit Umweltgiften hat gravierende Auswirkungen auf die Aktivität der Zirbeldrüse – sie beginnt zu verkalken.

Das Fluorid im Speisesalz, in Mineralwässern, in konventionell angebauten Nahrungsmitteln sowie in Zahncremes greift die Zirbeldrüse an, denn das Fluorid sammelt sich in ihrem Gewebe und lässt sie allmählich verhärten. Auch Quecksilber, Koffein, Tabak, Alkohol und raffinierter Zucker können Verkalkungen in der Zirbeldrüse auslösen. Strahlungsfelder von Stromleitungen und Mobiltelefonen haben ebenfalls eine zerstörerische Wirkung. Um die Zirbeldrüse in ihrer Funktion zu unterstützen, muss sie vor diesen Störfaktoren geschützt werden.

Eine besonders geeignete Yogaübung für die Zirbeldrüse ist Sarvangasana, die Kerze. Durch diese Übung werden die Zirbeldrüse, die Hypophyse, das gesamte Gehirn und alle Nerven und Zellen gut mit Blut versorgt. Dadurch wird geistige Erschöpfung beseitigt und die Geisteskraft erhöht. Schilddrüse, Nebenschilddrüsen, Mandeln und alle übrigen Organe im Hals bleiben gesund und arbeiten gut. Weiterhin sehr förderlich ist die Wechselatmung (sie wird bei den Atemübungen beschrieben).

2) Hypophyse

Wie die Zirbeldrüse befindet sich auch die etwa haselnussgroße Hypophyse im Zwischenhirnbereich. Sie ist die einflussreichste Hormondrüse und steuert unter anderem die Schilddrüse, die Nebennieren, die Geschlechtsdrüsen (Hoden und Eierstöcke) und produziert das Wachstumshormon Somatotropin.

Auch auf die Hypophyse, die mit dem Stirnchakra, dem Dritten Auge, in Verbindung steht, hat die Wechselatmung eine positive Wirkung.

3) Schilddrüse / Nebenschilddrüsen

Die Schilddrüse besteht aus zwei Lappen, die schildartig dem Kehlkopf aufliegen. Ihre Aufgabe ist die Regulation des Stoffwechsels, der Verbrennungsvorgänge im Körper (Grundumsatz). Sie ist, wie oben beschrieben, weitgehend von der Funktion der Hypophyse abhängig. Für ihre normale Funktion braucht sie eine gewisse Menge Jod. Störungen können eine Überfunktion, eine Unterfunktion und eine Kropfbildung sein.

Eine Überfunktion der Schilddrüse bedeutet eine Grundumsatzsteigerung, eine Übererregbarkeit des Nervensystems, begleitet von Abmagerung, Schwitzen, Haarausfall, Herzklopfen und Basedowscher Krankheit. Die Unterfunktion setzt die Stoffwechselprozesse herab, es kommt zu Korpulenz und verlangsamter Bewegung. Die Kropfbildung ist eine Wucherung des Schilddrüsengewebes.

Die vier Nebenschilddrüsen haben die Form und Größe von vier Linsen. Sie liegen an der Hinterfläche der Schilddrüse und produzieren das Parathormon, das den Kalziumstoffwechsel reguliert.

4) Thymusdrüse

Die Thymusdrüse liegt hinter dem oberen Brustbeinbereich. Das lymphatische System, zu dem die Thymusdrüse gehört, verteilt sich über den ganzen Körper. Es steht in engem Zusammenhang mit dem Immunsystem und dem Knochenmark. Dort werden die T- und die B-Lymphozyten gebildet, Abwehrzellen, die im Blutkreislauf zirkulieren und körperfremde Erreger vernichten.

Damit die T-Lymphozyten ihre Aufgabe verrichten können, müssen sie zuerst in der Thymusdrüse "lernen", zwischen körpereigenen und fremden Zellen zu unterscheiden. Folglich ist die Thymusdrüse ganz wesentlich am Aufbau des Immunsystems beteiligt. So wird die Thymusdrüse auch als das Gehirn des Abwehrsystems oder als Schule der T-Lymphozyten bezeichnet.

Das Klopfen des Brustbeins mit weichen Fäusten regt die Tätigkeit der Thymusdrüse an und hilft Energie zurückzugewinnen, wenn man sich kraftlos, müde und erschöpft fühlt. Auch unsere Atmung wirkt sich beständig auf die Thymusdrüse aus. Im Kapitel „Atemübungen“ findest du Anleitungen zu einer gesunden Atemweise.

5) Bauchspeicheldrüse

Die Bauchspeicheldrüse verläuft quer im Oberbauch von der Milz bis zur Rundung des Zwölffingerdarms. Sie weist zwei verschiedene Drüsengewebe auf, die sehr unterschiedliche Funktionen ausüben: die Produktion von Verdauungssäften zur Kohlenhydratverdauung und die Produktion von Hormonen.

Die Hormondrüsenanteile werden wegen ihrer verstreuten Lage innerhalb der Bauchspeicheldrüse und nach ihrem Entdecker Langerhans'sche Inselzellen genannt. Sie teilen sich auf in A-Zellen, die Glukagon bilden und in B-Zellen die das Insulin bilden. Beide Botenstoffe regulieren den Zuckerstoffwechsel im Blut. Ein erhöhter Blutzuckerspiegel führt längerfristig zu Diabetes.

Beim Verdauungsprozess wird Zucker und Stärke in seinen kleinsten Baustein, in Glukose zerlegt. Bei einer Vollwertkost geschieht dies sehr langsam und ist vergleichbar mit einem Kaminfeuer mit Buchenholz, das allmählich hochbrennt, lange eine gleichmäßige Wärme hält und dann langsam wieder runterbrennt. Im Gegensatz dazu brennen sogenannte leere Kohlenhydrate von weißem Zucker und Auszugsmehl blitzschnell hoch wie ein Strohfeuer und verlöschen auch ebenso schnell. Letzeres überfordert auf Dauer die Insulinproduktion der Bauchspeicheldrüse. Dieses Bild zeigt uns, dass wir eine gesunde oder kranke Funktion der Bauchspeicheldrüse mit unserer Ernährungsweise selber bestimmen. Im Rezeptteil dieses Buches findest du wohlschmeckende und gesunde Vollwertmahlzeiten.

6) Nebennieren

Die beiden Nebennieren sitzen wie zwei kleine Hauben auf den Nieren. Ihr Gewebe zeigt eine deutliche Trennung zwischen Rinden- und Marksubstanz. In der Rinde und im Mark werden unterschiedliche Hormone gebildet.

Das **Nebennierenmark** produziert Adrenalin, das zur Muskelleistung des Herzens benötigt wird. Es befiehlt dem Herzen stärker zu schlagen und gibt Anweisung für die richtige Verteilung des Blutes im Körper. Es wirkt sich belebend auf den Stoffwechsel aus, indem es den Grundumsatz steigert, was wiederum eine vermehrte Wärmeproduktion zur Folge hat. Störungen können zu Herzarhythmien und Ohnmacht führen. Durch Dauerstress bedingte Überproduktion von Adrenalin kann es auch zu schweren Herzerkrankungen kommen.

Adrenalin befähigt uns in Gefahrensituationen zu außergewöhnlichen Leistungen: ungeheure Kraft, große Schnelligkeit und unglaubliche Ausdauer. Archaische Reaktion bei einer stresshaften Situation sind Angriff/Gegenangriff oder Flucht. Da wir in unserer zivilisierten Welt weder auf die eine noch auf die andere Weise reagieren können, muss der Adrenalinspiegel dringend auf andere Art abgebaut werden, um körperliche Schäden zu verhindern. Das kann ein Dauerlauf sein oder ein Schreien im Wald oder ein Umgraben im Garten. Wir sollten uns dabei aber stets bewusst machen, warum wir in einer Situation mit Stress reagiert haben und was uns innerlich angegriffen hat. So lernt man mit der Zeit, Distanz zu waren und mehr bei sich zu bleiben. Wir können einen verbalen Angriff annehmen und reagieren, wir können ihn aber auch dort belassen, wo er herrührt. Lies dazu im Kapitel „Arbeite an deiner wahren Menschwerdung" den Text „Das Feuer der Reaktion".

Die **Nebennierenrinde** steht für die Produktion der Coticoide. Das bekannteste davon ist Kortison (lat. „cortica" = Rinde). Diese Hormone wirken entzündungshemmend und stimulieren die Produktion der Lymphozyten. Sie regulieren den Mineralhaushalt, bilden die Geschlechtshormone vor (im alten China war der Sitz der Sexualität in den Nieren) und beeinflusst das Wachstum. Ein Mangel an Corticoiden führt zu Rheuma, Gelenkentzündungen und Asthma.

7a) Eierstock / Eileiter / Uterus

Die beiden Eierstöcke sind mittels Bänder seitlich im Becken aufgehängt. Sie sind etwa 3 cm lang und haben eine ovale (lat. „ovus" = Ei) Form. Die Größe kann sich während eines Zyklus deutlich verändern und wird nach der Menopause reduziert. Jede Frau kommt mit ca. einer halben Million Eizellen zur Welt, die bis zur Pubertät im Ruhezustand verweilen. Im Laufe ihres geschlechtsreifen Lebensalters werden bis zu 400 davon reif und befruchtungsfähig. – Es ist großartiges ein Beispiel dafür, dass die Natur immer aus der Fülle und dem Überfluss schöpft.

Die Eierstöcke produzieren alle Hormone, die für die Fortpflanzung notwendig sind. Diese ist ein vielschichtiger Akt, in den mehrere Organe und Systeme – vom Gehirn bis zum Kreislauf –

involviert sind. Deshalb haben die gebildeten Sexualhormone Östrogen, Progesteron und Testosteron weitreichende Auswirkungen auf den gesamten Körper.

Der Eileiter ist ein wesentliches Organ für die Entstehung eines neuen menschlichen Lebens, denn hier findet die Befruchtung der Eizelle statt. Jeden Monat gelangt beim Eisprung eine reife Eizelle aus den Eierstöcken in den Eileiter, wo sie ihren Weg zur Gebärmutter antritt. Trifft sie dabei innerhalb der nächsten 12 bis 24 Stunden auf eine männliche Samenzelle, kommt es zu einer Befruchtung. Der Eileiter ist von innen so, dass er den Transport der reifen und später befruchteten Eizelle zur Gebärmutter fördert.

Die Gebärmutter (Uterus) ist das Organ, in dem der Embryo sich bis zur Geburt entwickelt. Durch die Kontraktionen der muskulären Gebärmutterwand bei der Geburt kommt das Kind zur Welt. Für diese Aufgabe bereit sich die Gebärmutter jeden Monat vor: Das Endometrium, die Schleimhaut, die das Innere der Gebärmutter auskleidet, verdickt sich in der ersten Zyklushälfte unter dem Einfluss von Hormonen (Östrogenen) auf eine Dicke von etwa sechs Millimetern. In einem weiteren Schritt entfaltet das Hormon Progesteron seine Wirkung: Es bereitet das Endometrium auf die Einnistung einer potenziell befruchteten Eizelle vor. Hat keine Befruchtung stattgefunden, wird die verdickte Schleimhaut abgestoßen und über die Regelblutung (dem Blut aus zerrissenen Schleimhautgefäßen) ausgeschieden. Die kräftige Muskelschicht im Inneren der Gebärmutter zieht sich dabei zusammen, um das abgestoßene Gewebe nach außen zu befördern. Diese Muskelkontraktionen können als Regelschmerzen unterschiedlich stark wahrgenommen werden.

Störungen können Schmerzen beim Eisprung, Periodenschmerzen, unregelmäßiger Zyklus, Unfruchtbarkeit, Wallungen, Myome und Zysten sein. Hier ist die Fußreflexzonen-Massage oft eine Methode erster Wahl. Auch in den Kapiteln „Grüne Hausapotheke" und „Partnerschaft" wird Hilfreiches auftauchen.

7b) Hoden / Nebenhoden / Prostata

Die beiden Hoden entwickeln sich in der Bauchhöhle. Kurz vor der Geburt wandern sie durch den Leistenkanal hinunter in den Hodensack und hängen frei beweglich am Samenstrang. Beim Erwachsenen erreichen die beiden Drüsen eine Größe von etwa 3-4 cm. Sie produzieren lebenslang Testosteron und Spermien. Am oberen Ende eines jeden Hodens liegt der Kopf des Nebenhodens, an der Rückseite der Nebenhodenkörper.

Die Samenkanälchen im Hoden sind mit Samenepithel ausgekleidet, in dessen Zellen in mehreren Schritten aus Vorstufen die Samenzellen gebildet werden. Diese gelangen dann über feine Kanäle in den Nebenhoden, wo sie gespeichert werden.

Testosteron ist verantwortlich für die Ausbildung der sekundären Geschlechtsmerkmale des Mannes wie zum Beispiel die tiefe Stimmlage, der Bartwuchs, die Behaarung am Kopf, den Achseln und im Schambereich. Auch die Muskelverteilung und der Knochenbau werden durch Testosteron beeinflusst.

Die Prostata oder Vorsteherdrüse ist eine männliche Geschlechtsdrüse, die einen Teil des Spermas produziert. Ihr Sekret regt die Beweglichkeit der Samenfäden an. Sie gehört neben den Hoden zu den Fortpflanzungsorganen, ihr Wachstum wird durch die Sexualhormone (Testosteron, Dihydrotestosteron) angeregt.

Übungen

ATEMÜBUNGEN

Atemübungen vitalisieren, reinigen, harmonisieren die Organtätigkeiten und das Nervensystem, regen den Energiefluss an und gleichen ihn aus. Darüber hinaus verbinden sie uns mit der universalen kosmischen Kraft und vermitteln uns ein Gefühl der Einheit. Nichts kann uns inniger mit allem und allen verbinden als der große Lebensatem; nichts, neben der Musik und letztlich der Stille, kann uns ein tieferes Verständnis, kann uns höhere Einsichten vermitteln als jener unsichtbare heilige Gast.

1) Wechselatmung – allen Yogaübenden bekannt, hier neu und umfassender interpretiert

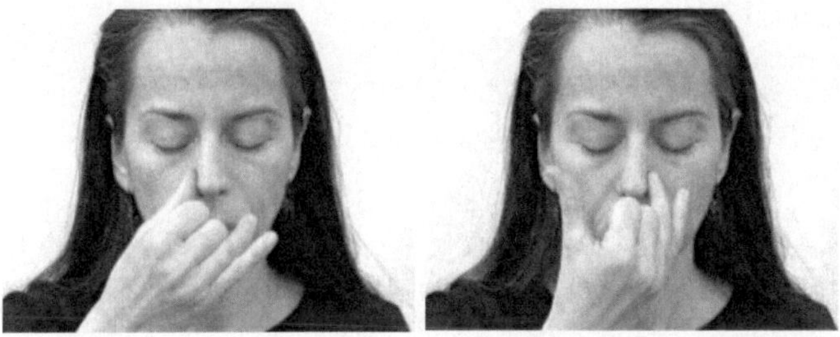

Atemübungen vitalisieren, reinigen, harmonisieren die Organtätigkeiten und das Nervensystem, regen den Energiefluss an und gleichen ihn aus. Darüber hinaus verbinden sie uns mit der universalen kosmischen Kraft und vermitteln uns ein Gefühl der Einheit. Gerade über den Atem sind wir ja mit allen und allem verbunden.

Eine wesentliche Übung im Yoga ist die Wechselatmung. Die drei Haupt-Nadis (Energiekanäle) sind Sushumna im zentralen Wirbelkanal und Ida und Pingala, die sich gegenläufig spiralig um die Sushumna herum winden wie die Schlangen um den Äskulapstab. Der zentrale Energiekanal beginnt an der Steißbeinspitze beim Wurzelchakra (Muladhara) und endet im Kronenchakra (Sahasrara). Ida strömt durch das linke Nasenloch und ist lunar, weiblich und kühlend. Pingala strömt durch das rechte Nasenloch und ist solar, männlich und wärmend. Durch die Wechselatmung werden diese Energieströme, wenn sie zuvor im Ungleichgewicht waren, harmonisiert.

Das Anregen und Revitalisieren der spiralförmig fließenden Energie bringt dich wieder in deine Lebendigkeit. Alles Lebendige hat eine Spiralform oder bewegt sich in Wirbeln. Von den Knochen über die Muskeln bis zum Strömen des Atems durch die Nasenlöcher und des Blutes durch die Adern folgt alles diesem durchgängigen Ausdrucksmuster des Lebens. Die großen Galaxien haben eine Spiralform, wie die Luftströme dieses Planeten, die Bewegung der Wassermassen in den Ozeanen und die Bahnen der Planeten, die unserer Sonne auf ihrem Weg durch die Weiten des Kosmos begleiten.

Versuche in dieser Weise den Atem in deinem Inneren zu spüren, das But in deinen Gefäßen und die Energie in deinem Zentrum, der Wirbelsäule, die dir die Kraft verleiht, mühelos aufgerichtet zu sein beim Sitzen, Stehen und Bewegen durch den Raum. In diesen drei Seinsweisen, sogar im Liegen, kannst du die Wechselatmung durchführen. Zum ersten Üben ist allerdings ein Sitzen im Meditationssitz am geeignetsten.

Lockere dich zuvor gut durch ein Dehnen und Räkeln und sitze dann entspannt aufgerichtet mit heiterem Gemüt und einem lächelnden Mund. Als erste Vorbereitung nimm ein paar tiefe Atemzüge, die du beim Einatmen mit einem Kneifen der Nasenwurzel zwischen Daumen und Zeigefinger und mit einem Lösen des Drucks während des Ausatmens begleitest. Atme dabei sanft aber vollständig ein und aus und halte den Einatem, begleitet vom Kneifen der Nasenwurzel, einige Augenblicke an. Übe dies etwa zehn bis zwölf Mal. Sei dabei innerlich auf dein Drittes Auge gesammelt.

Als zweite Vorbereitung visualisiere lichtvoll deinen zentralen

Energiekanal in der Wirbelsäule und die beiden gegenläufigen Energiewirbel Ida und Pingala. Lasse dieses Bild während der gesamten Dauer der Wechselatmung bestehen und sich nach und nach verstärken. Immer mehr Licht strahlt von diesen Energiekanälen ab und erfüllt zunächst deinen Körper und danach auch deine Aura.

Bei der Wechselatmung werden abwechselnd die Nasenlöcher mit dem rechten Daumen der rechten Hand (rechtes Nasenloch) und Ringfinger (linkes Nasenloch) verschlossen. Deine linke Hand liegt nach oben geöffnet auf dem Oberschenkel. **Atme einmal tief ein und wieder tief aus. Dann atme durch das linke Nasenloch ein, halte den Atem an und atme dann durch das rechte Nasenloch aus. Atme nun durch das rechte Nasenloch ein, halte den Atem an und atme durch das linke Nasenloch aus. Das ist eine Runde.** Mache so viele Runden, wie es dir guttut. Ich bin kein Freund des Zählens, verlasse dich auf dein inneres Spüren beim Atmen. Es ist dein Atem und er ist lebendig, er ist keine Maschine. Lasse diesen Prozess zu einem Genießen der göttlichen Segnung deines Hierseins werden. – Wenn du beendet hast, ruhe dich noch eine Weile aus.

2) Kumbhaka – die sanfte Revolution im Körper und im Bewusstsein

Erklärungen zu einer besonderen Atemtechnik

Kumbhaka wird im Yoga der gehaltene Einatem genannt. Er veranlasst, dass sich aufgenommenes Prana über die Nadis, in den Muskeln, Gelenken, Nervenbahnen und übrigen Geweben ausbreitet und als belebende und regenerierende Kraft wirkt. Die meisten Yoga-Asanas sind Dehnübungen. Ein Dehnreiz erzeugt einerseits Entspannung im betroffenen Gewebe, andrerseits wirkt er wie ein Magnet auf den Atem- und Pranafluss. Das heißt, ganz natürlicherweise strömen Atem und Prana in gedehnte Körperbereiche, sofern dies nicht durch Blockierungen und Konditionierungen verhindert wird. Mit Kumbhaka unterstützen und vertiefen wir den Prozess und machen ihn uns vielleicht zum ersten Mal bewusst.

Alles was wir tun, nicht nur im Yoga, sollten wir mit Bewusstheit durchführen. Bewusstheit ist die lichtvolle Präsenz in uns, die auch nach außen hin wirkt und für andere sichtbar oder spürbar wird. Bewusstheit können wir mit Energie und ebenso mit dem Atem gleichsetzen. Wo wir bewusst sind, ist es hell in uns, fließt Prana, bewegt uns ein lebendiger Atem. Sind wir unbewusst, bleibt es dunkel, herrschen nur wenig Lebendigkeit und Atemfluss, ist der Energiestrom gering.

Ein Üben mit Kumbhaka sieht so aus: Egal mit welchem Körperteil wir gerade eine Dehnung durchführen, ob mit den Armen, den Beinen, dem Rumpf, dem Hals und Kopf oder auch nur mit den Fingern oder Zehen, wir begleiten dieses Dehnen mit einem vertieften Einatem, den wir zugleich bewusst dort hinlenken. Und während wir die Dehnung halten, halten wir auch den Einatem und spüren dabei, wie sich Prana heilsam ausbreitet oder von dieser Region wie ein Schwamm aufgesogen wird.

Vollkommene Bewusstheit heißt: wahrnehmen, lenken, zulassen und genießen. Es ist ein ganzheitlicher, innerer wie letztlich auch äußerer Vorgang. Aufmerksamkeit wird mit zunehmender Übung immer mehr zu etwas Selbstverständlichem. In Wahrheit ist Bewusstheit unser ganz natürlicher Zustand. Kein Tier kann es sich leisten, nicht wach, nicht bewusst zu sein. Der Mensch hingegen hat sich ein gewisses Umfeld erschaffen, in dem er scheinbar gefahrlos dahindämmern kann. Bewusstheit ist kreative Freude, ist machtvolle Lebendigkeit. Nur mit Bewusstheit können wir unser Leben selbst in die Hand nehmen, unsere Gesundheit stärken und erhalten und vor allem den tiefen Grund unseres Hierseins erkennen und so unser Leben mit Sinnhaftigkeit ausfüllen.

Bewusstes Üben verändert Schritt für Schritt unser Leben. Ein kraftvoller Atem macht es bald zu einem genussvollen Dasein, lässt es uns in seiner ganzen Vielfalt, Offenheit und Leichtigkeit gewahr werden. Wir fühlen uns bald fröhlicher, beschwingter und verspielter. Und genauso war das Leben einst von Gott erdacht, denn einzig aus seiner höchsten Freude heraus hat er uns erschaffen. Wir beleidigen ihn und schaden uns, wenn wir mit saurer Miene, verkrampften Muskeln und engem Denken durch seine Schöpfung stolpern.

3) Ujjayi-Atmung – Prana in Hochpotenz

Wenn ich als Kind an Wochenenden in der Badewanne lag, hatte ich besonderen Spaß daran, aus voller Kehle zu singen. Das lag unter anderem auch an der speziellen Akustik unseres Badezimmers, es hatte einen wunderbaren Halleffekt. Irgendwann fand ich auch heraus, bei welcher Tonhöhe die Badewanne mit in Resonanz geht. Dann brummte ich minutenlang diesen Ton und versetzte mich dabei in eine Art schamanische Tiefentrance. – Warum erzähle ich das? Als ich vor langer Zeit die Ujjayi-Atmung in meiner Yoga-Ausbildung kennenlernte, erinnerte ich mich plötzlich wieder an dieses Badewannenerlebnis. Die Ujjayi-Atmung wurde damals eher oberflächlich und mechanisch unterrichtet und praktiziert. Ich aber begann damit zu experimentieren und fand heraus, dass man seinen Körper von innen her in sanfte Schwingung bringen konnte, wenn man den richtigen „Atemton“ oder das richtige Rauschen mit seinen Stimm-Muskeln erzeugt. Mit der Zeit verfeinerte ich meine Methode und „rauschte“ einzelne Organe in der von mir erspürten Schwingung an. Plötzlich wusste ich, mit dieser Art der Ujjayi-Atmung haben wir eine großartige, hochpotenzierte, sehr gezielte Heilmethode! – Hier ist jeder aufgefordert, mit sich selbst und mit seinem Atem zu experimentieren.

Erklärung der Ujjayi-Atmung: Erzeuge in deiner Stimmritze ein tonloses Rauschen beim Ein- und Ausatmen. Nimm einen vollständigen Ein- und Ausatem beim Üben. Die Ujjayi-Atmung kann beliebig lang und von jedem gefahrlos geübt werden. Sie wirkt gesundend und harmonisierend auf alle Körpersysteme, sowie auf Psyche und Geist.

4) Yima – Ausatemübung

Die Yima-Ausatmungsübung kannst du einsetzen, um dich von Kraftlosigkeit, Unwohlsein, Schmerz oder körperlichen Störungen zu befreien. Sie ist ein schnelles Mittel, um den Blutkreislauf anzuregen und zu normalisieren. – Entspanne alle deine Muskeln, dehne dich und lockere dich zuvor. Sitze im Meditationssitz oder bequem auf einem Stuhl (es geht auch im Stehen oder im Krankheitsfall im Liegen).

Hebe nun die Brust an und halte sie in dieser Stellung. Die Zunge liegt flach auf dem Mundboden und die Zungenspitze berührt die untere Zahnreihe. Richte deinen Blick weich auf einen etwas entfernten Punkt in Augenhöhe.

Atme nun durch die Nase aus und entleere die Lungen dabei vollständig. Enthalte dich des Atmens für 20 bis 30 Sekunden und atme anschließend tief aufschluchzend wieder ein. Wiederhole diese Übung gleich noch drei- bis fünfmal und verlängere jedes Mal die Atementhaltung. Du kannst die Wirkung dieser Übung noch verstärken, indem du bei der Ausatmung und während der Atementhaltung den Bauch einziehst.

Wiederhole die Übung zwei bis dreimal täglich.

5) Vollständige Ein- und Ausatmung

Es gibt dazu viele verschiedene Anweisungen. Eine einfache und wirkungsvolle Methode ist folgende: Stehe am besten am geöffneten Fenster (du darfst aber auch sitzen oder sogar liegen) und atme vollständig aus, wobei sich zuerst die Brust senkt und dann der Bauch eingezogen wird. Halte den Atem etwa eine Sekunde an und atme dann langsam, gefühlvoll und bewusst vollständig ein, wobei sich zuerst der Bauch und dann die Brust füllen. Halte wiederum den Atem etwa eine Sekunde an und atme danach langsam, gefühlvoll und bewusst vollständig aus usw. Übe so etwa drei Minuten und täglich sooft du möchtest.

Jedes Entleeren von Atem reinigt deinen Körper, deine Lungen, dein Blut, deine Muskeln, deine Organe – jeder Einatem schenkt deinem Körper Sauerstoff, frische Energie, Gesundheit und Lebensfreude.

6) Kapalabhati

Kapalabhati, oder auch Feueratem genannt, eine sehr aktive Atemtechnik, ist ein kraftvoller Kickstart für den Tag. Kapalabhati bedeutet „leuchtender Schädel", kapala = Schädel, bhati = leuchtend, strahlend. Während oder nach dem Üben wirst du das Gefühl haben, dass die Energie zum Kopf hinströmt und von dort ausstrahlt.

Schnäuze dir zuvor die Nase, mache sie ganz frei. Übe im Stehen und nutze zur Unterstützung deine natürlichen Körperbewegungen. Atme sehr rasch durch die Nase, achte dabei nur auf das Ausatmen. Für das Einatmen sorgt der Körper von selbst. Atme so schnell und so heftig, wie du nur kannst – und dann noch ein bisschen heftiger, so lange, bis du selbst das Atmen wirst. Übe etwa zwei bis drei Minuten. Stehe dann still und lasse den Atem über drei oder vier Atemzüge sich etwas beruhigen, nun halte dreimal den Einatem solange wie möglich an. Spüre, wie sich dabei jeweils die angereicherte Energie von deinem Kopf her ausbreitet und wie es vielleicht zu strahlen beginnt. Lasse den Atem sich normalisieren und übe dann nochmals zwei bis drei Minuten und verfahre danach wie zuvor. – Lasse es im Stehen oder Sitzen nachklingen. Du kannst dann die Wechselatmung anschließen oder die Übung für sich wirken lassen.

7) Energiekreisläufe

Eine sehr kraftvolle, bewusstseinserweiternde und reinigende Atemübung; Dauer: ca. 20-30 Minuten

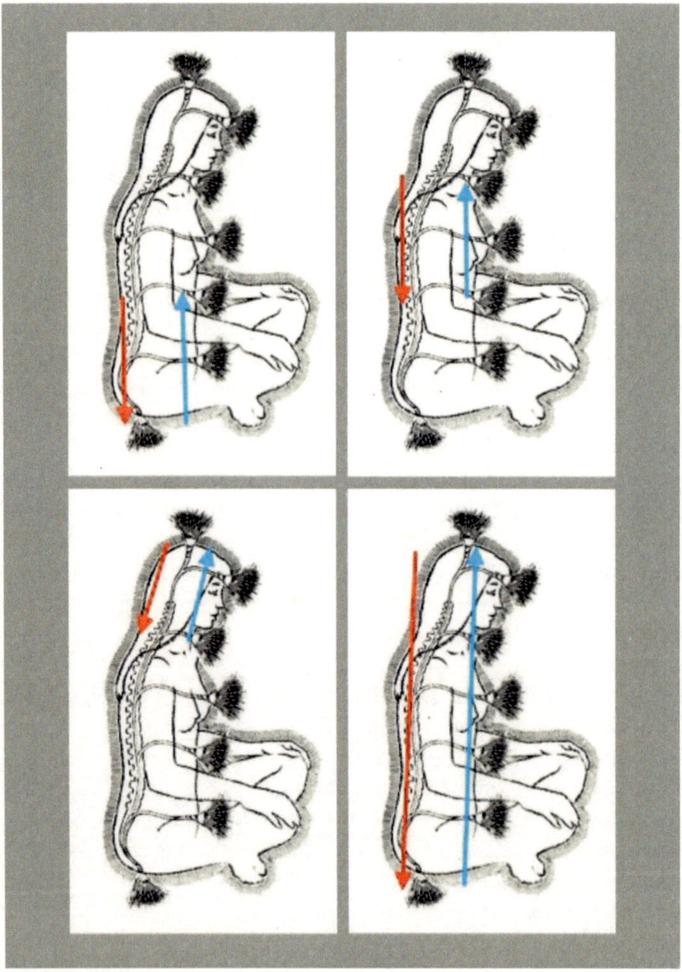

Die Chakras

Sahasrara – Scheitel- oder Kronenchakra
Ajna – Drittes Auge oder Stirnchakra
Vishuddha – Kehlchakra
Anahata – Herzchakra
Manipura – Solarplexus-Chakra
Svadhisthana – Sakralchakra
Muladhara – Wurzelchakra

Ujjayi-Atmung

Erzeuge in deiner Stimmritze ein tonloses Rauschen beim Ein- und Ausatmen. Nimm einen vollständigen Ein- und Ausatem beim Üben. Die Ujjayi-Atmung kann beliebig lang von jedem gefahrlos geübt werden. Spüre allerding selbst, wie lange es dir im Augenblick guttut. Sie wirkt gesundend, stärkend und harmonisierend auf alle Körpersysteme sowie auf Psyche und Geist.

Wirkung der Energiekreisläufe

Diese Atemübung hat einen ganzheitlichen Effekt, die Vielfalt ihrer Wirkungen ist beinah unendlich und ist in gewissem Maß von der Bewusstheit deines Praktizierens abhängig. Sie wirkt auf das gesamte Energiesystem, die Atmung, das Nervensystem, den Kreislauf, das Lymphsystem, auf alle Organe, das Rückenmark und Gehirn, das Zellgeschehen, das Hormonsystem, Knochen und Gelenke sowie auf den gesamten Bewegungsapparat mit Muskeln, Sehnen und Bändern. Hinzu kommen eine allmähliche Erweiterung der bewussten Wahrnehmung aller Körperbereiche, ein immer feineres Spüren des eigenen Befindens und die wachsende Fähigkeit, den Pranafluss gezielt in deinem Körper lenken zu können.

Ausführung

Sitze bequem und entspannt aufgerichtet auf deinem Meditationskissen oder auf der Matte (diese Übung kann man auch auf einem Stuhl sitzend oder sogar im Liegen durchführen). Atme zunächst einige Male tief in den Bauch. Zentriere dich, komme ganz zu dir und lasse die Gedanken langsam stiller werden. Beim weiteren Üben kannst du sowohl mit einem einfachen tiefen Atmen arbeiten, als auch verstärkt mit der **Ujjayi-Atmung** oder nach eigenem Spüren im Wechsel mit beiden Atemweisen.

Diese Übung ist aufgeteilt in vier Phasen, die aus jeweils zwei Übungsteilen bestehen: 1) der untere Energiekreislauf, 2) der mittlere Energiekreislauf, 3) der obere Energiekreislauf, 4) der große Energiekreislauf.

1. Phase, Teil 1: Beginnend beim **unteren Energiekreislauf** wanderst du innerlich während des Einatmens **Lendenwirbel, Kreuzbein, Steißbein** abwärts und lässt die untere Wirbelsäule aufleuchten (sofern du es visualisieren kannst, es funktioniert auch ohne), beim Ausatmen gehst du innerlich die unteren drei Chakras, **Muladhara, Svadhisthana, Manipura** aufwärts und lässt auch sie der Reihe nach aufleuchten. Atme langsam und vollständig ein und aus. Die Pausen zwischen Ein- und Ausatmung und zwischen Aus- und Einatmung sind so lang, wie es dir angenehm ist. Übe auf diese Weise etwa 2-3 Minuten (mit zunehmender Übung kannst du länger praktizieren). Mache danach eine kleine Pause, lasse den Atem wieder ganz natürlich fließen. Nimm den unteren Wirbelsäulenbereich wahr und die unteren drei Chakras.

1. Phase, Teil 2: Fülle deinen unteren Raum, **Becken, Bauch** durch tiefes Atmen mit Prana. Wenn du das Gefühl hast, dass Bauch und Becken gut mit Prana angereichert sind, lasse Prana durch die Leisten in die Beine und Füße fließen und lasse zuletzt die **Fußchakras** aufleuchten. Übe 2-3 Minuten. Mache danach eine kleine Pause, lasse den Atem wieder natürlich fließen und spüre währenddessen das Wirken des Pranastroms in deinen unteren Körperbereichen.

2. Phase, Teil 1: Fahre nun fort mit dem **mittleren Energiekreislauf**. Wandere mit dem Einatem die **Brustwirbelsäule** abwärts, lasse sie aufleuchten und wandere mit dem Ausatem **Manipura, Anahata und Vishuddha** aufwärts, lasse die Chakras der Reihe nach aufleuchten. Übe 2-3 Minuten und mache danach eine kleine Pause. Nimm dabei die Brustwirbel wahr und die mittleren drei Chakras.

2. Phase, Teil 2: Fülle deinen **Brustraum** durch tiefes Atmen mit Prana. Wenn du das Gefühl hast, dass dein Brustraum gut mit Prana angereichert ist, lasse Prana in die Arme und Hände fließen und lasse zuletzt die **Handchakras** aufleuchten. Übe 2-3 Minuten. Mache danach eine kleine Pause und spüre währenddessen das Wirken des Pranastroms in deinen oberen Körperbereichen.

3. Phase, Teil 1: Fahre mit dem **oberen Energiekreislauf** fort. Wandere mit dem Einatem dein **Hinterhaupt** und die **Halswirbel** abwärts, lasse den Bereich aufleuchten, und wandere dann mit dem Ausatem **Vishuddha, Ajna und Sahasrara** aufwärts, lasse die Chakras der Reihe nach aufleuchten. Übe 2-3 Minuten und mache danach eine kleine Pause. Nimm dabei dein Hinterhaupt und deine Halswirbel und die oberen drei Chakras wahr.

3. Phase, Teil 2: Fülle **Hals und Kopf** durch tiefes Atmen mit Prana. Wenn du das Gefühl hast, dass diese Räume gut mit Prana angereichert sind, lasse Prana ins **Kronenchakra** fließen und lasse dieses aufleuchten. Übe 2-3 Minuten. Mache danach eine kleine Pause und spüre währenddessen das Wirken des Pranastroms in deinem Hals und Kopf.

4. Phase, Teil 1: Es folgt nun **der große Energiekreislauf**. Wandere mit dem Einatem dein **Hinterhaupt, Halswirbel, Brustwirbelsäule, Lendenwirbel, Kreuzbein, Steißbein** abwärts, lasse den gesamten Bereich dabei der Reihe nach aufleuchten, und wandere dann mit dem Ausatem **Muladhara, Svadhisthana, Manipura, Anahata, Vishuddha, Ajna und Sahasrara** aufwärts, lasse die Chakras der Reihe nach aufleuchten. Übe 2-3 Minuten und mache danach eine kleine Pause. Nimm dabei die angesprochenen Bereiche wahr.

4. Phase, Teil 2: Fülle **Becken, Bauch, Brust, Hals und Kopf** durch tiefes Atmen mit Prana. Wenn du das Gefühl hast, dass diese Räume gut mit Prana angereichert sind, lasse Prana zunächst in die **Beine und Füße**, dann in die **Arme und Hände** fließen, lasse die Fuß- und Handchakras aufleuchten und ebenso das **Kronenchakra**. Übe 2-3 Minuten. Mache danach eine kleine Pause und nimm währenddessen das Wirken des Pranastroms in deinem gesamten Körper wahr.

Ausruhen und Nachspüren: Lasse dir nach diesem intensiven Üben genügend Zeit für ein Nachwirken und dein Nachspüren. Nimm dabei wahr, was das intensive Praktizieren in dir ausgelöst hat und vielleicht noch bewegt. Achte auch auf feine Reaktionen und Veränderungen. Du kannst im Sitzen oder im Liegen ausruhen. Versuche aber wach und bewusst zu bleiben.

Diese Übung gibt dir einen kraftvollen Schub, um voller Energie und Kreativität an die Aufgaben des Tages zu gehen. Praktizierst du sie am Abend, wird sie dir einen besonders tiefen und erholsamen Schlaf schenken.

Eine Erweiterung dieser Übung: Fortgeschrittene können zusätzlich noch mit **Kumbhaka** praktizieren. Kumbhaka wird im Yoga der gehaltene Einatem und ebenso der gehaltene Ausatem genannt. In diesem Zusammenhang spreche ich vom **gehaltenen Einatem**. Dieser bewirkt, dass mit dem Atem aufgenommenes Prana in der Haltephase Zeit hat, sich über die Nadis in den Muskeln, Gelenken, Nervenbahnen und übrigen Geweben auszubreiten, um als belebende und regenerierende Kraft zu wirken.

Ujjayi-Atmung und Kumbhaka in Kombination sind pure Medizin, die du allmählich mit deinem Bewusstsein dorthin zu steuern lernst, wo sie gerade am meisten gebraucht wird.

WEISHEITEN ÜBER DEN ATEM AUS ALLER WELT

Atem ist eine verbindende Kraft. Sie schafft im Leiblichen Ausgleich und Gleichgewicht und hilft uns, die Eindrücke von innen und außen wandelbar zu machen. Sie verbindet den Menschen mit der Außenwelt und das Außen mit seiner Innenwelt. Atem ist Urbewegung und damit unmittelbares Leben. *Ilse Middendorf*

Der Atem ist das heiligste und kostbarste Geschenk. Er verbindet mich in jedem Augenblick mit der geistigen Welt. Der Atem ist ein Vehikel der Kraft und unser effektivstes, stets verfügbares Werkzeug für unsere spirituelle Arbeit. *Loren Cruden*

Für jeden Baum den wir unnötig absägen, verstummt ein Vogel und ein Kind bekommt Atemnot. *Kael Talnop*

Nicht mehr *ich* atme, sondern Es atmet. *Julius Parow*

Das ist der höchste Weg, den jener geht, der seiner Sinne Tore fest verschließt, sein Herz beherrscht und durch den Geistes-Atem der wechselnden Gedanken Meister wird. *Bhagavad Gita*

Wenn es uns gelingt, Atem und Bewusstsein zu verbinden, sind wir mit der Lebensenergie verbunden. Der Atem ist der Atem der Gnade Gottes und dieser Atem ist es, der die Seele zum Leben erweckt. Solange die Seele nicht von Bewusstsein belebt ist, gleicht sie dem Vogel, der noch nicht flügge ist. *Sufi-Weisheit*

So du zerstreut bist, lerne auf den Atem zu achten. *Gautama Buddha*

Du sollst den Atem empfangen wie einen lieben Freund! Beim Atmen ist die Pause wichtig. In der Pause geschieht das Rechte. *Quelle unbekannt*

Jeder Atemzug ist eine Perle von unschätzbarem Wert. Sei deshalb aufmerksam und hüte jeden Atemzug gut. Die Atemzüge sind gezählt.
Sufi-Weisheit

Die wahren Menschen holen den Atem von den Fersen herauf; die gewöhnlichen Menschen atmen nur mit der Kehle. *Chung-Tzu*

Der Besitz eines Armen ist sein Atem. *Altägyptisches Sprichwort*

Die Seele atmet durch den Geist, der Geist atmet durch die Inspiration, und die ist das Atmen der Gottheit. *Bettina von Arnim*

Am Anfang des Ausatems steht das Sich-Loslassen, am Ende des Ausatems steht das Sich-Niederlassens, in der Zeit zwischen dem Aus und Ein das Sich-Einswerdenlassen, und zum Einatem gehört das Sich-Neukommenlassen. *Karlfried Graf Dürckheim*

Es atmet der Mensch – nicht das Zwerchfell, nicht die Lunge, nicht der Bauch! Es atmet der Mensch. *Karlfried Graf Dürckheim*

Der Atem ist eine Leuchte des Herrn. Sie durchspäht alle Kammern des Leibes. *Martin Luther*

Ihr dürft nicht das Herz allzu sehr in den Atem legen, sondern müsst den Atemstrom zum Herzen führen; denn der geistige Atem kommt von Herzen. Sowie das Herz sich regt, entsteht Atemkraft. Die Atemkraft ist ursprünglich verwandelte Herztätigkeit. Wenn das Herz fein ist, ist der Atem fein; denn jede Bewegung des Herzens wirkt Atemkraft. – Wenn der Atem fein ist, ist das Herz fein; denn jede Bewegung der Atemkraft wirkt auf das Herz. Da man nicht auf das Herz direkt wirken kann, hält man sich an die Atemkraft als Handhabe. Das ist, was man Bewahrung der gesammelten Atemkraft nennt. *Lü-Dsi*

Zahlreich sind die Religionen, ungezählt die Sekten, doch es gibt nur zwei Wege: Der eine sucht Erkenntnis, der andere Liebe. Und das Geheimnis der Liebe ist die Meisterschaft des Atems. *C.M. Chen*

Kabir spricht: Sag mir, was ist Gott? Er ist der Atem innerhalb des Atems. Kabir spricht: Oh Freund, Gott ist der Atem allen Atems. *Kabir*

Dreifach ist der Rhythmus des Lebens: Nehmend, gebend, selbstversunken. Einatmend nehme ich die Welt in mir auf. Ausatmend gebe der Welt ich mich hin. Leergeworden lebe ich mich selbst – lebe entselbstet und öffne mich neu: Einatmend nehme ich die Welt in mir auf. Ausatmend gebe der Welt ich mich hin. Entleert erlebe ich die Fülle, entformt erfülle ich die Form. *Lama Anagarika Govinda*

Mein Geist dürstet nach Taten mein Atem nach Freiheit.
Friedrich Schiller

Der erste Atemzug schließet, gleich dem letzten, eine alte Welt mit einer neuen zusammen. *Jean Paul*

Senke dich im Atem in die Tiefe deines Leibes, dann kommst du auf dienen schöpferischen Grund und dann bist du beim Schöpfer.
Cornelis Veening

Denn was heißt Sterben anderes, als nackt im Wind zu stehen und in der Sonne zu schmelzen! Und was heißt nicht mehr zu atmen anderes, als den Atem von seinen rastlosen Gezeiten zu befreien, damit er emporsteigt und sich entfaltet und ungehindert Gott suchen kann? *Khalil Gibran*

Ein wenig Pranayama genügt schon, z.B. den Atem beobachten: Damit wird der Geist von anderen Tätigkeiten abgezogen und auf die Beobachtung des Atems festgelegt. Das bringt den Atem unter Kontrolle und damit auch den Geist. *Ramana Maharshi*

Atem fürwahr ist noch wichtiger als Hoffnung; denn wie die Speichen eines Rades eingefügt sind in die Nabe, so ist in den lebendigen Atem alles eingefügt. Das Leben geht vonstatten durch den Atem, der Atem gibt das Leben, gibt es, um zu leben. *Upanishaden*

Das Erste, was der Mensch zu lernen hat, ist Atmen. Die Atmung steht am Anfang und am Ende des Lebens. Mit dem ersten Atemzug erblicken wir das Licht der Welt, mit dem letzten hauchen wir das Leben aus.
Gautama Buddha

ENERGIE-ÜBUNGEN

1) Einen Baum umarmen

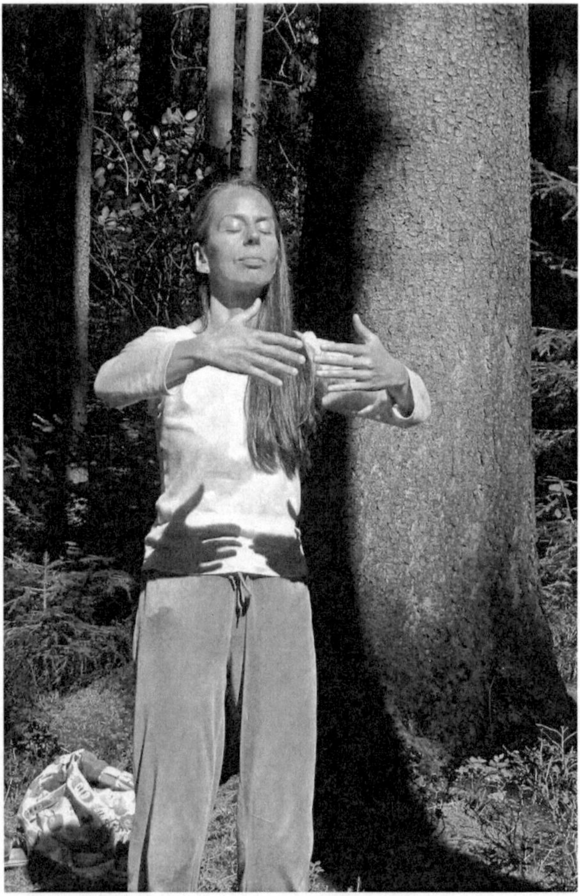

Bei dieser Übung geht es nicht darum, tatsächlich einen Baum zu umarmen, obgleich auch das immer wieder eine wunderbare

Erfahrung ist. Du nimmst bei ihr die Haltung ein, als würdest du einen dicken Baumstamm umarmen.

Zuvor aber lege eine Weile deine Hände auf den Bauch und atme bewusst unter die Hände, sodass du die Bewegung des Ein- und Ausatmens deutlich spürst. Nimm dann einen schulterbreiten Stand ein, sei locker in den Knien, kippe das Becken unten etwas nach vorne und halte nun deine Arme in Brusthöhe wie beim Umarmen eines Baumes. Atme weiterhin langsam, sanft und tief in deinen Bauch. Reichere dich dabei mit Prana an. Stelle dir vor, dass sich dein Rumpf immer mehr mit Prana anfüllt, bis es letztlich in deine Arme überfließt und bis in die Hände hinein strömt. Nun ist es nicht mehr die Muskelkraft, die deine Arme erhoben hält, es ist die Energie, die sie trägt und die es dir immer leichter machen wird, in dieser Position zu verweilen. Lasse deine Schultern bewusst locker. Wenn du Spannungen und Schwere spürst während des Übens, lenke die Aufmerksamkeit auf den Atem. Prana wird allmählich die Spannungen auflösen und du wirst eine starke Wärme spüren. Bleibe beim ersten Mal fünf Minuten in dieser Position. Du kannst es täglich steigern, bis du bei einer halben Stunde angelangt bist, ohne dass es dich anstrengen wird.

Ich nennen diese Übung auch die „Therapeutenübung", weil sie Körpertherapeuten und Energiearbeitern hilft, vermehrt die Energie aus dem Bauchzentrum, „Hara", abzugeben und auch von hier die Kraft zur jeweiligen Behandlung kommen zu lassen. – Das gilt in gleicher Weise auch für alle Tätigkeiten des normalen Alltags. Wenn du durch die Übung gelernt hast, dich im „Hara" zu zentrieren, dich hier mit Atem/Prana anzureichen und dann diese Kraft in deine Tätigkeit fließen zu lassen, wird dir bald alles deutlich leichter von der Hand gehen.

Es ist ein erheblicher Unterschied, ob du vom Kopf her – wie üblich – deinem Körper befielst, dieses oder jenes zu tun, was deine pure Muskelkraft beansprucht, oder ob du mittels vertieften Atems Prana anreicherst und von dieser Energie alle deine Aktivitäten führen und tragen lässt. „Einen Baum umarmen“ ist eine der wichtigen Basisübungen. Sie erfüllt die Aktivitäten des Lebens mit neuem Bewusstsein und lässt dich mit Freude an sie herangehen.

2) OM AAH HUM - eine Energie-Übung tibetischer Lamas

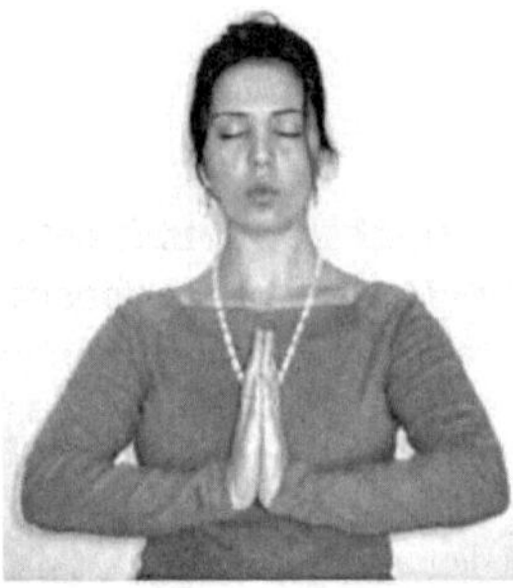
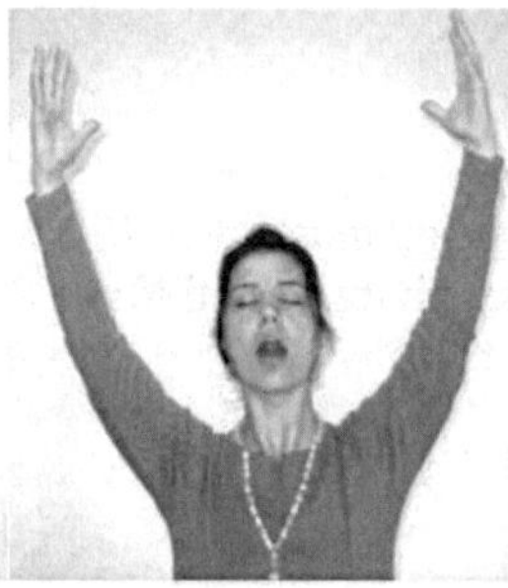
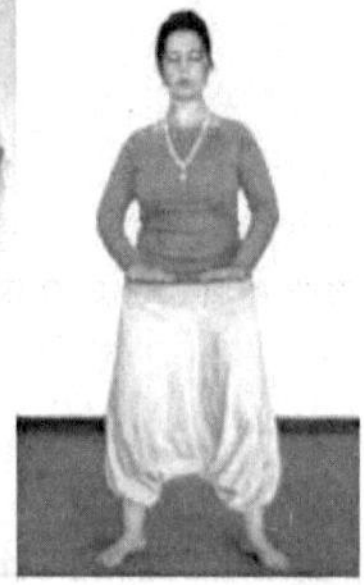

Diese Übung lädt dich mit kraftvollen Energien auf. Praktiziere sie täglich.

Vorbereitung:

Beginne mit einem Lockern deines Körpers durch ausgiebiges Dehnen und ein Ausschütteln deiner Arme und Beine. – Du kannst auch in folgender Reihenfolge deine Meridiane ausklopfen und währenddessen tief durchatmen: Mit der linken Hand am rechten Arm die Außenseite aufwärts und die Innenseite abwärts (mehrfach); mit der rechten Hand am linken Arm die Außenseite aufwärts und die Innenseite abwärts (mehrfach); mit beiden Händen am rechten Bein die Außenseite abwärts und die Innenseite aufwärts (mehrfach); mit beiden Händen am linken Bein die Außenseite abwärts und die Innenseite aufwärts (mehrfach). - Klopfe danach noch mit weichen Fäusten dein Brustbein (Thymusdrüse). Jetzt bist du gut vorbereitet.

Die Übung:

Position: Die Übung wird im Stehen durchgeführt. Die Füße stehen schulterbreit und die Knie sind locker, das Becken ist unten leicht nach vorne gekippt (das bringt dich aus dem Hohlkreuz heraus).

Lege die Hände vor deinem Herzen zum Namasté zusammen und nimm einen tiefen Einatem zum Herzchakra/Anahata. Töne aus dem Herzraum heraus ein kraftvolles OM.

Lenke den nächsten tiefen Einatem zu Manipura/Solarplexus-chakra, strecke dabei deine Arme weit geöffneten über den Kopf, richte dein Gesicht nach oben und töne ein kraftvolles AAH aus Manipura heraus.

Nimm die Arme abwärts und die Handinnenflächen parallel zum Boden gerichtet. Atme kraftvoll in dein Wurzelchakra/Manipura und töne ein tiefes HUM.

Fahre so fort, solange es dir gut tut (3-5 Minuten). Lege zum Abschluss beide Hände auf dein Herz, bleibe noch etwas stehen und spüre die angeregten Energien in deinem Körper.

3) Raumübung

Das Thema dieser Übung ist Raum, Raum und Grenzen: Innerer Raum, Atemraum, äußerer Raum, Bewegungsraum, Entfaltungs-raum, Spielraum. Wo lasse ich andere meine Grenzen über-schreiten? Wo überschreite ich die Grenzen anderer? Was ist mein Raum? Erfahre beim Üben, wie eine neue Kraft und eine neues Gewahrsein in dir entsteht.

Mit dieser Übung kannst du ein neues Gefühl, ein ehrliches Gefühl für Raum und Grenzen entwickeln, oder besser gesagt, es als vorhanden in dir erkennen. Im tiefsten Inneren wissen wir um diese Dinge. Doch durch die Erziehung, durch Prägungen ist uns einiges verloren gegangen. Beginne hier ganz neu!

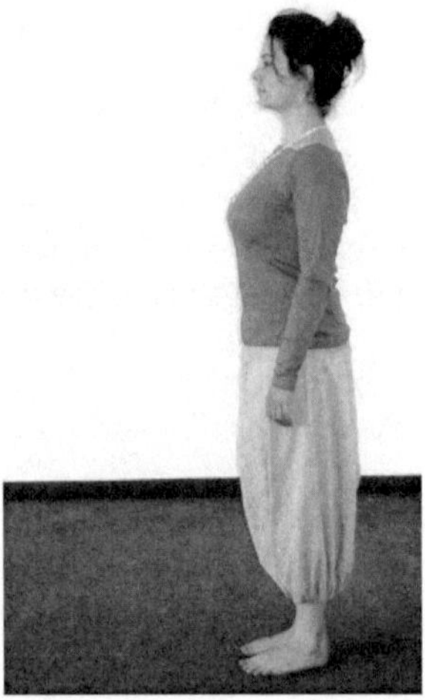

1

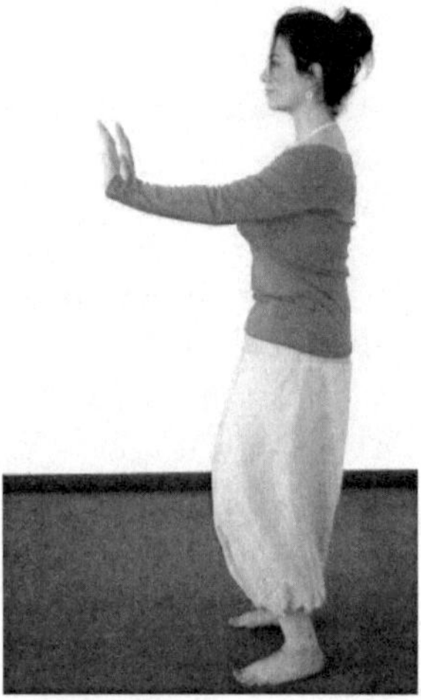

2

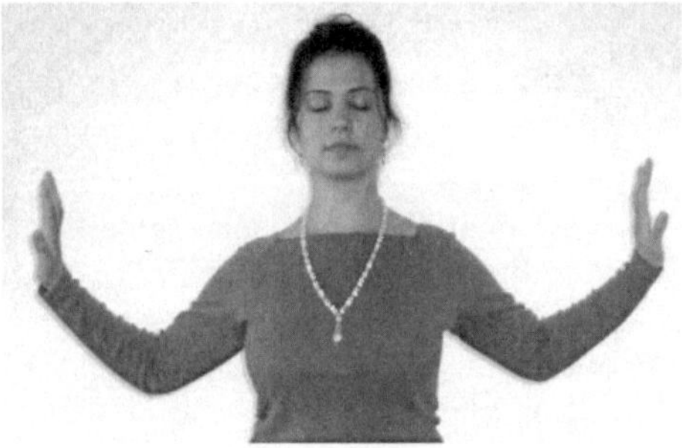

3

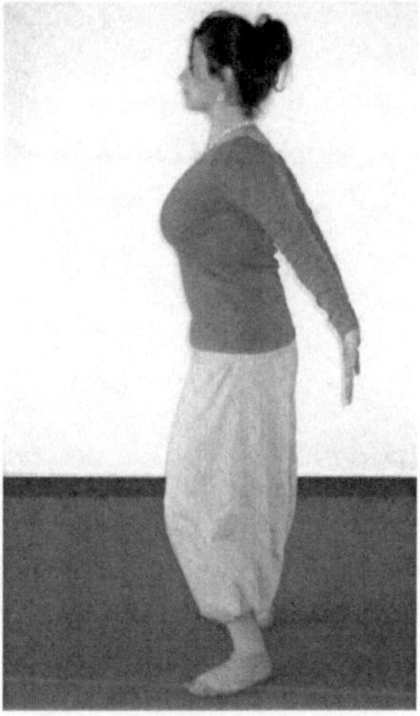
4

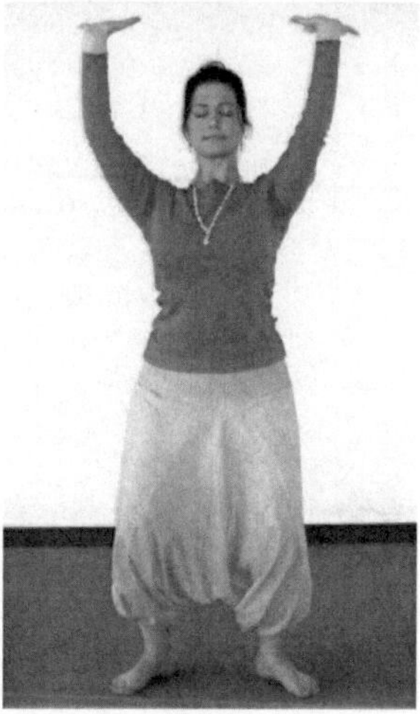
5

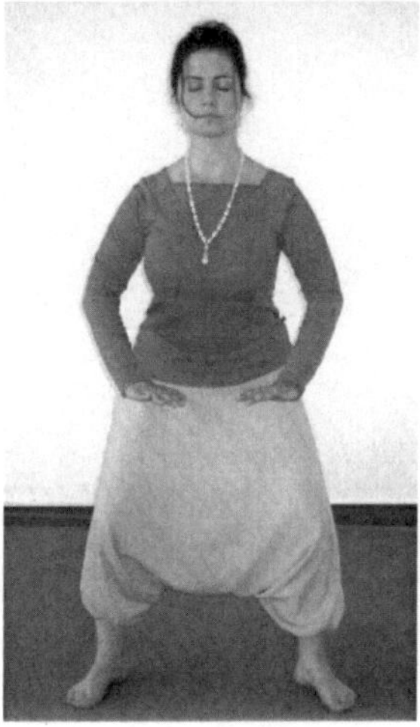
6

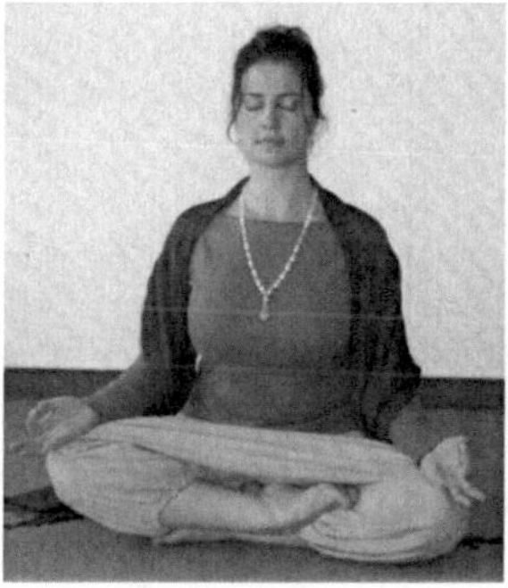
7

1. Schließe deine Augen und spüre im Stehen zunächst den Raum um dich herum. Nimm wahr, wie weit sich dein Energiefeld, deine Aura in den Raum erstreckt. Spüre: Was ist *dein* Raum innerhalb des Raums, in dem du übst? Ist überhaupt ein Gefühl dafür da? Lasse dir Zeit. Dann spüre auch den Raum in dir. Wieviel Raum lässt du z. B. deinem Atem? Wieviel Raum gönnst du deinen tiefsten Gedanken? – Beginne nun mit der Übung. Man kann durch einen körperlichen Ausdruck sich innere Muster verdeutlichen und sie auch spielerisch auflösen, wenn man beim Üben sehr bewusst ist und bleibt.

2. Nimm einen schulterbreiten Stand ein. Die Knie sind locker, dein Becken leicht gekippt, sodass du aus dem Hohlkreuz herauskommst. Die Hände sind in Brusthöhe mit den Handinnenflächen nach außen gerichtet. Nimm einen tiefen Einatem und schiebe gleichzeitig mit deinen Händen eine gedachte Wand von dir weg. Setzte deine ganze Energie dafür ein. Im Ausatem kehren die Hände wieder in die Ausgangsposition vor deiner Brust zurück. Wiederhole dies mit gleichem Energieeinsatz noch viermal. Dann lockere Hände, Arme und Schultern.

3. Im nächsten Teil der Übung machst du das gleiche fünfmal zu beiden Seiten hin. – **4.** Dann schiebst du fünfmal eine Wand hinter deinem Rücken weg. – **5.** Du schiebst fünfmal die Decke über deinem Kopf höher. – **6.** Und im letzten Teil gehst du in die Knie, lenkst die Kraft der Hände gegen den Boden und richtest dich gleichzeitig dabei auf. Auch dieses fünfmal üben.

Spüre nun erneut den Raum um dich herum. Hat sich dein Gefühl dafür verändert? Nimmst du dein Energiefeld anders wahr? - Spüre auch nach innen. Ist es in dir weiter geworden? Wie schwingt jetzt dein Atem? – **7.** Lasse diese Übung, die sehr tief empfunden werde kann, in der Stille nachwirken.

4) Der Lebensbaum

Diese Übung kann hier nur andeutungsweise beschrieben und gezeigt werden. Um sie nachmachen zu können, muss sie mit ihren Feinheiten einige Male vorgeführt werden. Es ist eine sehr schöne, ganzheitlich wirkende Übung, deren ganze Kraft sich im Verlauf einer längeren Übungssequenz allmählich entfaltet. In der Vorstellung hat man dabei das Bild eines Baumes. Die Bewegungen deuten die Energien an, die den Baum beleben. **Die Erdkräfte:** der Baum nährt sich aus dem Mineralreich; **die Himmels- oder kosmischen Kräfte:** der Baum wird ebenso auch von der Sonne genährt; **der Energieaustausch mit der Mitwelt:** wenn der Baum von beiden Kräften genährt ist, blüht er und trägt Früchte, die er freizügig verschenkt.

So ist es auch mit uns. Erst wenn wir uns von den Kräften der Erde und den kosmischen Kräften durchströmen und nähren lassen, sind wir stark und präsent, können wir uns energievoll nach außen hin öffnen und vom Herzen aus unserer Fülle heraus, aus unserem Überfluss verschenken. Und wenn wir zu schenken beginnen, erhalten wir auch unweigerlich zurück.

Dieses Geschehen wird durch die Übung "Der Lebensbaum" nicht nur symbolisch dargestellt, sondern tatsächlich und spürbar bewirkt. Sie ist sowohl eine philosophische wie auch eine praktische Übung. Sie schenkt uns eine Menge Energie in einer guten Ausgewogenheit. Sie macht uns wach und präsent. Sie zentriert uns in unserem Herzen. Je nach Bedarf kann sie bis zu einer Viertel Stunde geübt werden. Sie wird dabei sanft und dennoch intensiv vom Atem begleitet und kann mit der Ujjayi-Atmung verstärkt werden. Das Öffnen der Arme (nach unten, nach oben, nach außen) und Empfangen der Kräfte geschieht dabei jeweils im Einatem. Das Zurückkehren zum Herzzentrum geschieht im Ausatem. Atem und Bewegung sind durchgängig und fließend. Die Grundhaltung der Hände ist ein Zusammenlegen der Fingerrücken, während die Finger waagerecht zum Körper zeigen. Die Beschreibung folgt nach der Bilderserie.

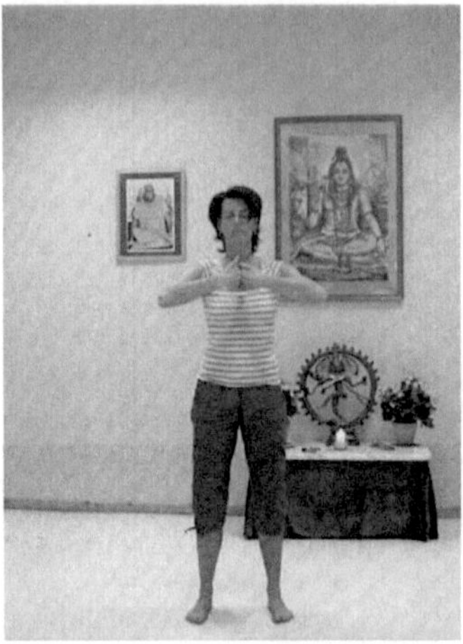
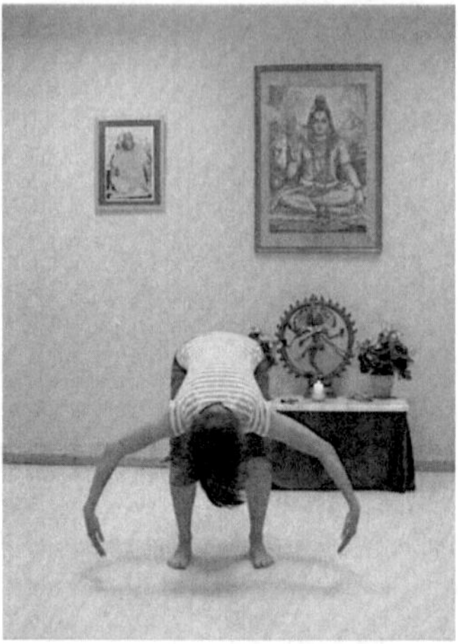
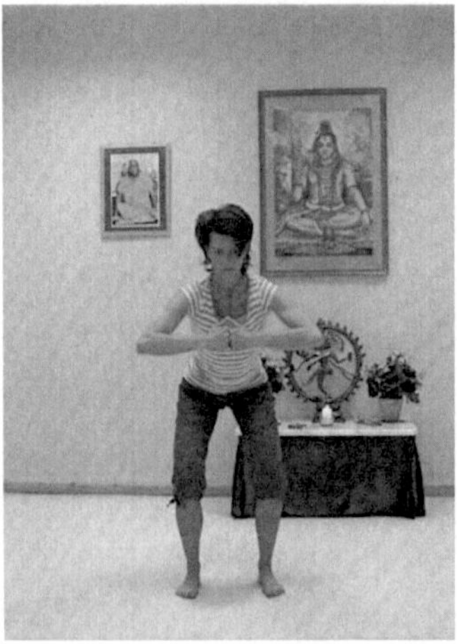
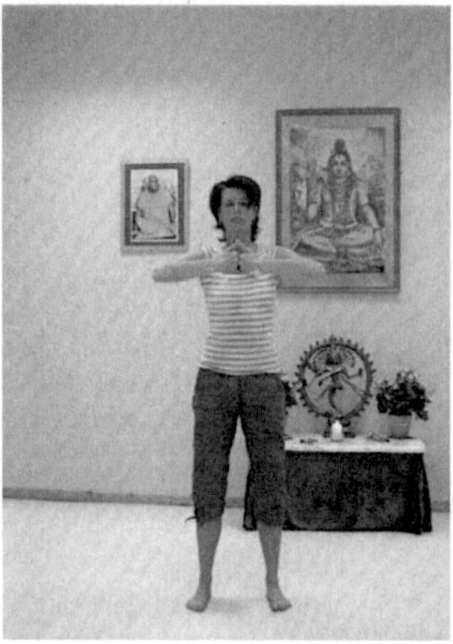

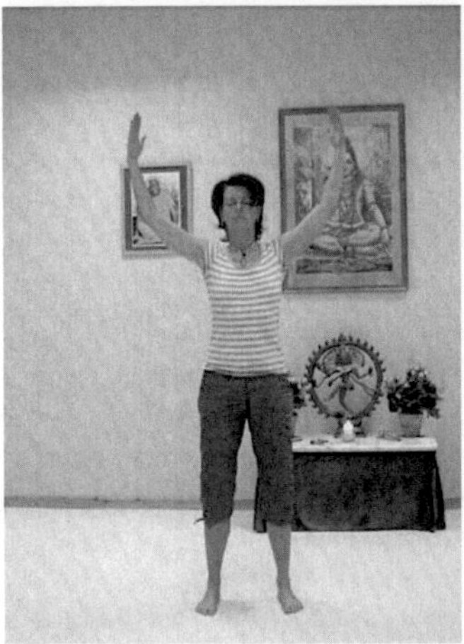
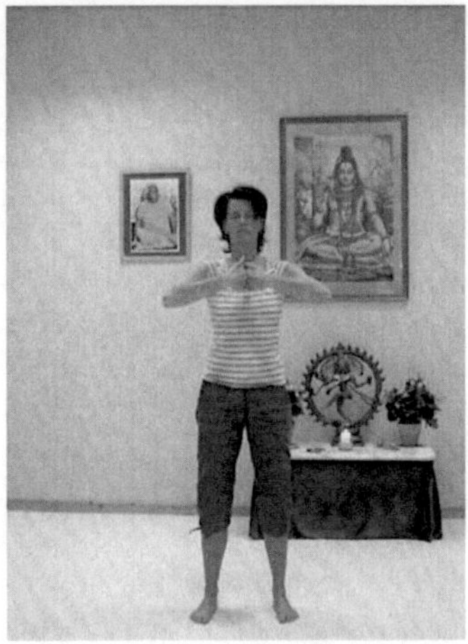
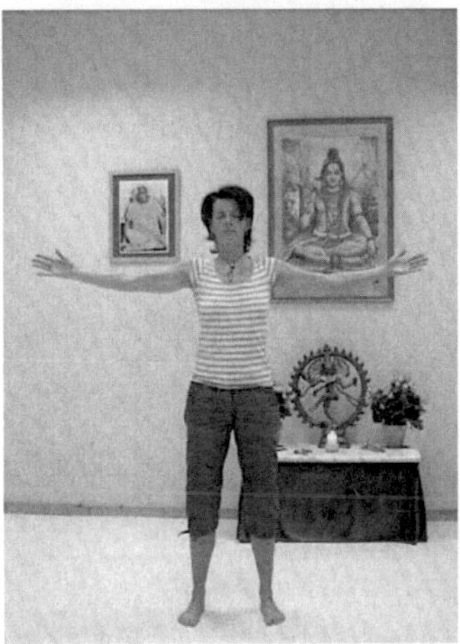
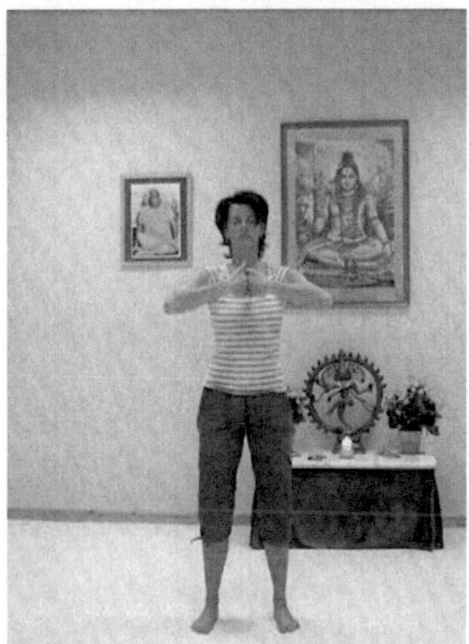

Der Lebensbaum – Beschreibung der Übung

Stehe im schulterbreiten Stand, die Füße sind parallel, das Becken ist leicht nach vorne gekippt, sodass du aus dem Hohlkreuz kommst. Lege die Fingerrücken zusammen, die Ellenbogen zeigen nach außen, die Fingerspitzen zeigen waagerecht auf dein Herz. Während du einatmest, beuge dich nach vorne, gleite mit den so zusammengelegten Händen abwärts bis zum Becken, öffne dann die Arme zum Boden hin und empfange die Kräfte von Mutter Erde. Bringe im Ausatem die Fingerrücken wieder zusammen, die Hände gleiten waagerecht an deinem Rumpf aufwärts, während du dich aufrichtest. Mit dem Einatem öffnen sich deine Arme nun nach oben und empfangen die kosmischen Kräfte. Vom Ausatem begleitet lege die Fingerrücken wieder zusammen und bringe sie abwärts bis in Herzhöhe. Mit dem nächsten Einatem öffne die Arme weit zu deiner Mitwelt, kehre mit dem Ausatem wieder mit zusammengelegten Fingerrücken zurück zum Herz. – Ab hier beginnt die Bewegungsabfolge wieder von vorne. Schaue dir die Bilder genau an, bevor du mit dem Üben beginnst.

5) Die Drei Ringe

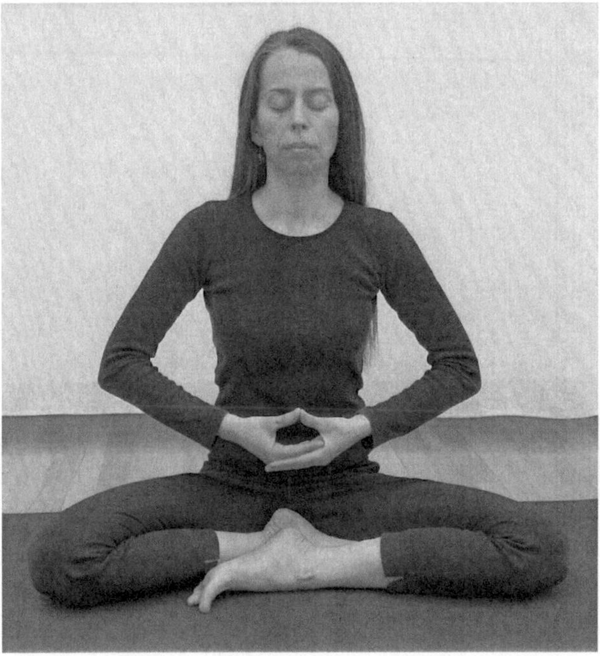

Diese Übung dient der energetischen Stärkung und ist ein außergewöhnlicher Schutz. Dieser entsteht, indem du quasi einen mentalen faradayschen Käfig um dich errichtest, durch den sich in deiner Aura die Energie anreichert. Sitze bequem aufgerichtet im Meditationssitz und atme während der ganzen Zeit leicht vertieft in den Bauch. Lege in Höhe unterhalb des Nabels die mehr aktive Hand (wenn du Rechtshänder bist, ist es die rechte) in die eher passive Hand. Die Ellenbogen sind dabei ohne Anspannung nach außen gerichtet. Beide Daumenkuppen berühren sich und zeigen leicht aufwärts. Visualisiere nun mit geschlossenen Augen drei Ringe. Der erste Ring verläuft in Höhe deiner Hände horizontal um deinen Bauch. Der zweite Ring verläuft vertikal und seitlich um deinen Rumpf, wobei deine Ellenbogenspitzen zwei Punkte auf diesem Kreis sind. Der dritte Ring verläuft ebenfalls vertikal aber um deine Vorder- und Rückseite herum. Deine zusammengelegten Daumenspitzen sind dabei Anfangs- und Endpunkt. Stelle Dir diese Ringe aus hellem Licht vor. Sitze mit dieser Vorstellung etwa fünf bis zehn Minuten.

Diese Energie-Übung ist auch im Stehen möglich. Ich demonstriere gerne ihre Wirkung an einem starken Mann. Ich lasse ihn neben mir stehend diese Position einnehmen, aber ein wenig lasch. Dann stupse ich ihn an und er muss sich abfangen, damit er nicht hinfällt. Dann lasse ich ihn die Position sehr klar einnehmen und eine kleine Weile in den Bauch atmen. Wenn ich ihn jetzt unvermutet anstupse, hat er einen ganz festen Stand und wankt keinen Zentimeter. Und das ist auch die Wirkung der Übung, sie reichert schnell mit Energie an und zentriert. Sie macht dich körperlich und energetisch bis zu einen gewissen Grad unangreifbar.

6) Maha Bhadrasana – Großer Schmetterling

Energie-Übung und Meditation

Lege in Rückenlage Fußsohlen und Handinnenflächen zusammen. Die Füße werden dabei in Richtung Beckenboden angezogen, die Hände sind oberhalb vom Kopf auf den Daumen abgelegt. Knie und Ellenbogen sind so weit gespreizt, wie es angenehm ist, eventuell unterpolstern.

Lenke einen sanft vertieften Atem in den Bauch. Lasse Prana dann seinen eigenen Weg finden. Die geschlossene Haltung reichert mit jedem Atemzug Energie an, diese öffnet nach und nach die feinen Energiekanäle (Nadis). Besonders im zentralen Energiekanal, der Sushumna, wird ein reinigender, lichtvoller Pranastrom angeregt, der auf direktem Weg Muladhara mit Sahasrara verbindet. Fühle dich wie ein Schmetterling, der von den Sommerwinden getragen wird.

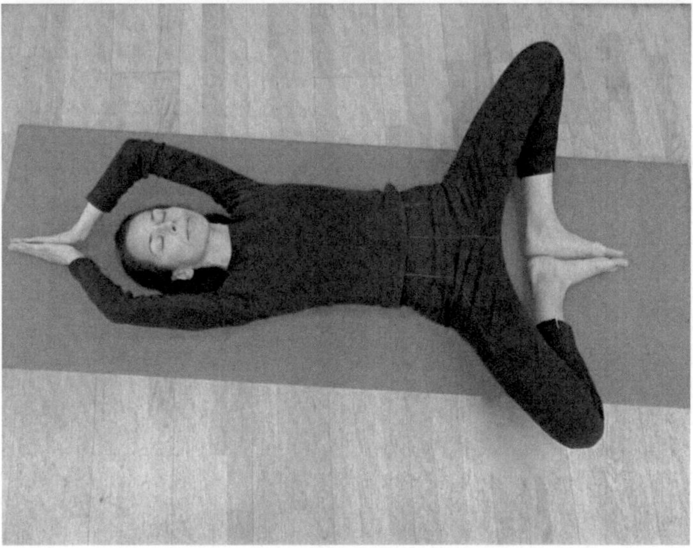

Bleibe in dieser Position, solange es dir angenehm ist, mindestens zehn Minuten. Sei präsent und spüre, was im Körper, in den Muskeln, Nervenbahnen und Energiekanälen und auch auf organischer Ebene geschieht. "Maha Bhadrasana" ist eine nährende, vitalisierende, öffnende und reinigende Übung. Sie regt den Lymphrückstrom an und aktiviert die Drüsentätigkeit.

Bleibe danach noch eine ganze Weile entspannt auf dem Rücken liegen und genieße die Nachwirkung. Bei wiederholtem Üben wirst du dich immer leichter und von einer kraftvollen Energie durchströmt fühlen. Die Chakren werden harmonischer schwingen. Bauch, Herz und Verstand kommen in Einklang. "Maha Bhadrasana" ist eine Übung zur Harmonisierung, Stärkung und Zentrierung der Energie wie auch eine wundervolle Meditation im Liegen!

MEDITATION

Meditation hilft uns, körperlich, seelisch und geistig zur Ruhe zu kommen, die eigene Mitte wieder zu finden und uns verbunden mit der uns umgebenden Natur zu fühlen. Die „Fünf Elemente Meditation" zeigt uns in besonderer Weise, dass die äußerlich erfahrbaren Elemente auch in unserem Inneren ihre Wirkung entfalten können. Den Anweisungen folgend kannst du in einen Zustand tiefer Ruhe und Harmonie gelangen, der dir Zufriedenheit schenkt, deinem Körper ein Wohlgefühl vermittelt und ihm neue Kräfte erschließt, indem du dein Bewusstsein auf ihn lenkst.

„Ein stilles Gebet genügt sich selbst
Es hat und braucht kein Ziel und keinen Empfänger
Es ist das Ende allen Suchens
Und der Beginn des Wiederfindens
Öffne dich dafür
Du trägst den kostbaren Schatz doch in dir"

Was ist Meditation

Meditation ist ein einfaches waches Sein. Eigentlich ist sie frei von Name, Benennung, Begriff. Sie ist, was wir ursprünglich sind: Meditation ist Bewusstheit. – Wir aber nennen gewöhnlich Methoden Meditation, Methoden, die uns hinführen wollen in Meditation, die aber selbst nicht Meditation sind, sondern immer nur Wege. Wege sind nicht das Ziel, auch wenn ein bekannter Ausspruch das Gegenteil besagt. Methoden können uns auf den Weg bringen, können uns ein Stück begleiten, können eine Zeit lang sehr kostbar und hilfreich für uns sein, doch die letzten Schritte sind weglos, für sie haben wir keinen Plan, keinen Führer mehr. Auf diesem weglosen Weg gleiten wir plötzlich schwerelos und bar aller Verhaftungen in eine lichtvolle Leere, in eine süße Stille. Dann geschieht es, dass sich Meditation sanft oder machtvoll in uns ergießt und ein bisher geglaubtes „Ich“ sich auflöst wie ein Traum, wie ein Dunst in der Sonne.

Das Land der Meditation können wir mit keinem Heer und mit keiner Technik erobern, es erobert, sobald wir bereit dafür sind, immer uns. So gibt es die vielen Techniken einzig dafür, uns zu öffnen, weit zu machen, empfänglich zu machen für das, was zu uns kommen will, was in uns eindringen und uns überwältigen will, was uns zunächst vollkommen hilflos macht – und am Ende größer und stärker als ein Gott.

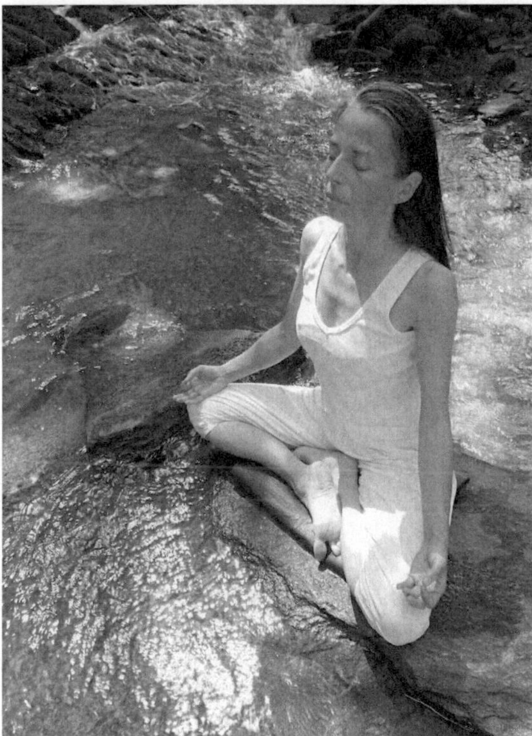

Ursachen für Stress und Burnout

„Kein Ziel haben, keinen Wunsch
Sondern das Zarte, das Schöne, das Wunder
Im Geschehenlassen zum Erblühen bringen
Ist die einfache und einfältige Kunst
Die uns Leben und Tod gemeinsam lehren“

Auf körperlicher Ebene:

Es besteht ein Mangel an Vitalität und Energie, dem man nicht rechtzeitig mit Pausen, Ausruhen, Rückzug und genügend Schlaf begegnet ist. Im Gegenteil: man putscht sich permanent mental, mit Kaffee oder mittels Tabletten auf, um anderen – und vor allem sich selbst – Fitness und Vitalität vorzutäuschen. Die individuellen Stress- und Überlastungssymptome werden übergangen. Das geht eine Zeit lang gut, bis der Körper es zuletzt nicht mehr kompensieren kann.

Auf mentaler Ebene:

Es herrscht ein Mangel an positiver Lebenseinstellung. Negative, belastende oder bedrückende Gedanken überwiegen, z.B.: Ich muss für alles kämpfen; ich muss mich behaupten; ich muss mich durchboxen; ich muss durchhalten; das Leben ist Kampf, niemand bekommt etwas geschenkt...

Auf psychischer Ebene:

Ein fehlendes Urvertrauen, ein Mangel an Lebensfreude, ein unterschwelliges Gefühl von Minderwertigkeit oder das Gefühl, mit allem alleine gelassen zu sein, herrschen vor. Dieser Zustand erzeugt ein Klima, in dem man sich entweder gänzlich zurückzieht, nach innen kehrt oder ständig ein Zuviel an Verantwortung auf sich lädt. Beides macht nicht glücklich. Und Unglücklichsein ist einer der Hauptstressfaktoren.

Auf spiritueller Ebene:

Fehlende Rückbindung, ein Gefühl von Isoliertheit, keine Gewissheit von einem untrennbaren Einssein mit dem Ganzen (dem Göttlichen, dem Kosmischen, der Existenz, dem ewigen Sein) machen unruhig und depressiv. Man fühlt sich getrieben und ständig auf der Suche nach einer Ersatzerfüllung. Die Forschung zeigt, dass Menschen, die gläubig sind, in irgendeiner Form Religion ausüben oder intensiv meditieren, weniger oft krank werden, entspannter und gelassener auf äußere Umstände und Veränderungen reagieren, mehr soziale Kontakte pflegen und länger leben.

Meditation wirkt auf allen diesen Ebenen heilend, Erkenntnis bildend, Hoffnung zeugend, Vertrauen festigend und stets zum Positiven hin verändernd. Beginne mit kleinen Schritten. Verliere nie den Mut. Übe mit Maß, aber ohne ein Ziel anzustreben, sei es noch so edel. Meditation, einmal begonnen, wird aus sich heraus zum beständigen Segen für dich.

Ein brennendes Herz ist das Gegenteil von einem Burnout - und ist dessen beste Medizin.

Was passiert in der Meditation?

Der materielle Körper wird in der Meditation nach und nach zur Ruhe gebracht. So kannst du die Qualitäten des zweiten Körpers, des Seelenkörpers erfahren, um einerseits einen heilenden Einfluss auf den materiellen Körper auszuüben und um andrerseits tiefere geistige Erfahrungen zu machen. Du wirst immer mehr die zeitlose Wahrheit dieser Erfahrungen in deinen Lebensweg integrieren.

Zehn Ratschläge für die Meditation

1. Dauer: Als Anfänger im Meditieren plane dir eine Zeit von minimal fünfzehn Minuten und maximal einer halben Stunde ein. Fünfzehn Minuten braucht dein Verstand, um vom Alltagsrhythmus ein wenig abzuschalten; und bei über einer halben Stunde können die körperlichen Spannungen zu einem Störfaktor werden. Wie bei allem ist es auch beim Meditieren wichtig, auf das richtige Maß zu achten und gerade den Einstieg sanft zu gestalten, damit Freude, Neugierde und Enthusiasmus erhalten bleiben. – Später kann dieses Ritual eine dreiviertel Stunde, eine Stunde oder mehr einnehmen.

2. Ort: Wähle und gestalte dir einen ruhigen, ungestörten und immer wieder zugänglichen Raum für die Meditation. Es kann ein kleines Zimmer sein oder ein freier Platz im Schlaf- oder Wohnzimmer, den du ausschließlich und dauerhaft dafür belässt. Schmücke ihn mit einigen wenigen Utensilien, die Ruhe und Geborgenheit für dich ausstrahlen: Kerzen, Räucherstäbchen oder eine Duftlampe, eine Vase mit Blumen, vielleicht eine kleine Buddha-Statue oder das Bild eines Heiligen, der dir etwas bedeutet. Bedenke dabei, es ist ein Ort, wo du nach innen gehen möchtest, belasse alles Äußere dezent.

3. Zeit: Nachdem du dir einen festen Ort zum Meditieren kreiert hast, wähle nun auch eine für dich günstige Zeit, die du täglich einhalten kannst. Am einfachsten bietet sich für viele der frühe Morgen an. Man kann beispielsweise seinen Wecker eine halbe Stunde früher stellen und gleich mit seiner Meditation in den noch jungen Tag hineinstarten. Am Morgen herrscht noch eine klare Energie, der Geist ist frisch und nicht mit so vielen Gedanken belastet und die Meditation gibt dir zugleich Präsenz und Energie zur Bewältigung deiner Aufgaben. Wichtig ist eine gewisse Gewohnheit. Wenn für dich eine andere Zeit infrage kommt, wähle die für dich günstigste Tagesstunde. Ausschlaggebend ist einzig, mit welcher Intensität du dich einlässt.

4. Regelmäßigkeit und Beständigkeit: Meditation ist Seelennahrung. Meditieren bedeutet, dass die Seele sich mit göttlicher Erkenntnis, mit himmlischer Weisheit nährt. Wie du deinem Körper täglich etwas zu essen gibst und ihm nicht einmal die Woche oder einmal im Monat einen riesigen unverdaulichen Berg vorsetzt, so solltest du es auch mit der Meditation handhaben. Beständigkeit in der Praxis, eine Regelmäßigkeit beim Üben erfreut deine Seele und erzeugt ein angenehmes vertrautes Gefühl, bei dem du dich langsam öffnen wirst. Nicht ein gelegentlicher Wolkenbruch, sondern der stetige Tropfen höhlt den Stein der Unbewusstheit und fördert verlässlich das innere Licht zutage.

5. Geduld: Das größte Prüfungsfeld ist für die meisten Menschen die Geduld. Das gilt auch bei der Meditation. Der erste Enthusiasmus lässt mit dem Ausbleiben schneller Erfolge nach. Der Verstand kommt nicht so leicht zur Ruhe, wie du es dir erhofft hattest. Die körperlichen Spannungen stören auch noch nach Wochen des Übens. Hier ist deine Geduld gefordert und deine Gegenwärtigkeit. Meditation besitzt kein Ablenkungspotential und das kann manche Menschen nervös machen. Entdecke und erkenne nach und nach den goldenen Schatz der Gegenwärtigkeit. Es gibt nichts Wertvolleres, denn in ihr ist alles enthalten, was deinem Leben echte Qualität schenkt: Liebe, Freude, Mitgefühl, Sensibilität, Wahrhaftigkeit, Demut, Dankbarkeit. Im Grunde sind wir nur als Kind nicht auf unsere innere Schatzkammer aufmerksam gemacht worden, sondern die ganze Aufmerksamkeit wurde auf wertlose Äußerlichkeiten konditioniert. Sobald diese Erkenntnis in dir reift, ist jede Ungeduld im Nu verflogen.

6. Der Körper: Meditation ist auch ein starkes körperliches Erleben. Deshalb sind unter anderem die in diesem Buch beschriebenen Vorbereitungsübungen so wichtig. Einerseits hat der Körper zu Beginn noch nicht die Geschmeidigkeit und Lockerheit, um länger sitzen zu können. Zum anderen können während des Meditierens nach einiger Zeit psychsomatische Prozesse in Gang kommen, die sich muskulär oder organisch ausdrücken. Meditation ist ein lebenslanger Lernprozess, bei dem du vieles kennen und verstehen lernst: Deine Muskelspannungen, deinen Energiefluss, die Auswirkungen von negativen Gedanken oder ungesunder Ernährung. Alles das wird in dein Bewusstsein gehoben und du erhältst die Chance, darauf zu reagieren.

7. Supervision: Nimm die Hilfe eines Lehrers/einer Lehrerin in Anspruch. In der Stille der Meditation können plötzlich Emotionen auftauchen, die in deinem Unterbewusstsein auf eine Gelegenheit warteten, von dir gesehen zu werden. Sie können dich unter Umständen erschrecken, weil du nicht mit ihnen gerechnet hast oder ihre Intensität unterschätzt hast. Mit einem erfahrenen Lehrer kannst du darüber sprechen und gemeinsam nächste Schritte einleiten. Im Gespräch lernst du die Phänomene richtig einzuordnen und angesammelte Fragen können geklärt werden.

8. Üben in der Gruppe: Eine Gruppe ist ein tragendes Element. Das gemeinschaftliche Erleben weckt deine Freude und unterstützt deine Beweggründe. Wenn mehrere Menschen zusammen meditieren, erzeugen sie ein kraftvolles Energiefeld, das wiederum jeden Einzelnen neu auflädt. Die Intensität potenziert sich und die Stille kann weitaus tiefer werden als beim Üben alleine zuhause. Auch wenn die Gruppe andere als deine gewohnten Techniken übt, öffne dich dafür und betrachte diese Zeit als eine sonnenbeschienene Insel, die dir immer wieder den Grund für all dein Tun neu erhellt.

9. Motivation: Eine Gruppe gibt dir Motivation, doch du musst auch lernen, dich alleine zu motivieren. Meditation ist in der Gegenwart und die Gegenwart ist vielleicht nicht immer angenehm. Lerne zu lächeln. Lächeln entspannt jede Situation, ob im Außen oder im Innen. Lächeln ist ein wahres Wundermittel. Ein lächelnder Mund entkrampft sämtliche Muskeln deines Körpers, schenkt deinen Organen und allen deinen Zellen einen frischen Energiestrom und vertreibt die dunklen Wolken aus deinem Denken. Entscheide dich, auch im Unwohlsein gegenwärtig zu sein, und etwas wird sich ändern. Entscheide dich, Widerständen und auch Schmerzen nicht auszuweichen, und es entsteht eine andere Qualität in deinem Sein, eine ungekannte Kraft und Stärke.

10. Mithineinnehmen in den Alltag: Bei Meditation geht es letztlich um einen permanenten Zustand, um einen immerwährenden Sonn- oder Feiertag in deinem Herzen. Der anfängliche Rückzug dient dem Üben. Meditation ist aber eine Lebensübung. Gegenwärtigkeit kann und sollte überall und in jeder Situation geübt werden. Ein wacher Mensch, ein selbstbewusster Mensch, ein autarker Mensch, ein freudiger und lebendiger Mensch ist immer auch ein gegenwärtiger Mensch. Eine andere Möglichkeit existiert gar nicht. Alle Übungen enden im Alltag. Und letztlich gibt es nur den Alltag, und der ist die Gegenwart. Wenn du die Qualität deines Lebens verbessern möchtest, sei gegenwärtig. Wenn du mit etwas unzufrieden bist, sei wach. Entdecke in der Meditation die Quelle deines Glücks. Die ganze Welt ist nur ein Spiegel deiner Innenwelt. Lasse die Quelle des Glücks in die Welt übersprudeln, dann fehlt es dir an nichts – und du beschenkst sogar andere Seelen mit.

OM Shanti, möge es für alle lebenden Wesen in dieser und in anderen Welten so sein.

Wir finden Gelassenheit und Leichtigkeit in besonderer Weise bei Menschen, die an ihren eigenen Wert glauben und die dem Leben vertrauen.

1) Dieses Leben trägt dich

Eine erste Übung

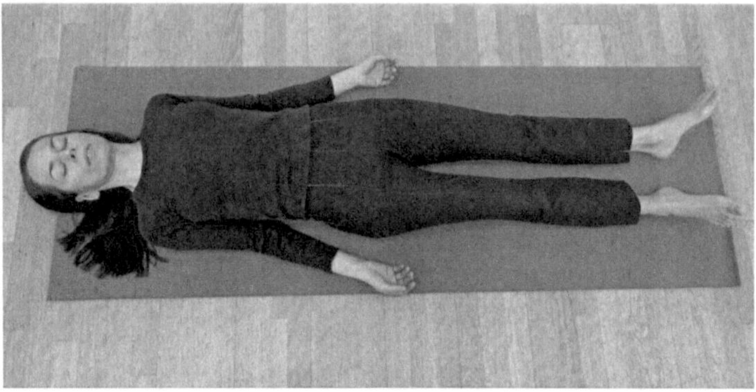

Liege auf dem Rücken und spüre dein Herz, wie es schlägt ohne dein Zutun; das Blut strömt Tag und Nacht durch deine Adern. Fühle deinen Atem, wie er kommt und geht, wie er dich erfrischt und belebt, wie er dir Weite schenkt und Phantasien. Höre eine Weile deinem Denken zu, wie es vor sich hinplappert wie ein launiges Kind. Lasse die Emotionen ihren Tanz tanzen. Sieh die Stimmungen kommen und gehen gleich Ebbe und Flut. Aber in all dem verborgen sind die Funken des ewigen Lebens. Und dieses Leben trägt dich durch Freude und Leid, durch Leben und Sterben, durch all die vergänglichen Paläste und welkenden Gärten hindurch.

2) Schlaflosigkeit – Ursachen und eine wirksame Meditation

Schlaflosigkeit, wenn sie keine positive Energieerscheinung ist, hat immer mit Sorgen und Ängsten zu tun. Und diese kommen aus dem begrenzten Verstand, der Vertrauen nicht kennt. Vertrauen kennt nur das Herz. Also ist die beste Lösung gegen Schlaflosigkeit und ihre Ursachen, ins Herz zu gehen, ins Vertrauen, in die

Hingabe an die Existenz. Die Existenz, das Leben sorgt für uns. Wir sind selbst niemals in der Lage, in der perfekten Weise für uns zu sorgen, wie es das Leben tut. Vieles davon erkennt man erst später aus einer gewissen Distanz heraus. Oft hat man das Gefühl von Mangel, wo gar keiner herrscht. Oft glaubt man, nicht geliebt zu werden, hat aber nur das Rezept dafür vergessen: Mangel behebt man durch Geben, Geliebtwerden erlangt man durch Lieben. Vielleicht ist dies eine kleine Erinnerung, die du schon oft gehört hast. Hier ist sie noch einmal.

Eine wunderbar wirksame und eigentlich sehr einfache Übung aus dem Kundalini-Yoga kann bei Schlaflosigkeit (aber auch bei vielen anderen Problemen) helfen. Sie basiert auf der vedischen Elementelehre und ist eine von vier Atemübungen, welche die Elemente im Körper ansprechen und wieder in Harmonie mit dem Ganzen bringen. Bei der folgenden Übung geht es um das Element Wasser. Unser Körper besteht zu rund siebzig Prozent aus Wasser in Form von Blut, Lymphe, Zwischenzellflüssigkeit und weiteren Sekreten. Schon die griechischen und römischen Ärzte waren bestrebt, mittels vielfältiger Methoden die "Säfte" des Körpers in Harmonie zu bringen. Gleiches übernahm später Kneipp für seine Wassertherapien. Wasser ist ein Informationsträger und auch ein Energieleiter für unseren Körper. Die Verteilung der Körperflüssigkeiten und die der Energie sind kongruent. Wo die eine Zirkulation stagniert, tut dies auch die andere.

Mudras (Fingerstellungen) zur Veränderung des Pranaflusses sind bekannt, in gleicher Weise wirken auch Zungenpositionen innerhalb unserer Mundhöhle. Für die Anregung der vier Elemente gibt es vier unterschiedliche Zungenpositionen. Für das Element Wasser wird die Zunge nach hinten umgeschlagen, sodass die Unterseite der Zunge gegen den harten Gaumen drückt und die Zungenspitze leicht den weichen Gaumen berührt. Begleitend nimmt man einen sanft vertieften, ruhigen Atem in den Bauch. Geatmet wird dabei durch die Nase. Diese Übung macht man einfach abends im Bett. In der Regel zeigt sich die Wirkung nach fünf bis zehn Minuten. Es muss nicht gleich beim ersten Üben funktionieren, auch hier ist es die Regelmäßigkeit, die den Erfolg bringt. Etwa ab dem dritten Mal reagiert der Körper immer rascher darauf.

Ich wünsche dir Vertrauen und einen erholsamen, alle Lebenskräfte regenerierenden Schlaf.

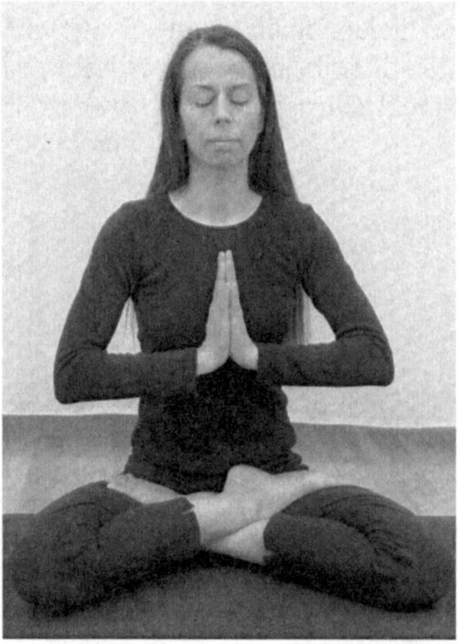

3) Gassho-Meditation

Sie ist eine besonders bewährte, uralte, weit verbreitete und sehr einfache Methode. Bei der Gassho-Meditation, die ihren Ursprung in Japan hat, bewirkt alleine die Haltung (siehe Foto), dass wir schon nach einigen Minuten in innere Stille gelangen. Es gibt ein Gesetz, dass im gesamten Universum Gültigkeit besitzt, es heißt: Form = Inhalt. Dieses Gesetz kommt zum Beispiel bei Musikinstrumenten zur Anwendung. Hier bestimmt die Form des Klangkörpers Kraft, Fülle und den Charakter der Töne. Die Form von Weingläsern ist am Geschmack des eingeschenkten Weins beteiligt. In östlichen Kampfkunstarten, wie z. B. beim Aikido, macht die geschlossene, immer abgerundete Körperhaltung des Kämpfers sein Stehvermögen und seine Kunst des Annehmens, Umleitens und Zurücksendens der Angriffsenergie aus.

Nicht anders verhält es sich bei der Körperhaltung, die wir für die Gassho-Meditation einnehmen. Zunächst setzen wir uns entspannt aufgerichtet in den Meditationssitz oder in den Kniesitz. Dann lenken wir den Atem sanft und leicht vertieft in den Bauch. Bei dieser Atmung verbleiben wir während der gesamten Meditation, die wenigsten 20 Minuten dauern sollte. Die Hände werden nun zum Namasté vorm Herzen zusammengelegt, wobei die Schultern locker bleiben und die Ellenbogen ohne Anspannung der Arme seitlich nach außen gerichtet sind. Das ist schon alles, was es zu „tun" gibt, und das ganze Geheimnis dieser Technik.

Es ist die Form unserer Haltung, die hierbei den inneren Energiestrom lenkt, die seine Richtung und Qualität bestimmt und damit auch seine ruhe- und zugleich kraftvolle Wirkung auf Körper und Geist ausmacht. – Die zusammengelegten Handinnenflächen und die Fußsohlen, die in Richtung unseres Körpers zeigen, bewirken, dass keine Energie nach außen abstrahlt. – Der sanft vertiefte Atem reichert Prana an und verstärkt sein inneres Fließen. – Die Mudra der zusammengelegten Hände vor Anahata, unserem Herzchakra, führt zu einer Zentrierung in diesem mittleren Energiezentrum. Dadurch entsteht in uns eine tiefe Ruhe. Anahata ist das Chakra der Mitte, der Ausgewogenheit, der Ausgeglichenheit. Hier sammeln und vereinen sich die Energien der unteren drei mehr erdverbundenen Chakren mit den Energien der oberen drei mehr der kosmischen Kraft zugewandten Chakren. – Die nach oben zeigenden Finger regen den aufsteigenden Energiestrom in der Sushumna, unserem zentralen Energiekanal in der Wirbelsäule, an. – Der vermehrt aufsteigende Energiefluss erzeugt ein allmähliches Öffnen von Sahasrara, dem Kronenchakra, das uns mit dem höchsten kosmischen Licht, dem Paramatman-Licht, verbindet. Es spendet uns höchste spirituelle Kräfte, es lässt uns wach sein und dabei klar sehen, spüren und empfinden.

In den ersten zehn Minuten mögen die Gedanken noch auf ihre gewohnte Weise im Vordergrund plappern und lärmen, dann jedoch sinken wir in eine angenehme Stille und tiefe Entspannung. Seelisch genährt und gestärkt und energetisch gereinigt und aufgetankt werden wir jedes Mal wie neu aus dieser Meditation in die hiesige Welt zurückkehren.

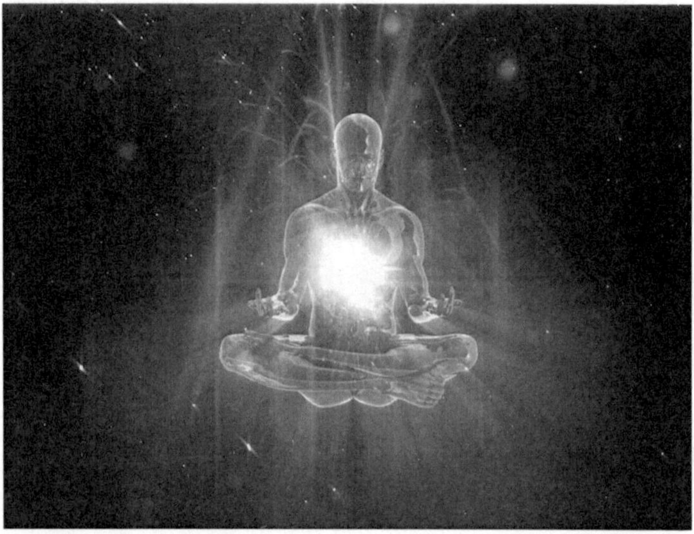

4) Lichtkörper-Meditation

Wir haben, vereinfacht gesehen, drei Körper: den materiellen Körper, den Emotionalkörper und den Lichtkörper. Die meisten bewegen sich beim Tagträumen, in ihrer Phantasie und im Schlaf in ihrem Emotionalkörper. Gehe, wann immer du kannst, besonders in der Meditation, in deinen Lichtkörper und lasse dieses Licht immer mehr den Emotionalkörper und den materiellen Körper erhellen. So spiritualisierst du dein Leben und hältst dich psychisch und physisch gesund.

5) Eine Ausdehnungs-, Wahrnehmungs- und Heilmedition

Diese Meditation hat eine ganz besondere Heilkraft. Lasse dir wenigstens 15 bis 20 Minuten Zeit dafür. Der Text wird dich von Stufe zu Stufe begleiten.

Sitze entspannt aufgerichtet und atme zunächst einige Male tief in den Bauch. Zentriere dich und komme in die Stille. Lasse dann den Atem ganz natürlich kommen und gehen.

Nimm jetzt nach und nach alle Ereignisse innerhalb deines Körpers wahr: deinen Atem, deinen Herzschlag, deinen Puls, das Blut, das durch die Adern strömt, deinen Magen und Darm, die vielleicht gerade verdauen, innere Wärme oder Kühle, Wohlgefühl oder Unwohlsein, auch deine Gedanken und momentanen Emotionen. Lasse jedoch nichts davon in den Vordergrund treten, keines der Ereignisse erhält einen besonderen Stellenwert. Nimm sie als gleichzeitig sich ereignend und gleichwertig wahr.

Nimm nun alles, was du unmittelbar an deinem Körper, an deiner Haut und Muskulatur spürst, hinzu: die Wärme und eventuell den Druck deiner Kleidung, den Kontakt mit deinem Gesäß und Beckenboden zum Boden oder Kissen, vielleicht ein Zwicken in der Muskulatur, ein sanfter Lufthauch, der über dein Gesicht oder deine Hände streicht. Nimm alles wahr, was sich in deinem Körper und unmittelbar außerhalb deines Köpers ereignet und lasse alle diese Ereignisse gleichwertig sein. Lasse keines in den Vordergrund deiner Wahrnehmung treten.

Weite das Feld deiner Wahrnehmung aus, indem du alle Ereignisse hinzunimmst, die in deinem Raum geschehen: vielleicht das

Ticken einer Uhr oder der Atem einer anderen Person, die mit dir meditiert, irgendwelche kleinen Geräusche, die dir sonst nicht auffallen. Nimm hinzu, was außerhalb deines Raums geschieht: Autogeräusche und Stimmen, die durch dein Fenster dringen, vielleicht auch Regen oder Sturm. Lasse alles, was in deinem Körper, unmittelbar an deinem Körper, in deinem Raum und außerhalb des Raumes sich ereignet, wie Wellen, die kommen und gehen, dahinplätschern. Gib keiner dieser Wellen eine besondere Bedeutung.

Dehne dein Bewusstsein noch weiter aus. Erlausche ferne Dinge, die deine bekannten Sinne normal nicht wahrnehmen. Ereignisse in weiter Ferne, in fremden Ländern auf anderen Kontinenten, das ewige Kreisen der Sterne im endlosen Kosmos. Sitze gelassen inmitten eines weiten Meeres voller Ereignisse, einem Plätschern von Millionen Wellen. Ewiges Kommen und Gehen. Keine der Wellen trägt einen Namen oder ist Inhaber einer Eigenschaft, eines besonderen Charakters. Werde selbst Teil dieses Meeres und genieße den Zustand.

Stelle nun im Geist ein Problem, das dich gerade betrifft, eine Krankheit, einen körperlichen oder seelischen Schmerz, belastende Gedanken, aktuelle Gefühle oder was auch immer dich gerade besonders beschäftigt, vor dich hin und schenke ihm alle deine Aufmerksamkeit. Blende alles andere aus. Es gibt nur dieses Eine, auf das du dich fokussierst und dem du alle Energie gibst. Tu dies etwa eine Minute lang.

Dann versenke es willkürlich wieder in das weite Meer der Ereignisse und vergiss es. Sitze inmitten des Wellengeplätschers egalitärer Ereignisse. Sei ein Teil davon und genieße diesen Zustand in gelassener Stimmung. – Beende die Meditation zu deiner Zeit. Ruhe dich danach weiterhin sitzend oder liegend etwas aus.

6) Die Stopp-Übung (Meditation mitten im Alltag)

Mit dieser wirklich sehr einfachen Übung kannst du dir Tag für Tag deiner Körperspannungen, aber auch deiner unhinterfragten Gedanken und Gefühle bewusst werden und dich allmählich zum Positiven verändern. Was wir bewusst anschauen, kann auf Dauer nicht in einem disharmonischen Zustand bleiben. Bewusstheit ist Prana, ist Lebensenergie, die unser ganzes Hiersein steuert, sofern wir ihr nicht durch innere Abwesenheit diese Aufgabe erschweren. Abwesenheit heißt, nicht im Augenblick sein, nicht im Körper sein, nicht Herr seiner Sinne, Gedanken und Gefühle sein. Die meiste Zeit verbringen wir in fernen Welten: wir denken an Vergangenes, wir planen Zukünftiges. Dazu gehört jede Tätigkeit, die nicht aus unserer Mitte heraus geschieht, bei der wir uns selbst vernachlässigen. Dazu gehört jedes Nachaußengerichtetsein, ob mental, emotional oder auf unsere Körperkräfte bezogen.

Im Laufe unseres Lebens, zumeist schon in der Kindheit, hat unsere Muskulatur Spannungsmuster aufgebaut, unser Geist Denkmuster und unser Emotionalkörper Reaktions- und Handlungsmuster. Alles das haben wir uns unbewusst von unseren Eltern und nahen Bezugspersonen abgeschaut. Die sogenannten Erbkrankheiten entstehen über die Augen und über unser Energiesystem. Energetisch werden wir bereits im Mutterleib geprägt. Es ist jedoch egal, wann und warum alles entstanden ist, der Augenblick ist jetzt, etwas zu verändern.

Gewöhne dir an mehrmals am Tag mitten in deinem Tun willkürlich „STOPP!“ zu sagen oder zu denken. Halte sofort inne, bleibe in deiner Haltung, lasse die Gefühle und Gedanken wie sie sind. Aber schaue dir mit wachen Augen das ganze Theater an. Wo spannst du dich an? Wie fließt dein Atem? Was denkst du gerade? Welche Gefühle und Empfindungen finden in dir statt? Atme tief durch, lasse die Spannungen, die dir bewusst geworden sind, los, halte an den Gedanken und Gefühlen nicht fest! Fühle dich mit jedem Atemzug freier! Lache laut (oder leise), lasse dein Zwerchfell dabei vibrieren! Verspreche dir, dass du immer weniger diesen

Mustern erliegen wirst! Habe kein schlechtes Gewissen, wenn es dir auch nach Jahren manchmal immer noch passiert!

7) Innere und äußere Natur

Unsere innere Natur ist so komplex wie die äußere Natur und es gibt eine Fülle an Analogien. Von den ägyptischen Weisen ist der Satz überliefert:

„Wie oben, so unten;
wie außen, so innen;
wie im Großen; so im Kleinen;
wie der Geist, so der Körper."

„Wie oben, so unten" auf uns übertragen kann bedeuten: Wie die Vielfalt der Galaxien und Sterne am Himmel, so vielfältig ist auch unser Geist, ist unsere Phantasie ist unsere Kreativität. Der Himmel ist grenzenlos, genauso können auch wir uns grenzenlos entfalten in unserem Denken, in unseren Planen, in unserem Handeln. Doch so wie der Kosmos eine vollkommene Harmonie in sich birgt, so sollten auch alle unsere Aktivitäten im Gleichklang mit der natürlichen Ordnung sich vollziehen und Harmonie in unserem Umfeld erzeugen.

„Wie außen, so innen" kann uns darauf hinweisen: Das, was du sagst, das, was du tust, so wie du dich im Außen zeigst, ist stets ein Abbild deines Denkens und Fühlens, deiner inneren Schwingungsmuster, die sich in Wellenform nach außen fortsetzen. Die äußere Welle ist ein Abbild des inneren Impulses, ein Parameter deines seelischen Befindens. Und alle Freude und alles Leid, das du in der Welt siehst, sind auch die Freude und das Leid in dir. Lerne von den Spiegelbildern, die dir überall begegnen. Du siehst nicht *die* Wahrheit, du siehst stets nur *deine* Wahrheit.

„Wie im Großen, so im Kleinen“ kann dir zeigen: Wie dein Körper sich bewegt, wie er agiert und reagiert, so ist jede deiner kleinsten Zellen schon von deinem Denken, deinen Erfahrungen und deinen Eindrücken programmiert. Zeigt dein Körper Geschmeidigkeit, pulsieren auch deine Nerven wohl abgestimmt, fließt das Blut durch deine Adern ungehemmt, erreichen die Botenstoffe zur rechten Zeit ihr Ziel, diffundieren die Stoffe durch die Zellmembranen in angepasster Weise. Ist dein Körper träge oder hyperaktiv, ist auch der Mineralhaushalt aus seinem sensiblen Gleichgewicht geraten.

„Wie der Geist, so der Körper“ enthüllt dir: Wohlwollende Gedanken dir selbst und anderen gegenüber stärken die Gesundheit deiner Organe. Hass, Neid, Eifersucht und Gier übersäuern das innere Milieu, verkrampfen deine Muskel und schädigen deine Nerven. Ein offener Geist und Positivität entspannen den Körper, verhindern eine Ansammlung von Schlackenstoffen, halten das Blut frisch und verjüngen. Freude belebt alle Sinne, liebevolles Denken weitet das Herz, Ein kreativer Geist erzeugt im Körper einen Eutonus und das Ausschütten von „Glückshormonen“; das Immunsystem läuft auf Hochtouren und Krankheitserreger haben keine Chance.

Yoga kann vieles dazu beitragen, dass uns diese Zusammenhänge immer mehr bewusst werden und dass wir achtsam mit uns selbst und unsrer Mitwelt umgehen. Beachte dieses „Wie außen so innen“ wenn du Asanas praktizierst. Was bewirkt eine veränderte Haltung in deinem Denken und Fühlen, in deinem Wohlbefinden oder deinem Schmerzempfinden? Was passiert in der Meditation, wenn du dich für das kosmische Licht öffnest, spiegeln sich all die Milliarden Sterne jetzt auch in dir? Wie fühlen sich deine Zellen an, wenn du den Atem verstärkst, beginnen deine Zellwände ähnlich zu pulsieren wie dein Zwerchfell? Wenn du durch Kapalabhati deinen Geist anfeuerst, feuerst du natürlich auch in gleicher Weise dein Energiesystem, deinen Puls, deine Sinne und dein ganzes körperliches Empfinden an.

Yoga und Meditation in der Natur zu üben, ist stets ein besonderes Erlebnis. Äußere und innere Natur können dabei auf wundervolle Weise ineinander verschmelzen. Ich möchte in diesem Zusammenhang einmal die Übung „Fisch“ (Matsyasana) besonders hervorheben. Es gibt viele andere Beispiele, aber lasse dich im Augenblick auf diese Übung beim Lesen und beim späteren Üben ein. – Spüre, während du den Fisch übst oder es dir in Gedanken gerade vorstellst, diese Dynamik, mit welcher ein Fisch durchs Wasser schnellt oder gleitet. Lasse diese Dynamik auch in deinem Inneren geschehen. In deinem Kreislauf, in den Nervenbahnen, im Herzschlag, in den Energiebahnen (Nadis) und Chakras. Fühle dich so agil und lebendig wie ein Fisch in seinem klaren Element. Atme intensiv in deinem natürlichen Rhythmus. Nimm diese ungeheure Vitalität in dir wahr, die dich gesund hält, die als Kreativität aus dir heraussprudelt, die dir ein klares Denken verleiht, die dir die Kraft für alle deine Aufgaben in diesem Leben schenkt. Sei in dieser Weise verbunden mit dem Wasser, mit der Erde, mit den Winden und der Sonne. Nutze die äußeren Kräfte als lebendige Nahrung für deine inneren Kräfte. Lasse die Grenzen zwischen innen und außen fallen. Dein Atem sagt es dir in jeder Sekunde, du bist verbunden, du bist in der Einheit. Du empfängst und gibst, dein kleines Leben schwingt perfekt im Rhythmus des großen Lebens. Du kannst es höchstens übersehen, wie der Fisch vielleicht auch nicht das Wasser wahrnimmt, weil er nichts anderes kennt. Als Mensch kannst du lernen die Dinge bewusst wahrzunehmen und zu genießen. Möge es so sein!

Als eine weitere Übung, um mit der Natur und mit den Elementen außerhalb und innerhalb von dir in Kontakt zu kommen, empfehle ich auch besonders die folgende „Fünf Elemente Meditation“

8) Fünf Elemente Meditation

Philosophie:

Nach der Tantrischen Philosophie besteht der Kosmos aus dem Zusammenspiel von männlicher und weiblicher Energie. Diese Polarität, sagt die Tantralehre, ist aber nicht die letzte und höchste Wirklichkeit, sie entspringt lediglich dem menschlichen Geist, der nur in Gegensatzpaaren zu denken vermag. Deshalb lehrt Tantra eine harmonische Vereinigung von scheinbaren Gegensatzpaaren, die letztlich eine Transformation in uns bewirkt. Gehen wir mit allen Sinnen ganz auf in diesem Moment – mit Hilfe eine Methode oder einfach unserer Natürlichkeit folgend –, kehren wir unweigerlich zurück in den ursprünglichen Seinszustand von Harmonie und Glückseligkeit.

Yoga heißt Verbindung und Tantra bedeutet Gewebe. Beide Lehren fordern dazu auf, sich wieder einzufügen in das dynamische Fließen aller innerer wie äußerer Lebensprozesse. Trennung bewirkt Unglück und Krankheit, Rückbesinnung bewirkt Heilung. Was uns auf diesem Weg wie ein beständiges und oft anstrengendes Lernen vorkommt, ist in Wahrheit nur ein Loslassen von ererbtem Ballast. Der Schmerz ist unsere Anspannung beim Festhalten an den überholten Denkmustern. Angst erzeugt der vermeintlich freie Fall ins Bodenlose. Freude aber entquillt uns mehr und mehr beim Flug ins lichtvolle ewige Sein.

Praxis:

Lockere und dehne dich zunächst gut. Du kannst zur Einstimmung einige Minuten Kapalabhati und anschließend Wechselatmung machen. Sitze dann für etwa 25 Minuten entspannt aufgerichtet im Meditationssitz oder auf einem Stuhl. Atme einige Male tief in deinen Bauch. Zentriere dich dabei und lasse deine Gedanken allmählich stiller werden.

ERDE

Das erste Element ist das Element Erde. Atme während dieser Zeit leicht vertieft **durch die Nase ein und durch die Nase aus**. Das Erdelement gibt deinem Körper Stabilität und deiner Psyche Urvertrauen, Mut und Zuversicht. Es wirkt in deinen Knochen, in deinen Bändern, Muskeln, Sehnen und im Bindegewebe wie im Gleichgewichtsorgan. Energetisch wird es durch Muladhara genährt, deinem Wurzelchakra. Verbinde dich, während du bewusst atmest, mit diesen Anteilen in dir. Lasse deinen Knochen, insbesondere deiner Wirbelsäule, den Bändern, Sehnen, Muskeln, dem Bindegewebe und deinem Gleichgewichtssinn Kraft und Stabilität zuströmen über deinen Atem und den durch ihn entfachten Pranastrom. Spüre auch die Lebendigkeit und Vielfalt von Mutter Erde in dir mit ihren Bergen und Tälern, Wäldern, Wiesen und Feldern und allem, was auf ihr lebt. Sei wieder ein Teil von ihr, lasse dich von ihr tragen und liebevoll umsorgen. Übe dies etwa fünf Minuten oder solange, wie du dich damit wohl fühlst.

WASSER

Das zweite Element ist das Element Wasser. Atme während der nächsten Zeit leicht vertieft **durch die Nase ein und durch den Mund aus**. Das Wasserelement herrscht in allem, was in dir eine fließende Eigenschaft hat und was dein Denken und Reagieren geschmeidig und den Situationen angepasst sein lässt. Seine Eigenschaften sind nährend, reinigend und Beweglichkeit verleihend. Es wirkt im Blut, in der Lymphflüssigkeit, in der Zellflüssigkeit, in den Sekreten wie Verdauungssäften, Gallflüssigkeit, Speichel, Samenflüssigkeit, in der Gelenkschmiere und in vielem mehr. Energetisch wird es durch Svadhisthana-Chakra genährt. Lasse allen Flüssigkeiten deines Körpers und der Geschmeidigkeit deines Geistes die Eigenschaften des Wasserelements zukommen. Beziehe sie in dein bewusstes Atmen mit ein und versorge sie mit lebendigem Prana. Spüre in dir die Kraft und Ruhe der großen Flüsse und die Schnelligkeit, Anpassungsfähigkeit und Ausdauer der wilden Gebirgsbäche. Fühle dich umspült von Wassern wie ein

Baby in seiner Fruchtblase. Gib dich in Gedanken eine Weile dem gewaltigen Rauschen und Wogen der Meere hin. Übe dies etwa fünf Minuten oder solange, wie du dich damit wohl fühlst.

FEUER

Das dritte Element ist das Element Feuer. Atme während der nächsten Zeit leicht vertieft **durch den Mund ein und durch die Nase aus**. Das Feuerelement bestimmt dein Nervensystem und dein Energiesystem. Es herrscht überall dort, wo Energie und Elektrizität im Spiel sind. Es ist wirksam in deinen Nervenbahnen mit ihren unterschiedlichen Rezeptoren, in den Nervengeflechten oder Plexen, im Rückenmark und in deinem Gehirn, verbunden mit den Sinnesorganen; ebenso in deinen Energiebahnen, den Meridianen oder Nadis, in deinen Chakren und den drei zentralen Energiekanälen Sushumna, Ida und Pingala. Energetisch wird es durch Manipura, das Sonnenchakra, versorgt. Lasse deinem Nerven- und Energiesystem durch ein bewusstes und spürsames Atmen wohltuendes Prana zukommen. Fühle eine wohlige Wärme in dir aufsteigen oder ein energetisches Prickeln wie Champagner deinen Körper durchströmen. Übe dies etwa fünf Minuten oder solange, wie du dich damit wohl fühlst.

LUFT

Das vierte Element ist das Element Luft. Atme während der nächsten Zeit leicht vertieft **durch den etwas geöffneten Mund ein und ebenfalls aus**, die Zunge berührt dabei sanft die unteren Schneidezähne. Das Luftelement bewirkt Leichtigkeit in dir. Es spricht deinen Atem, deine Stimme und Stimmung an. Es kann wirksam werden in deinem Denken, in deinen Empfindungen, in deinem Herzen und in deinem ganzen Sein. Es schenkt dir Weite, Sorglosigkeit, Freiheit, es bietet deiner Phantasie einen großen Spielraum und öffnet deinen Blick für neue Dimensionen. Das Luftelement korrespondiert mit Anahata, deinem Herz-Chakra. Lasse dich von deinem Herzen leiten, höre mehr und mehr auf seine sanfte Stimme, lasse dir alle Anspannung und alle Schwere nehmen und gib einem beschwingten Tanzen wieder inneren und äußeren Raum. Nimm jetzt deinen Atem wahr, wie er leichter, freier und weiter ein- und ausströmt. Übe dies etwa fünf Minuten oder solange, wie du dich damit wohl fühlst.

ÄTHER

Das fünfte Element ist das Element Äther. **Lasse während der nächsten Zeit deinen Atem ganz unmerklich kommen und gehen, eher so, als würdest du nicht durch die Nase, sondern durch deine Chakras hindurch atmen**. Es ist ein sehr feinstoffliches Geschehen. Tue dabei nichts, lasse nur zu. Das Element Äther ist den oberen drei Energiezentren zugeordnet. Durch sie empfängst du eine unsichtbare, fast unfühlbare, jedoch sehr wahrhaftige Kraft, ein neues lichtvolles Lebendigsein. Du wirst dich weniger auf körperlicher Ebene, aber immer mehr als Seelenwesen erleben, das unbegrenzt ist und deiner ursprünglichen Natur entspricht. Stille und Zufriedenheit wird einkehren und dich mit Freude und Seligkeit erfüllen. Genieße das Wunder des zu Hause Angekommenseins. Fühle dich wohl, es gibt keinen Grund, diesen weiten Raum der Verbundenheit wieder zu verlassen. OM Shanti.

Weisheit

ARBEITE AN DEINER WAHREN MENSCHWERDUNG

Charakter, so wie wir den Begriff normalerweise verstehen, ist ein künstlicher Charakter, ist, was die Gesellschaft einem Kind Stück für Stück überstreift, bis das Kind erwachsen ist und einen fest zugeschnürten Charakterpanzer trägt. Weil das aber kein Mensch, auch wenn er noch so beherrscht ist, aushält, wird sich das Leben an der einen oder anderen Stelle durchbohren. Nur heimlich natürlich, denn der Panzer muss ja makellos bleiben. So lange es nicht sichtbar wird, nennt man diesen Menschen charakterfest. Sollten die Löcher aber eines Tages auffallen, dann attestiert man ihm Charakterschwächen. Wenn dieser Mensch nun, was ja eigentlich ganz undenkbar ist, seinen Panzer eines Tages komplett ablegt, ist der Skandal nicht zu beschreiben.

Mich interessiert der Charakter eines Menschen nicht, sondern wie stark seine Liebesfähigkeit hindurchscheinen kann.

Mich interessieren nicht die Höflichkeit und die Manieren eines Menschen, sondern die Gesten und Taten der Wahrhaftigkeit.

Mich interessiert nicht die Selbstbeherrschung einer vor Angst schwitzenden und innerlich vor Wut kochenden Kreatur, die man nur als Zeitbombe bezeichnen kann, sondern der Mut einer Seele, welcher die Bandagen ihrer mumifizierten Hülle zerreißt und wegwirft und sich unbeirrt auf den Weg nach Hause zu sich selbst macht!

Mit diesem Menschen ist jede Begegnung spannend und voller Wahrhaftigkeit, vielleicht auch furchterregend (denn er lässt keine Geschäfte mit sich machen und geht keine krummen Wege) und sie ist ganz bestimmt fordernd und täglich voller Überraschungen und neuer Einsichten in die eigenen Abgründe. – In diesem Menschen ist der innere Charakter erwacht, das Gewissen, das jeder gegenüber allem Lebendigen tief im Herzen von Anbeginn besitzt. Im Folgenden ist alleine dieser innere Charakter gemeint.

1) Der wahrhaftige Mensch

Der wahrhaftige Mensch wird sich selbst erfinden – und das täglich neu. Er wird sich von keiner Person und von keiner Gesellschaft in eine falsche Form pressen lassen.

Nicht Gesetze sorgen für Harmonie, sondern jenes mysteriöse Unwägbare. Nicht Gebote lehren dich, sondern das lebendige Leben selbst.

Das ist am Anfang nicht leicht. Deshalb braucht man, so widersprüchlich es klingt, Vorbilder. Nicht aber, um sie nachzuahmen – nur um in ihrem kostbaren Flair von Freiheit, von Unberechenbarkeit zu weilen und dies zu seiner eigenen Natürlichkeit werden zu lassen.

2) Sei du selbst!

Wie ich es sehe, will Gott keine zwei gleichen Menschen. Gott will liebevolle, starke, freie, kreative Individuen, genauso wie er sie zu Beginn gedacht und erschaffen hat. Wiederholungen finden wir in seiner Schöpfung nicht. Nachahmer sind noch ängstliche, furchtsame Wesen, die unserer besonderen Zuwendung und Ermunterung bedürfen. Denn Gott will mutige, glaubensstarke Kämpfer gegen jede Trägheit und Eintönigkeit, die voller Respekt und mit Würde ihren ganz eigenen Weg sich bahnen, den vielleicht nicht einmal Gott selbst kennt. Gott ist neugierig auf dich.

Jedoch sollte der Ängstliche nicht belächelt, sondern immer auch als ein Mensch mit großem Mut betrachtet werden, er hat in diesem Leben den Mut, seine ganze Furchtsamkeit zu leben. Das ist sehr bedeutsam und wichtig – wenn auch vielleicht eine etwas ungewöhnliche Sichtweise. Ich denke mir, Gott wünscht sich, dass seine Geschöpfe alle Gefühle in diesem Leben aufrichtig leben, sie sind letztlich alle gleich, aus derselben Energie heraus entstanden. Wer seine Angst total leben kann, kann danach auch seine Hingabe, seine Liebe total leben. Er hat die Energie dahinter kennen gelernt, er hat einen Geschmack davon bekommen. Es ist für ihn lediglich noch ein zu Ende Gehen des Prozesses. Wer sich seiner Angst stellt – und sie nicht furchtsam verdrängt – wird am Ende tiefe Liebe erfahren!

Auch der Glaubensstarke mag sich oft ängstigen auf seinem Weg. Auch er mag immer wieder Furcht verspüren in der Dunkelheit. Doch er geht trotzdem unbeirrt weiter, denn er kann gar nicht anders. Er hat das Göttliche bereits in sich gefühlt. Und unter diesem Wert verkauft er sich nicht mehr. Wie er sich überhaupt an niemanden verkauft, unter keinen Umständen.

Aber er verschenkt sich von Herzen mit all seiner Freude an das wahre, an das echte, authentische Leben. Und er nimmt von Gott jede Prüfung an, um diese seligen Momente des Sieges wieder und wieder spüren zu dürfen. So lebt er immer wacher in seinem Gebet, in seiner Meditation, die zu seinem Leben geworden ist.

Auf seinem Weg zeigt er allem und allen seine tiefe Verbundenheit und Dankbarkeit, sein ganzes Herz, und er bietet jedem mitfühlend seine Unterstützung an. Du erfährst seine betörende Nähe und Präsenz. Er ist kraftvoll und doch auch wie ein verletzbarer Hauch, gleich einem Schmetterling. Lass dich von ihm betören, lass dich von ihm bekehren zu deinem bis heute noch unbegangenen Pfad. Werde aber nicht wie er. Sei etwas Neues, Taufrisches, ganz und gar Unbekanntes. Etwas, das selbst Gott überrascht. Sei du selbst!

3) Selbstliebe und Schuldgefühle

Wenn wir uns in die eigene Tiefe wagen, spüren wir die Zerrissenheit unserer Seele. Erst wenn wir noch tiefer gehen, nehmen wir die Einheit wahr.

Zunächst zum grundsätzlichen Verständnis: Selbstliebe ist das

Natürlichste der Welt, so natürlich wie der Atem, so natürlich wie das Leben selbst. Von dieser Natürlichkeit sind wir leider sehr weit entfernt worden. Und deshalb müssen wir etwas tun, was eigentlich gar nicht geht: *Natürlichkeit üben.* Das erscheint wie ein Widerspruch in sich. Alles, was natürlich ist, ist spontan, geschieht einfach, entfaltet sich ungeplant. Das Leben, das lebendige Leben, ist ein Fluss. Es gilt nicht, einen Fluss zu bewältigen oder an ihm zu arbeiten, sondern mitzufließen. Spontanität geschieht spontan, wir können uns das Spontansein nicht vornehmen.

So wollen wir einen Konflikt lösen und finden uns in einem neuen wieder. Aber so funktioniert es in der Welt des Denkens, hier herrscht das Gesetz der Schwerkraft vor. – In der Welt der Meditation sieht es gleich ganz anders aus, hier herrschen die Leichtigkeit, die Verspieltheit und das entspannte, vertrauensvolle Abwarten. Egal wie jung oder alt wir sind, wenn dieser innere Wandel – vom verstandesorientierten Sein zum meditativen Sein – sich vollzieht, beginnt die Reife.

Öffnung geschieht, wenn die Blüte so weit ist. Wer eine Knospe gewaltsam aufreißt, kann zwar ihr Innenleben studieren, aber die Blüte hat er zerstört. So ist es auch mit der noch zarten Pflanze „Selbstliebe“. Gehen wir langsam und vorsichtig und etwas verspielter mit uns und Situationen um, seien wir liebevoll und nachsichtig mit uns selbst... und betrachten wir auch das Draußen freundlich als ein Spiel! Je öfter wir dieses Hin und Her praktizieren und uns und die Welt dabei nicht zu ernst nehmen, desto natürlicher kann es geschehen. Kreieren wir keine Mauern aus Verantwortung und Verpflichtungen und keine Erfüllungsmaschinerie mehr, weder in uns noch für andere! Dann wird es immer einfacher und der Strom des Lebens beginnt unsere Herzen zu erfassen. – Das im Auge zu behalten, ist sehr wichtig, wenn wir in diesem Zusammenhang von Übungen sprechen. Ich möchte sie lieber Hilfen zur Erinnerung nennen.

Es gibt zwei übergeordnete Übungen, sozusagen permanente Übungen, die jede Situation und jeden Moment betreffen.

Die erste ist: *Entspanne dich von Mal zu Mal tiefer in genau diesen Augenblick hinein und erkenne und genieße immer wieder und immer neu all die Gaben, die er für dich bereithält, indem du dich für die Menschen öffnest, mit denen du gerade jetzt zu tun hast. Sie sind nicht anders als du, sie hängen im gleichen Spinnennetz gefangen, das aber lediglich aus Gedanken und falschen Vorstellungen gewebt wurde und das jetzt durch ein schlichtes Lächeln zerrissen werden kann.*

Die zweite ist: *Erkenne dich selbst. Hinterfrage, wer ist dieses Ich, das denkt, das handelt, das scheinbar in einer Maschinerie von so vielen Verpflichtungen gefangen ist. Wo komme ich her, wo gehe ich hin? Was ist von allem der Kern, die wahre Essenz?*

Daneben gibt es noch eine ganz wesentliche themenbezogene dritte Übung. Die Hauptursache, warum Selbstannahme, Selbstliebe sich für uns so problematisch gestaltet, ist, dass wir uns in vielen Situationen, häufig sogar grundlegend und permanent schuldig fühlen. – Ich möchte hier nicht von der Übung des *„Selbstverzeihens"* sprechen. Selbstverzeihen würde meiner Meinung nach die Schuld noch bestärken. Wenn da jemand ist, auch wenn ich es selbst bin, der mir verzeiht, wird ja schon eine Schuld vorausgesetzt. Schuld und Verzeihen sind nur die zwei Seiten derselben Münze. Wirf diese Münze weg, von mir aus in einen heiligen Brunnen, aber wirf sie fort!

Es gibt keine Schuld, es gibt nur Unbewusstheit. In dem Augenblick, in dem wir bewusst werden, ist jegliche Schuld, wenn es denn je eine gab, verschwunden, getilgt. – Und dann gibt es noch die Schuld, die eingebildet ist, die von außen eingeredet wurde. Ich rede von Manipulation, dem größten Übel überhaupt. Mit Schuldzuweisung funktioniert unsere Erziehung und letztlich die gesamte Struktur dieser Welt. Es ist der älteste Trick der Menschheit, mittels Schuldgefühlen psychologisch Macht auszuüben über andere, beginnend vom zartesten Kindesalter an.

Wie kann ein Kind sich schuldig machen? Es gibt sein Bestes, und vieles weiß es nicht, kennt es nicht und probiert sich aus. Wir dürfen das Kind liebevoll unterweisen, einführen in diese sehr fremde Welt, doch woher nehmen wir uns das Recht, es für Missgeschicke oder eine andere Ansicht und Meinung als die unsrige zu bestrafen und es mit Schuldgefühlen zuzuschütten? Aber genau das passiert. Jeden Tag. Und genau das wird das Kind später an seine Kinder weitervererben, wie es seine Eltern und deren Eltern seit Adam und Eva getan haben.

Wir waren dieses Kind, und wir sind jetzt der Erwachsene, der wie bei einer Zwiebel – Schale für Schale Elend und Tränen – scheinbar schicksalhaft darum herum entstanden ist. Unsere Aufgabe ist es, diesen schwarzen Zauber ein für alle Mal durch Bewusstheit in uns selbst zu beenden. Die Übung hierzu könnte zum Beispiel so aussehen, dass wir uns selbst versichern:

"Ich habe in jeder vergangenen Situation stets mein Bestes gegeben. Ich bin ein Mensch, ich bin begrenzt in meinen Fähigkeiten, in meiner Wahrnehmung und in meinem Bewusstsein. Ich wachse und reife mit meinen Erfahrungen. Ich werde immer wacher und aufmerksamer im Hier und Jetzt planen, handeln und mich äußern. Ich bin ein Kind der Schöpfung und vertraue ihrer Weisheit, die mich zum Licht des Erwachens führt. Indem mein Herz sich immer mehr öffnet, das sich unter der Last von Schuldzuweisungen einst verschloss und verhärtete, begegne ich der nie versiegenden Quelle der Liebe in mir, die mir die Stärke und Macht verleiht, Verantwortung in dieser Welt zu übernehmen und mich ausschließlich der Wahrheit, die aus meinem Selbst kommt, zu verpflichten, die mir Geschmeidigkeit und Güte innewohnen lässt und mich voll Freude und Spontanität an diesem wundervollen Sein mitwebend teilhaben lässt."

Im Kopf sitzen die Stimmen der Eltern, der Lehrer, der Kompetenzverwalter, der Politiker, der Medien und Meinungsmacher, die allesamt stets besser wissen, was für uns gut ist, was wir zu tun und zu lassen haben, was richtig und moralisch ist. Vergessen wir das alles! Nur das Herz kennt unsere höchst persönliche Wahrheit, niemand sonst. Je mehr wir uns dem Herzen zuwenden, desto weiter wird es sich öffnen und seine Stimme wird klarer und lauter rufen. Dann gibt es keine Frage mehr, nur Vertrauen!

Das heißt nicht, dass nun plötzlich das totale Wissen in uns ist. Aber ab jenem Augenblick ist da ein sicherer Führer an unserer Seite: die göttliche Stimme in uns, die Stimme der kosmischen Weisheit, der Ruf der allumfassenden Liebe. Bis diese Stimme mit voller Macht ertönt, wird noch oft Verwirrung in uns entstehen. Wir sollten uns nicht so sehr darum kümmern und stattdessen unbeirrt weitergehen. Wir werden noch tausendmal hinfallen, aber wir stehen auch tausendundeinmal wieder auf!

4) Frieden

Der Frieden, den du suchst, kann nur in dir selbst beginnen. Dazu ist die erste Frage, die du dir stellen musst: Willst du wirklich Frieden oder willst du nur deine Ruhe haben? Deine Ruhe kannst du auch durch Gewalt oder Unterdrückung bekommen. Du kannst andere anbrüllen oder Türen zuschlagen, um „deinen Frieden zu haben". Das ist aber kein Frieden. Das ist ein Abtöten oder Abstumpfen deines Geistes und der Lebendigkeit in dir und um dich herum. Das ist das Errichten einer Gartenmauer, die neue Unruhe schon in ihrem Fundament birgt.

Frieden erreichst du nur durch ehrliche und intelligente Erforschung deiner selbst, sowie durch ehrliche und intelligente Auseinandersetzung mit deiner Mitwelt. Frieden erreichst du durch die Bereitschaft, das aggressive kriegerische Potential in dir anzuschauen, seine Ursachen aufzudecken und zu beseitigen, seine Vorteile als die eigentlichen Behinderungen in deinem Leben zu erkennen.

Frieden erreichst du durch ein beständiges aber unverkrampftes Üben von Verständnis und Mitgefühl. Frieden erlangst du mit der Erkenntnis, dass dieses Leben begrenzt ist, deine Seele aber ewig existiert, dass alle Seelen sich hier letztlich nur begegnen, um Frieden, Liebe und Mitgefühl zu üben. Dieser Planet ist sozusagen ein Erziehungslager – oder positiver ausgedrückt: eine Edelsteinschleiferei, zu der das Rohmaterial der Schöpfung geschickt wird, um als glitzernde, reine Karfunkeln zurückzukehren.

5) Teilen und Schenken verändert deine Gesundheit und das Gesicht der Welt

Intelligenz und Freundlichkeit, Herz und Hirn, sind unser wahres Potential in diesem Leben – darüber hinaus sind wir alle besitzlos.

Was wir scheinbar an materiellen und an geistigen Gütern zu besitzen glauben, entspringt nicht unserer Leistung, sondern dem Schicksal, es ist uns zugeflossen. Und damit kam uns auch die Pflicht und Gnade zu, es weiter zu mehren, um es mit allen teilen zu dürfen.

Teilen öffnet unser eigenes Herz wie auch das Herz des Empfangenden. Es macht uns empfänglicher, sensibler. Verschenken hält uns in dieser materiellen, scheinbar starren Welt lebendig und mit der Existenz in Fluss. Darum ist es nach außen wie nach innen hin ein revolutionärer Akt. Es verändert Tropfen für Tropfen unser eigenes, wie auch das kollektive Bewusstsein.

Schenken und Teilen sind die Medizin, die uns wieder gesunden lässt von der seelischen Vereinsamung, die uns in die natürliche Ganzheit des Seins zurückbringt. Gib mit Freude jedem Bittenden, der dich anspricht. Er ist ein Bote Gottes und gewährt dir eine Chance zu wachsen. Erniedrige ihn nicht durch eine ablehnende, zurückweisende Haltung, verletze ihn nicht durch mürrisches Geben. Du erniedrigst dich selbst damit. Sieht er aber deine Freude beim Geben, spürt er bald in sich ein gleiches Verlangen nach dieser Freude, und er wird alle Anstrengungen unternehmen, seinem Leben einen neuen Sinn zu geben. Praktiziere dieses göttliche Gebot und dein Leben wird nach und nach unbekümmerter werden. Und noch so manches andere Wunder kann geschehen.

In ebensolcher Weise sollte auch ein redlicher Lehrer seinen Schülern das Wissen weitergeben. Er teilt es mit ihnen voller Respekt und in dem Bewusstsein, dass der Same längst in jedem vorhanden ist, dass nur sein Keimen noch zarter Unterstützung bedarf.

Teilen und Schenken sind heilsame Handlungen für unser Herz, für unseren Geist und damit auch für unser körperliches Wohlbefinden und für das Wohlergehen der ganzen Welt. Sie erzeugen Frieden, Harmonie und Gerechtigkeit. Sie wandeln Lieblosigkeit in Güte, Überheblichkeit in Demut, Stolz in Bescheidenheit, Gefühlskälte in Herzenswärme, Ignoranz in Weisheit.

„Gib den Bedürftigen, heile die Kranken oder spende ihnen Trost, behüte die Schutzlosen und spende auch geistige Nahrung und spirituellen Segen nach deinem Vermögen. Verbreite bei alldem deine Freude und Begeisterung.“ Das sagten und forderten immer wieder alle großen geistigen Führer. In diesen Handlungen liegt das Potential, Gesundheit, Verständnis und Friedfertigkeit zu verwirklichen und in Kürze jedes Schlachtfeld in einen paradiesischen Garten zu verwandeln.

6) Sensibilität

An was ich primär in meinen Seminaren interessiert bin und an was ich arbeite, ist die Sensibilität der Menschen. Ich halte Sensibilität schlicht für das Allerwichtigste. Der Grund ist: Aus Sensibilität erwächst nach und nach alles, was das Leben lebenswert macht, ihm seine Tiefe, seine Wahrhaftigkeit, seine Schönheit, seine Freiheit gibt. Durch Sensibilisierung entsteht eine der wichtigsten Qualitäten göttlicher Geschöpfe: Mitgefühl. Mitgefühl zu lehren bliebe eine reine Kopfgeschichte, etwas Moralisches, etwas, das man tut, um "gut" zu sein, um "gesellschaftskonform" zu handeln, es wird auf diese Weise nicht zu einer Herzensangelegenheit.

Wenn wir aber die Menschen sensibler machen, egal auf welchem Gebiet und über welches Medium wir das erreichen: Musik, bildende Kunst, in Bezug auf den eigenen Körper, Berührung usw., dann wird allmählich der kleine Funke im Herzen zur hellen Flamme des tief empfundenen Mitgefühls. Durch Sensibilität entsteht Schönheit im Leben eines Menschen – und durch ihn wird sie in die Welt hinausgetragen. Wer sensibler gemacht wurde für Harmonie, wird Schönes kreieren wollen, Musik, Malerei, Tanz, Gestaltung jeglicher Art, letztlich die harmonische Gestaltung des eigenen Lebens, der Beziehungen vielfältigster Art, der Lebensereignisse – bis hin zum eigenen Sterben, zum Hinübergehen in tiefem Frieden und Einverstandensein.

Aus Sensibilität erwächst ein Zuhören, das die Grundlage einer konstruktiven Kommunikation ist, einer Kommunikation, die zu einem neuen friedvolleren Miteinander führt, die das Verständnis für den anderen erweitert, die bereichert, indem sie aus der emotionalen und spirituellen Isolierung, aus der Egozentriertheit herausführt. Aus Sensibilität erblüht zuletzt die Liebe, die grenzenlose, alles umschließende, alles durchdringende Liebe. Die Liebe, die Freude, Gesang, Tanz und vollkommene Hingabe ist, die zuletzt kosmisch ist. – Wie ließe sich eine solche Liebe lehren? Wir können sie nicht direkt lehren. Aber wir können sie nach und nach erfahrbar machen über ein Ausformen der Sensibilität, die in Keimform jedem Geschöpf innewohnt und die auf nichts sehnlicher als auf ihr Erblühen wartet.

Und noch ein letzter Satz: Wir benutzen in unserer wertneutral ausgerichteten Gesellschaft häufig die leere Floskel, es sei "alles eine individuelle Geschmacksfrage", wo es von einer übergeordneten Warte betrachtet eigentlich um Sensibilität geht. Das kann an praktischen Beispielen und letztlich in einem längeren Prozess sichtbar, hörbar und fühlbar gemacht werden für alle die, die aufgeschlossen und konsequent ihrem inneren Weg folgen und durch Meditation ihre Wahrnehmung und ihre Bewusstheit Schritt für Schritt erweitern wollen.

7) Das Feuer der Reaktion

Das Feuer unseres Herzens, ist es eine für uns unkontrollierbare Reaktion genährt aus unbewussten, archaischen Prägungen und befeuert durch noch ungestilltes Verlangen nach Vereinigung auf der Ebene der Körper – oder ist es eine vollkommen beseelte Seinskraft, die uns in die Sphäre der grundlosen, freien und nicht bezogenen Liebe hebt?

Der gewöhnliche Mensch, wenn er angesprochen wird, antwortet mehr oder weniger mechanisch aus einem Repertoire heraus, das ihm von seinen Eltern und seinem frühen Umfeld mitgegeben wurde und aus dem, was er mit den Jahren unbewusst zu seinen Sprach- und Handlungsmustern gemacht hat.

Die meisten von uns sind so konditioniert, dass sie auf Höflichkeiten auch ihrerseits mit Höflichkeiten antworten und auf unhöfliche Worte mit unhöflichen Worten. Bei Handlungen spielt es sich genauso ab. Jemand reicht uns freundlich die Hand und wir geben ihm mit freundlicher Geste unsere Hand. Wir erhalten eine Einladung und wir bedanken uns, erscheinen zur verabredeten Zeit, um dann auch unsererseits eine höfliche Einladung auszusprechen. Wir erhalten einen bösen Brief und schreiben wutentbrannt an den Absender zurück. Oder jemand droht uns mit einer Gebärde und wir drohen ebenso. Jemand schlägt uns und wir schlagen zurück.

Doch es geht noch tiefer. Eine Person weckt in uns Gefühle der Liebe... und wir wollen diese Person besitzen. Wir wollen dieses Gefühl verewigen. Wenn uns das eine gewisse Zeit gelingt, scheinen wir glücklich zu sein. Dann aber ändert sich etwas. Menschen sind lebendig – unsere Projektionen auch. Aus irgendwelchen Gründen fühlen wir uns von der anderen Person plötzlich nicht mehr so geliebt, vielleicht sogar zurückgestoßen. Oder etwas beginnt uns an ihr zu stören. Wir beginnen mit Unwillen zu reagieren, der sich dann vielleicht eines Tages in Hass steigert. Oder wir haben auf einmal nur noch Gleichgültigkeit und Kälte für sie übrig.

Ob Freundlichkeit oder Unfreundlichkeit, ob Interesse an jemandem oder Gleichgültigkeit ihm gegenüber, ob Wut oder Mitgefühl, ob Liebe oder Hass, alles geschieht aus der gleichen Energie, aus dem Feuer des Reagierens. Und solange wir unbewusst sind, ist dieses Feuer nicht steuerbar, hat es Macht über uns. Wir sind ihm ausgeliefert und es ist unberechenbar. Es kann uns scheinbar höchste Wonnen bereiten, und es kann uns ebenso in tiefstes Elend stürzen. Wir werden ständig schwanken zwischen Überschwang und Depression.

Das Feuer der Reaktion ist eine gewaltige, ungezähmte Kraft. Sie mag uns sogar wie die Stimme Gottes vorkommen. Das liegt daran, dass wir unsere eigene Macht nicht kennen. Wir sind unbegrenzt. Doch wir haben es noch nie erfahren, es durfte nicht auf natürliche Weise in uns heranreifen. Es wurde unterdrückt und sucht sich dennoch sein Ventil, das wir aber leugnen und schnell wieder stopfen. Wir wissen nicht, wer wir sind, was ein Mensch ist, was seine Kraft ist, was sein Weg ist und was zuletzt sein tiefstes Wesen ausmacht.

Um Mensch zu werden, müssen wir zunächst einmal alles vergessen, was uns über uns erzählt wurde, alles verlernen, was uns beigebracht wurde. Wir müssen wieder wie ein kleines Kind ganz von vorne beginnen, jedoch aus der keimenden Kraft unserer allmählichen Bewusstwerdung heraus. Alles Mechanische, alles Nachgeahmte gilt es fallen zu lassen. Die sanfte Stimme der Intuition will jetzt erlauscht werden, die kreative, dynamische Intelligenz in uns will benutzt werden. Das wirkliche Verstehen und unsere noch unerkannte Liebesfähigkeit wollen gesehen werden, wollen erstarken.

Das gleiche Feuer – und es gibt nur diese eine lodernde Glut des Lebens – kann uns in einen bewusstlosen taumelnden Wahn versetzen oder wir selbst können es mit Weisheit dosiert für unsere Aufgaben als wacher Mensch auf diesem Planeten einsetzen. Georges Gurdjieff erzählte seinen Schülern eine Geschichte aus seiner Kindheit, ein Erlebnis, das ihn für immer prägte und letztlich zu einem erwachten Meister machte:

Gurdjieffs Vater starb, als sein Sohn erst neun Jahre alt war. Er rief ihn an sein Bett und sagte zu ihm: „Ich bin ein armer Mann, ich kann dir nichts vermachen, doch ich kann dir etwas mit auf deinen Lebensweg geben, etwas, was mir auch mein Vater mitgab. Du bist noch sehr jung und du wirst es jetzt noch nicht verstehen. Höre mir deshalb gut zu und merke es dir für später, wenn du größer sein wirst. Ich möchte, dass du mir ein Versprechen gibst. Wenn du jemandem begegnest, der etwas Negatives, etwas Beleidigendes zu dir sagt, höre ihm einfach nur zu, ohne darauf zu reagieren. Und sage ihm dann, ich werde dir morgen darauf antworten, lasse mir einen Tag Zeit. Ich habe es meinem Vater versprochen. Morgen erhältst du meine Antwort." Gurdjieff gab ihm dieses Versprechen und sein Vater schloss die Augen und starb. Es waren seine letzten Worte gewesen. „Ich hielt mich mein ganzes Leben lang daran", sagte Gurdjieff, „und ich lernte, niemand kann vierundzwanzig Stunden wütend auf jemand sein. Ich erkannte innerhalb dieser Zeitspanne, dass derjenige entweder Recht hatte mit dem, was er zu mir gesagt hatte – oder dass er Unrecht hatte. Weder im ersten noch im zweiten Fall gab es also einen Grund wütend zu sein. Ich konnte in Ruhe zu ihm sagen, ich habe in mich reingeschaut und erkannt, dass es stimmt, was du gesagt hast – oder aber, ich konnte das, was du über mich gesagt hast, nicht in mir finden, du hast dich geirrt. Mein Vater hatte mir das größte Geschenk gegeben, das ein Sohn von seinem Vater erhalten kann, er hatte mir den Weg in die Bewusstheit gezeigt und damit den Weg in die Freiheit. Ich wurde frei von mechanischem, unbedachtem Reagieren. Ich wurde unabhängig von den flatternden Gedanken und schwankenden Gefühlen in mir. Ich wurde klar und lernte in die Tiefe zu schauen. Ich erkannte mich selbst und damit zugleich alle anderen. Denn auf der tiefsten Ebenen bin ich nicht nur ich selbst, sondern alle Wesen, die ganze Existenz."

8) Respekt

Aus der Misere, in der sich unser Planet, die heutige Menschheit und jeder einzelne befindet, gibt es nur einen wirklichen Weg und der besteht aus der Rückkehr zu Respekt, Demut und Dankbarkeit gegenüber diesem so großartigen Geschenk, das die Schöpfung für uns darstellt. Wenn die Menschheit nicht wieder Bescheidenheit zur Tugend macht und praktiziert, hat sie den Untergang selbst vorprogrammiert. Sobald aber jeder wieder den natürlichen Herzenswunsch in sich spürt, dem Mitmenschen zu dienen, statt wie bisher ihn zu übervorteilen, beginnt die Heilung.

9) Segen

„Liebe deinen Nächsten wie dich selbst" heißt in seiner vertieften Form, ihm auch unseren Segen zu geben zu dem, was er tut oder wie auch immer er sein mag. Wir müssen es nicht unbedingt mögen, aber wir spenden ihm zu seinem Handeln und zu seinem Sein das Licht der Bewusstheit. Wir bestärken ihn – unabhängig von unseren eigenen Vorlieben und Abneigungen – und knüpfen so den geheimen, goldenen Faden der Allverbundenheit. Auch (oder gerade) dann, wenn jemand scheinbar gegen uns selbst eingestellt ist oder gegen uns handeln sollte, wir unterstützen seine Entscheidungsfreiheit rückhaltlos mit der Kraft unseres Vertrauens und unserer Liebe. Das gilt für Fremde wie für unsere Freunde. Es gilt besonders für unsere Partner, unsere Eltern und für unsere Kinder. Wir müssen es nicht aussprechen, wir geben einfach diesem Gedanken eine ständige Wohnung in unserem Herzen. Möge dann dem Segen eine wandelnde Kraft innewohnen – in besonderer Weise auch für uns selbst.

10) Gehe den Weg der Freundschaft

Den Weg der Freundschaft gehen, heißt für mich, den natürlichen Weg der Selbsterkenntnis, Selbstüberwindung, Reinigung und

Heiligung gehen. Nimm dankbar den Spiegel an, den dir Gott mit der Freundschaft schenkte. Erfahre ohne Scheu die unbekannten Seiten deiner Seele im anderen.

Gehe durch Licht und Schatten mit jemandem, der dich liebt. Sei keine Insel mehr und konstruiere jetzt auch keine Doppelinsel. Finde durch den Freund zur Freundschaft mit der Menschheit.

Überwinde die Anpassungstendenz, aber auch die Widerstände. Dein Freund ist eine Spielart von Gott, er *ist* Gott. Sei wach! Übe dich in Respekt, Dankbarkeit, Aufmerksamkeit und Rücksicht.

Freundschaft ist der Herzöffner, und das Herz ist die Quelle des Schenkens, der Freude, des Lachens, des Tanzens, der Lieder, der Kunstwerke. Freundschaft facht die Glut deines Herzens, das Feuer deiner Seele an, nutze die Energie der Freundschaft zur Erkenntnis, zum Sprung in die Freiheit.

Freundschaft ist irdisch, Liebe ist kosmisch, deswegen soll die Freundschaft auf dieser Erde der Liebe vorausgehen. Und über der Liebe und der Freundschaft steht am Ende Freundlichkeit. Freundlichkeit ist die Qualität des Seins, ist die vollkommene Bewusstheit. Freundlichkeit ist Unabhängigkeit in Verbundenheit, ist Zuneigung, die die Blüte der Stille zart in sich selbst berührt.

11) Ahimsa – Gewaltlosigkeit üben

A. Eine Kontemplation zu Ahimsa

Wie ich selbst sind alle Wesen
Trennung, Krankheit, Alter
und dem Tod unterworfen.

Wie ich selbst wünschen alle Wesen
ein Dasein in Unversehrtheit,
Gesundheit, Wohlstand und Würde.

Wie mir selbst schenke ich allen Wesen
meine Achtsamkeit, mein Mitgefühl,
meine Liebe und meinen Dienst.

Ich halte Abstand von
Töten, Verletzen, Diebstahl, Betrug,
Lügen, harten Worten, Intoleranz, Begehren
und jeglichem negativen Denken.

Ich fördere täglich in mir
wohlwollende Gedanken, dienliches Handeln,
Anhaftungslosigkeit, Wunschlosigkeit
und bedingungsloses Vertrauen.

Ich ehre in jedem den Samen zur Meisterschaft.
Ich verneige mich vor der Reinheit jeder Seele.
Ich sitze zu den Füßen der Meister und Gerechten
und folge ihren Lehren mit Bedacht.

B. Ahimsa-Prinzipien

Ahimsa, die Lehre der Gewaltlosigkeit und hohen Achtung sich selbst gegenüber und allen Wesen der Welten, den Menschen, Tieren, Pflanzen und Elementen, gilt als Basisorientierung für alle

Praktizierenden, die ein höheres Bewusstsein anstreben. Diese Lehre hat vier Kernaussagen:

1. Gewalt ist Töten, Verletzen, Diebstahl, Betrug, Lügen, rohe Worte, Intoleranz, Begehren und jegliches Denken, das negativen Äußerungen und Handlungen zugrunde liegt.

2. Gewaltlosigkeit ist das Praktizieren von Mitgefühl und Liebe sich selbst und der Existenz gegenüber aus dem Wissen um die Vergänglichkeit allen Seins und der Erkenntnis der höchsten Ordnung.

3. Der Weg zu Ahimsa ist anhaftungsloses Beobachten, selbstloses Dienen, Erkenntnis der Gleichwertigkeit aller Daseinsformen, schrittweise Befreiung von negativen Gedanken, verletzenden Worten und zerstörerischen Handlungen, Kultivierung liebevollen Denkens, wohlwollenden Sprechens und förderlichen Handelns, Entwicklung von Dankbarkeit, Geduld, Nachsicht und Humor, Praktizieren von Meditation und Gebet, Heiligung jedes Augenblicks, jeder Handlung, jedes Erlebens.

4. Das Ziel von Ahimsa ist die Verkörperung von Friedfertigkeit, Respekt, Weisheit und natürlicher Würde durch uns alle als wahre Menschen und Erben dieser Erde.

C. Ahimsa im Alltag

Die freiwillige Abkehr von jeglicher grober und subtiler Form von Gewalt öffnet in dir einen weiten Raum für Gleichmut, Vertrauen und Frieden. Ahimsa setzt eine enorme Energie in dir frei, da sie dich in Einklang mit dem kreativen Potential des gesamten Universums bringt. Freundliche Gesinnung ist die alle Hindernisse überwindende Kraft, die selbst die Herzen von Steinen öffnet. Ahimsa bereitet deinen Geist auf die Erkenntnis des Höchsten vor.

Bevor du mit Ärger regierst, bedenke: Die Welt ist das, was du selbst ausgesät hast. Säe Hass und du erntest Hass. Säe Liebe und du erntest Liebe. Kommt Hass auf dich zu, bleibe still und lasse den Hass vorüberziehen. Gib Liebe, auch wenn weiterhin Hass auf dich zukommt. Es sind noch die Antworten auf deine vergangenen Taten, die jedoch bald verhallen, wenn du standhaft Ahimsa praktizierst. Verdamme dich nicht, wenn es dir nicht immer gelingt. Beginne mutig von vorne. Übe täglich weiter.

12) Liebe beschenkt den Liebenden

Was wir normalerweise als Liebe bezeichnen, wenn wir es ehrlich betrachten, ist nichts weiter als Begierde, ein Besitzenwollen, Leidenschaft, Obsession. Kratzen wir nur ein wenig an der Oberfläche, fördern wir sehr schnell die darunter liegende Wahrheit zutage: Wut, Hass, Gewalttätigkeit, Krieg. Wir glauben, dass Hass das Gegenteil von Liebe sei. Manche glauben auch, es sei ein Bestandteil von ihr. Es stimmt – jedoch nur für unseren sehr eingeschränkten, entarteten Begriff von Liebe.

Was heute so glitzernd als Liebe verkauft wird, ist ein Mäntelchen, das wir allem umhängen können, designed by Seelenarmut. Wir verkaufen unseren Körper und unseren Verstand an sinnentleerte Tätigkeiten, um ein Stückchen Glück zu erhaschen. Und in unseren Beziehungen untereinander lassen wir die Seele leiden, weil wir Nehmende sind statt Gebende. Doch der Ruf der Liebe, so leise wie er sein mag, ist zu machtvoll, um überhört zu werden. Sie ist ja aus dem Einen, das alles ist, wie könnte sie keine Macht haben!

Sie wartet geduldig und lässt uns unsere Spiele spielen in dieser Arena der kurzlebigen Freuden und oft endlos empfundenen Leiden. Doch dann kommt der Zeitpunkt, wo sie uns – in der Sprache jedes Einzelnen – an das Ewige zu erinnern beginnt. Tiefe, reine Freundlichkeit ist ihr Ausdruck. Mögen wir noch so verroht sein durch welchen Lebensstil auch immer, auch unser Hass, auch unsere Gleichgültigkeit war letztlich eine schwache aber reine Schwingung von ihr. Hass und Gleichgültigkeit sind in uns, und sie müssen bloßgelegt und von uns betrachtet werden, um sie in ihrer ganzen Hässlichkeit und letztlich als Dummheit, als Missverständnis zu erkennen. Wenn wir allmählich fähig werden, durch ausdauernde Meditation unter diese Schichten zu schauen, dann taucht ganz vorsichtig und langsam die wirkliche Liebe auf.

Die Liebe, die kein Gegenteil kennt, die einfach bedingungslos liebt. Die respektiert. Die nicht bezogen ist auf eine bestimmte Person. Diese verborgene Liebe, die uns leise schon durch unser ganzes Leben begleitet hat, war nur vergraben, verschüttet unter den Bergen von Müll antrainierter Emotionen. Zu dieser Liebe hin gilt es zu finden. Denn alles andere erkennen wir bald als billigen Ersatz, als Plastikliebe, die uns niemals glücklich machen kann. Die uns nicht tiefe Glückseligkeit erfahren lässt. Die uns im Laufe der Zeit immer ärmer macht und innerlich zerreißt. Nimm dies zum Maßstab: Alles was dich verletzt, was dich am Ende immer wieder unglücklich zurücklässt, kann nicht Liebe sein, es ist ihr Surrogat, es ist schlichte Begierde.

Liebe beschenkt den Liebenden. Liebe macht dich reich. Vollkommen unabhängig davon, ob sie von jemandem erwidert oder ignoriert wird. Liebe ist Reichtum, der überfließt, sich weiterschenkt, ja weiterschenken muss. In der Liebe geht es wie im Leben immer um das Ganze. Und mit weniger als dem Ganzen gib dich niemals zufrieden!

13) Illusion

Willst du mit einer Illusion leben oder in der Wahrheit stehen? Die meisten Menschen ziehen in fast allen Bereichen die Illusion vor. In vielen Fällen glauben sie sogar fest, dass die Illusion die Wahrheit ist. Nicht nur das, sie streiten für ihre Traumgebilde, sie ziehen deswegen in Kriege, sie töten für einen nicht existenten Hauch Phantasie.

Nehmen wir die Religion: Die Existenz eines gewissen Gottes resultiert nicht daraus, dass er in Millionen Statuen abgebildet ist und in Millionen Tempeln angebetet wird. Er ist aus Holz, aus Metall oder Stein, du hast ihn dir selbst erschaffen oder von einem Künstler anfertigen lassen, was soll er bewirken? Selbst wenn du ihn Weltenlenker nennst, er ist nichts als Bild.

Nehmen wir die Politik: Dir wird erzählt, du lebst im besten aller Systeme, in einer Demokratie, in einer freien Welt. Aber niemand außer dir selbst kann dir die Freiheit geben. Niemand kann dir Selbstbestimmung verordnen, nur du alleine. Auch das Beste aller Systeme ist ein System und wird dir Gewalt antun, wenn du dich ihm nicht unterordnest.

Nehmen wir die Liebe: Du glaubst, einen bestimmten Menschen zu lieben. Hast du jemals hinterfragt, ob das stimmt? Du streitest mit diesem Menschen, du hast Forderungen oder Erwartungen an ihn. Ist das Liebe oder nur verbrämter Egoismus? Dieser Mensch wird krank, wird alt und gebrechlich und braucht deine Hilfe. Wird er jetzt zur Last für dich? Wenn du nur das Vergängliche in ihm wahrnimmst und nicht die ewige Seele, ist das Liebe?

Nehmen wir den Beruf: Schule und Studium bereiten dich auf eine Tätigkeit vor, die du dann dein Leben lang ausführen wirst. Du identifizierst dich mit dieser Tätigkeit, sie ist dein Aushängeschild. Du bist ein Ingenieur, ein Verkäufer, ein Klempner, ein Arzt oder Anwalt. Aber das bist du nicht, das ist lediglich dein Broterwerb.

Solange nicht alle Vorhänge gefallen sind, solange du nicht in der Wahrhaftigkeit des ewigen Seins angekommen bist, das Weisheit, Friedfertigkeit, Fürsorge, ein Miteinander, Liebe, Sensibilität und die reine Seele bedeutet, träumst du, bist du in einem Wahn gefangen, erfährst du auf einer imaginären Bühne eingebildete Freuden und Leiden scheinbar ohne Sinn. Erkenne den tiefsten Sinn in allem, hinter allem, über allem. Erkenne, wer du wirklich bist!

14) Liebe und Lehre des Meisters

Vor fast zwanzig Jahren besuchte ich Sri Ranjit Maharaj, einen großen indischen Advaita-Lehrer, und ich erhielt, was bei ihm ungewöhnlich war, eine Privataudienz. Damals konnte ich nicht ahnen, dass er schon drei Monate später seinen Körper verlassen würde. Er sagte, ob ich eine Frage hätte. Und ich antwortete ihm, ich hätte keine Frage, ich wäre ihm dankbar, wenn ich einfach nur in Stille bei ihm sitzen dürfte. Er gewährte es mir. In dieser Stille aber übertrug er mir wortlos den Kern seiner Lehre, den ich danach aufschrieb. Es gibt diese nonverbale Kommunikation, ich habe sie hernach noch öfter erfahren dürfen. Die wahre Essenz kann nicht mit Worten ausgesprochen werden, sie muss gespürt werden. Und dann erst können in einem die Worte hierzu auftauchen.

Ranjit Maharaj sprach in mir dieses:

„Bei jedem Menschen, der dir begegnet, erinnere dich: Alle Menschen sind gleich und wollen mit gleicher Liebe und Achtung behandelt werden. Es gibt keine guten und schlechten, wertvollen und wertlosen Menschen. Keine, die höher und weiter, und andere, die niedriger sind. Wir alle sind Brüder und Schwestern, Freunde und Freundinnen, Kinder der einen Wahrheit, und wir bedürfen der gleichen tiefen und unvoreingenommenen Freundlichkeit. Alle Menschen, gemeinsam mit der unendlichen Schöpfung, bilden ein einziges Wesen. Als Teil von diesem Wesen trägt der Einzelne alle Träume, alle Hoffnungen und alle Möglichkeiten des Ganzen in sich. Wie könnte ich da sagen: Der ist mehr oder die ist weniger? Jedes Wesen ist eine einzigartige Blüte der Schöpfung. Jedes ist vollkommen und einmalig, und gibt sein nie zuvor gehörtes Lied in diese Welt. Und die Lieder aller gemeinsam sind der ewige Schöpferton OM. – Schaue dir die Menschen danach an, was aus ihrer Seele sprechen will, was sie dieser Welt schenken können, um sie schöner zu gestalten, um sie harmonischer und friedlicher erscheinen zu lassen, um sie zu einem glücklichen, mit liebender Kraft erfüllten Ort zu erschaffen. Fördere jeden und auch dich

darin. Erlausche die verborgenen Dinge, das, was im Samen geschieht, bevor er den scheinbaren Sprung zum Keimling vollzieht. – Schenke Verehrung allen, die erkannt haben, allen Meistern, allen Lehrern und allen die Erkenntnis anstreben. Berühre die Füße der Erwachten.“

15) Was ist ein wahrer Mensch?

Ein wahrer Mensch lebt Religion und arbeitet ein wenig für seinen einfachen Lebensunterhalt. Ein vom Wahren abgekommener Mensch folgt dem Geld, dem Besitz und der Macht. Er weiß nichts von einem Davor und Danach, weiß nicht, woher er kommt und wohin er gehen wird.

Ein wahrer Mensch kümmert sich mit Ernst und Liebe um die täglichen Belange seines nahen Umfeldes, seiner Familie, seiner Freunde, seines Dorfes. Und lebt anderen dabei Bescheidenheit, Freundlichkeit, Mitgefühl und ein Sorgetragen um den Mitmenschen vor. Er lebt seine Tage und Nächte in heiterer Gelassenheit, weil er sich auf einer höheren Ebene eingebunden fühlt in ein kosmisches Ganzes. Ein wahrer Mensch ist ein fröhliches und friedvolles, ganzheitlich fühlendes, denkendes und handelndes Wesen. Er weiß, dass sein Hiersein nur eine Station von vielen seiner unsterblichen Seele ist, auf der sie sich bewähren darf, eine Lebensspanne, die sie mit anderen in Harmonie und Freude teilen darf.

Religion leben, heißt nicht blind vorgegebenen Dogmen zu folgen. Religion leben heißt, der Stimme seiner inneren Weisheit zu folgen und dieser Stimme, die sehr fein und leise erklingt, immer wieder neu zu lauschen und ihr vielleicht durch Lieder und Gedichte auch eine Form zu schenken. Diese Lieder wird ein wahrer Mensch überwiegend für sich alleine singen, wie all sein Tun mehr in der Abgeschiedenheit und dennoch nicht ohne Wirkung für andere geschieht.

Ein wahrer Mensch zu sein oder zu werden, ist nicht einigen wenigen Auserlesenen vorbehalten. Es sollte unser aller Ziel sein! Ja, wir sind es in unserer Anlage bereits. Es wurde nur verhüllt von einer Erziehung, die uns einen Mangel lehrt und den Kampf ums Überleben jedes Einzelnen gegen jeden anderen. So wurde unser Leben veräußerlicht. Sein Sinn wurde es, diesen Körper um jeden Preis zu erhalten und darüber hinaus, ihn zu verherrlichen und als unsere alleinige Seinsmöglichkeit zu betrachten – danach nur ein furchterregendes schwarzes Nichts.

In der Stille, in der Meditation wird es jeder früher oder später erkennen: Da ist überall Licht, da ist einzig Liebe und da ist ein unendlicher Raum ohne Begrenzung in uns. In ihm sind wir alle auf ewig verbunden, hier ist kein Getrenntsein, hier herrscht nichts als Freundlichkeit und tiefste Wonne. Der wahre Mensch hat dies als seine Heimat erkannt, und er ist ein Botschafter und Bezeuger ihrer Existenz. Das ist der Grund seines schlichten Hierseins. Komme ihm nahe, lausche seinen leisen Melodien, seinen weisen Worten oder seinem lebendigen Schweigen. Er kann dich heilen von allen Vorstellungen, die dir wie eine Krankheit und mühevolle Last vermacht wurden. Du brauchst ihm nur in seine Augen zu schauen, aus denen ein liebliches Licht deine tiefste Sehnsucht berührt. Deine ganze Bestimmung ist, ein wahrer Mensch zu sein, hier und heute, in Ewigkeit, in Unverletztheit, in Liebe und in Leichtigkeit. Blicke in den Spiegel und erkenne dein wahres Sein.

Wir sind das, was wir denken. Alles was wir sind, entsteht mit unseren Gedanken. Mit unseren Gedanken erschaffen wir die Welt. Sprich und handle mit unreiner Gesinnung Und Leid wird dir folgen Wie das Rad dem Ochsen folgt, der einen Wagen zieht.

Wir sind das, was wir denken. Alles was wir sind, entsteht mit unseren Gedanken. Mit unseren Gedanken erschaffen wir die Welt. Sprich und handle mit reiner Gesinnung Und Glück wird dir folgen Wie dein unteilbarer Schatten.

(Dhammapada, „Von der Entscheidung“)

16) Handwerk – Broterwerb und Seelenheil

Wahrheitsliebende Menschen, die mit offenen Augen um sich schauen, kritisieren zurecht viele Dinge in Politik, Finanzwesen, Kultur und sozialem Umgang, doch im Grunde, wenn man zwischen den Zeilen liest, wollen die meisten von ihnen doch, dass die Welt so weiterläuft wie bisher, nur irgendwie ein bisschen gesünder und freundlicher... Das funktioniert aber nicht. Wenn wir nicht alle wesentlich einfacher und bescheidener werden, kollabiert unser System eher früher als später. Einfacher und bescheidener heißt aus meiner Sicht, jeder sollte wieder zu einem nützlichen Handwerk zurückkehren. Dann wird garantiert nichts Unnützes produziert, alles bleibt regional und die Menschen bekommen wieder einen körperlichen und nicht nur intellektuellen Bezug zur Natur. Dann kehren unweigerlich Spiritualität und Ehrfurcht vor dieser wundervollen Schöpfung zu uns zurück.

Die Hände sind mit dem Herz verbunden. Was wir in den letzten 2 bis 3 Jahrhunderten erzeugten, kam vom Kopf und hat nach und nach die Seelen abgetötet. Zur Erinnerung: viele große Mystiker waren Handwerker, Petrus war Fischer, Paulus war Zeltmacher, Jesus war Zimmermann, Kabir war Weber, Jakob Böhme war Schuster, ich selbst bin seit fast dreißig Jahren Körpertherapeut. "Handwerk hat goldenen Boden", sagt ein Sprichwort. Das ist nicht nur im materiellen Sinn gemeint, es gibt dir tatsächlich einen goldenen Boden, auf dem du geerdet stehst, von wo aus du deinen Geist in den Himmel entfalten kannst. Ohne Wurzeln gibt es keine Blüten und Früchte. Denkt darüber nach.

Die Menschheit flieht in immer größerer Geschwindigkeit vor sich selbst davon und wird, wenn sie niemand bremst, schon bald diesen Planeten im Kollektiv verlassen müssen, weil ihr Geschwindigkeitsrausch mit all seinen Folgen die Erde unbewohnbar gemacht haben wird. – Wir suchen offensichtlich die Erleuchtung in der Lichtgeschwindigkeit.

Sich durch seine Arbeit mit Gott zu verbinden, ist in dieser hochtechnisierten Welt völlig verloren gegangen und auch gar kein Begriff mehr für den heutigen Menschen. Nur im echten Handwerk, wo die Hand des Menschen sich noch leiten lässt von der inneren Führung, und wo der Mensch nicht im Zeitdruck der Automation seine intuitiven Kräfte und kreativen Fähigkeiten verloren hat, kann diese Rückbindung noch stattfinden.

In der Körpertherapie, die noch eine der wenigen verbliebenen echten Handwerkstätigkeiten ist, können wir in der Ausbildung diese spirituelle innere Haltung bewahren oder neu fördern. – Wie kann ein kranker Körper wieder von der Seele in Gänze bewohnt werden, der nicht spirituell therapiert wird?

Wie kann ein Haus bewohnbar sein, das nicht von Maurern, Steinhauern, Zimmerleuten, Schreinern, Malern mit ganzer Hingabe und Liebe und dem bewussten Willen, etwas Schönes und Nützliches zu erschaffen, etwas Einmaliges zu erbauen, geplant und gefertigt wird? – Es existiert heute praktisch kein Heim mehr, nur noch Wohnmaschinen. Diese zerstören das Energie- und Nervensystem und auch das ästhetische Empfinden der Menschen, und damit ihre Seele. – Statt Häusern der Heilung haben wir heute Therapiefabriken.

Wer von vielfältiger Natur, von Bäumen, Blumen, Tieren, Flüssen, Seen, Bergen, von Wind und Wetter, von allen Jahreszeiten sich umgeben und durchdringen lässt, und wer mit lebendigen Menschen, erfahrenen Menschen, kreativen Menschen, freien, stolzen und liebevollen Menschen zusammenlebt, wird diese gesammelte Erfahrung, dieses beständige Erleben in all seinen Tätigkeiten, Gesten, Worten und Gedanken zum Ausdruck bringen. In seinem gesamten Wesen wird ein Leuchten sein, eine Zufriedenheit und Ruhe. Dinge, die er herstellt, werden das ausstrahlen, werden diese unverwechselbare Qualität besitzen. Es mag nur eine Tasse sein, ein Stuhl, ein gewöhnlicher Gebrauchsgegenstand, etwas ganz Alltägliches. Aber unter seinen Händen wird es zu etwas Ungewöhnlichem, zu etwas Seltenem, ganz Einmaligen, an dem sich der Käufer und Besitzer erfreut, das ihn bereichert, ja beschenkt mit besonderer Energie. Ein einfacher Stuhl, eine schlichte Tasse. Doch er wird, auf diesem Stuhl ruhend, die vitalen Kräfte des Waldes spüren. Und aus der Tasse wird er trinken wie aus einer frisch sprudelnden Quelle. Er hört dabei die Vögel zwitschern, Wolken ziehen über ihm hinweg, Sterne tauchen am Himmel auf, Zeitalter mögen vergehen und auf dem Stuhl sitzt jetzt sein Enkel, aus der Tasse wächst eine Blume...

Dieses ist ein Bild aus der zeitlosen Zeit. Und diese Zeit besteht immer, sie vergeht nie. Sie ist nur überlagert von unserer Hektik und dem Lärm. Lediglich der Verstand glaubt, keine Zeit zu haben, wie der Verstand uns irgendwie immer einen Mangel suggeriert. Das eigentliche Leben kennt keinen Mangel und ihm fehlt es nicht an Zeit. Zeit ist ewig, wie könnte sie da fehlen! – Wir müssen stiller werden, um die Ewigkeit wieder wahrzunehmen.

17) Das Tor zum Leben

Im tiefen Wissen, dass du stirbst, fällt alles unechte von dir ab. Mit dieser Erfahrung, die plötzlich geschieht, bist du augenblicklich frei, eingetreten in DAS WAS IST. Das ewige Wunder!

Der Tod ist ein Anfang, nicht das Ende. Der Tod ist die zwingende Voraussetzung für das Leben. Das Leben, das ewig ist. Der Tod ist deine Taufe. Der Tod ist deine Neugeburt. Der Tod ist dein Siegestor, wenn du es demütig, voller Hingabe, voller Liebe und mit Würde durchschreitest. – Dann ist dieser Augenblick Ekstase. Die höchste Ekstase, die möglich ist. Ein strahlendes Feuerwerk, mit dem dich das Leben als König, als Königin empfängt.

Alle Energie, die du bisher zum Festhalten an all deinem nutzlosen, kindlichen Spielzeug aufbringen musstest, ist plötzlich freigesetzt. Ein alchimistischer Prozess, der sich in deinem Herzen vollzieht: Das unwissende Kind, der Bettler ist verschwunden. – Ein König ist erschienen. Denn Tod bedeutet, deine Irrtümer loszulassen, deine Missverständnisse, deine Illusionen. Der Vogel, der vom Himmel fällt, das Vogelherz, das plötzlich nicht mehr schlägt – in ihm geht dennoch unbemerkt das Leben weiter. Und die Liebe findet immer neue Flügel.

Dein Tod ist eine Offenbarung. Dein Tod ist deine wahre Geburt, die eine Heimkehr ist. Ein Nachhausekommen zu deinen göttlichen Wurzeln und Zweigen. Ist das nicht hoffnungsvoll? Und ist da nicht eine ganz andere Geburtsvorbereitung notwendig?

Meditation ist die Geburtsvorbereitung. Meditation ist der Königsweg. Nur Meditation, bewusst oder manchmal unbewusst geübt, vermag dich ins Göttliche hinein zu gebären. Und die Hebammen an deiner Seite, die dich bis zum Erkennen begleiten, sind Wachsamkeit und Hingabe, sind Annehmen und Abgeben, sind deine Güte und die Freiheit, die du lebst und gewährst.

Denke über den Tod nach. Meditiere über den Tod. Sei wach. Beginne jetzt damit, auch wenn du jung zu sein glaubst. Was ist die Jugend, was ist das Alter gemessen an deinen vielen tausend Leben? Du bist eine alte Seele in welchem Körper auch immer. Jetzt ist dein Augenblick zu erwachen! Der Tod geschieht nicht irgendwann am Ende. Es gibt kein Ende, wie es kein Beginnen gibt. Tod geschieht jeden Augenblick. Geburt ebenfalls. Und du kannst deiner Unbewusstheit jetzt ein Ende setzen. Meditiere.

Die Erkenntnis, die bald aus deiner Meditation erblüht, dass der Tod hier und jetzt geschieht, so wie zugleich das Leben sich hier und jetzt entfaltet, bündelt deine Energien auf den einen Brennpunkt, der dein ganzes Leben heiligt.

Wenn du im Leben schon voller Vertrauen in die Süße des Göttlichen hineinstirbst, dann wird auch dein körperliches Dahinscheiden ein großes Fest sein. Doch wenn du am Körper haftest bis zuletzt, wenn sich dein Denken bis ans Ende um Einfluss, Macht und Besitz dreht, wirst du noch in deinem Grab von Alpträumen gequält werden. Das ist die wahre Hölle.

Erkennst du die Friedensbotschaft, dann ist kein neuer Körper mehr nötig. Dann bist du in Gott und Gott ist in dir. Das ist das wahre Paradies. Gott schenkte den Menschen die kleinen Tode zum Üben: Den Schlaf und den Orgasmus. – Um Meditation musst du dich selbst bemühen. Doch der Lohn am Ende ist nichts weniger als ALLES.

18) Ein Baum braucht Wurzeln

Wenn du von deiner Familie, von deiner Herkunft und deinen Ahnen getrennt bist, bist du wie ein Baum, der von der Erde getrennt ist. Du kannst dich zwar noch ein wenig von der Vergangenheit, von den Erinnerungen nähren, aber eigentlich stirbst du innerlich. Ein Baum braucht Wurzeln, er muss in der Erde sein, muss mit ihr verbunden sein, ein Teil von ihr sein. Der einzelne Mensch steht auf den Schultern seiner Ahnen, ohne sie hängt er in der Luft, ist er ein welkes Blatt im Wind. Ehre Vater und Mutter, ehre deine Ahnen, auf dass du deinen Kindern ein starkes Leben vorlebst, auf dass du kraftvoll in der Welt stehst wie ein schutz- und schattenspendender Baum voller duftender Blüten und süßer Früchte. Die Sonne nährt ihn, der Wind wiegt ihn, der Regen macht ihn fruchtbar. In der Mitte des Lebens stehen heißt, Vergangenheit und Zukunft in sich zu vereinen, heißt ein Mensch sein, der seinen Wert kennt, der dankbar ist und sich erinnert. Wer seine Wurzeln kennt, kennt keine Angst, er ist stets glücklich und voller Lebensfreude.

Liebe

GELUNGENE PARTNERSCHAFT

Stelle in einer Beziehung niemals
das Trennende in den Vordergrund
sondern stets das Verbindende.
Indem du das tust wirst du bemerken,
dass es nichts Trennendes gibt –
nur Ergänzendes.

Um sich seelisch und geistig in Gänze entfalten zu können, braucht der Mensch eine harmonische feste Beziehung, in der beide Teile für sich wie für den anderen, Verantwortung tragen. Alleine ist der Mensch eine Wüste, in einer liebevollen Partnerschaft hingegen entwickeln sich beide gemeinsam zu einer blühenden Oase.

Um bereit und reif zu sein für eine Partnerschaft, bedarf es wie bei allem im Leben einer Lehre, einer Ausbildung, die im besten Fall schon vorbildhaft in der Familie geschieht, in der man heranwächst. Das heißt, Eltern sind verantwortlich für ein Gelingen ihrer Beziehung, damit ihre Kinder täglich vorbildhaft erleben, was deren spätere Verbindung mit einem Partner sinngebend ausmacht.

Das Gelingen einer Partnerschaft setzt Liebesfähigkeit, Offenheit, Verlässlichkeit, Verständnisbereitschaft, Geduld, Hingabe und ein Setzen von Prioritäten für selbige voraus. Auf dieser grundlegenden Basis kann jene rückgebundene Freiheit und Leichtigkeit entstehen, welche eine Atmosphäre erzeugt, in der beider Seelen zur Größe herangedeihen und beider Geist sich letztlich weitet zum einen großen Geist.

Partnerschaft kann Erfüllung und ein andauerndes Paradies sein, basierend auf dem einzigen Gesetz das Menschen beherzigen müssen: „Was dir nicht gut tut, das mute auch dem anderen nicht zu, und so wie du dir selbst nichts als Liebe wünschst, so liebe auch den anderen mit all deinen besten Wünschen“. Dann bestimmt Freude euer Dasein und alle Unstimmigkeiten verlieren an Bedeutung.

Ohne Partner fehlt dir der Spiegel, ohne Spiegel lernst du nicht. Ohne Lernen gibt es keine Höherentwicklung. Das Leben bleibt ein Plätschern im Seichten. Liebe ist herausfordernd: du kannst ihr aus dem Weg gehen und du kannst die Herausforderung annehmen. Was bist du dir selbst wert? Liebe ist Leben. Ein Mann ist nur ein Mann, wenn er liebt. Eine Frau ist nur eine Frau, wenn sie liebt. Kommen beide liebend zusammen, sind sie göttlich und unsterblich.

1) Dein Partner ist eine Seele aus dem Jenseits

Dein Partner ist eine Seele aus dem Paradies. Mit ihr oder mit ihm ist das Paradies wiedergefunden, die Vertreibung ist aufgehoben. Jeder Streit kommt einer erneuten Vertreibung gleich. Jede Liebeserklärung aber ist das Erblühen einer neuen Blume im Garten Eden. Mit jeder Liebkosung wachsen unbekannte Bäume mit süßen Früchten. Jeder verliebte Blick erhöht den Himmel. Dein Partner ist ein Engel, wie du ein Engel bist. Vier Flügel sind unbesiegbar. Vier Flügel sind ein Heim für die Ewigkeit. Ehre deinen Engel, verschöne ihm das Heim, versüße ihm die Tage und die Nächte. Diese Pflichten sind deine Freiheit und dein Himmel. Und diese Pflichten sind leicht. Mit ihrer Erfüllung entscheidest du dich, den Distelacker zu verlassen und den Garten der göttlichen Wunder zu betreten. Sei ein Weiser, sei ein Liebender.

2) Respekt und Anteilnahme gegenüber dem Geliebten

Eine glückliche Beziehung basiert neben der gemeinsamen Liebe vor allem auf Respekt. Sie gesteht beiden das Recht zu, so zu sein, wie sie sind mit dem jeweiligen Temperament und besonderen Charakter. Auf beiden Seiten bedarf es der Offenheit dem anderen gegenüber, einer Offenheit, die ein Miteinander und das gemeinsame Wohlfühlen prägt. In einer Liebesbeziehung nimmt jeder Anteil am Erleben und den Gefühlen des anderen. Du liebst einen Menschen? Dann bist du zu hundert Prozent für den Geliebten da. Warum sonst hast du deinen Partner gewählt? Er ist der wichtigste Mensch in deinem Leben. Mangelnder Respekt und Vernachlässigung kränken und führen zu Leiden. Wenn du deinen Geliebten nicht respektierst, wenn du ihn vernachlässigst, vernachlässigst du dich selber und lässt es an Respekt dir selber gegenüber mangeln. In Wahrheit liebst du dann gar nicht, in Wahrheit bist du noch gar nicht erwachsen. Liebe fordert erwachsene Menschen, die ihr eigenes Spiegelbild nicht nur ertragen, sondern es annehmen und lieben, gerade wegen kleiner Unzulänglichkeiten. Respektiere den Geliebten nicht nur, sondern fördere ihn bei all seinem Tun und in seinem ganzen Sein. Vertraue in die Macht der Liebe, die alles zum Besten hinführt.

3) Größe und Göttlichkeit

Deine Frau ist eine Königin. Niemand braucht ihr diese Würde verleihen, sie ist es von Natur aus. Und sie kann auch dir durch deine reine Liebe zu ihr die Königswürde schenken. Bedenke deinen Juwel in jedem Augenblick mit tiefer Zuneigung und Worten voller Sanftmut. Behandle sie zart wie deinen Augapfel und dein pochendes Herz. Liebe ist ein Wunder, das zwei Menschen geschieht, die sich täglich voller Freundlichkeit begegnen, die ihre eigene Größe und Göttlichkeit kennen und nichts anderes in ihrem Partner sehen. Liebe ist das Licht auf ihrem gemeinsamen Weg; er ist lichtvoll und leicht, weil er das Finstere und Schwere kennt und im Tal zurückgelassen hat. Bleibe wach, bleibe in der Liebe. Süße Gefühle und blinde Emotionen sind keine Liebe, sie sind nichts als vergängliche Momente. Liebe geschieht in der Ewigkeit – und die Ewigkeit ist die tiefste Tiefe jedes neuen Augenblicks, in dem du die Wahrheit und die Güte verehrst und lebst.

4) Treue oder Bermudadreieck

Wenn man sich auf eine tiefe Liebebeziehung zur Gänze einlässt, und nur das macht Sinn in einem authentisch gelebten Leben, ist Treue kein moralischer Begriff mehr, es gibt einfach keine Alternative zu ihr.

Im Bermudadreieck verschwinden auf unerklärliche Weise Schiffe und Flugzeuge. In einer Dreiecksbeziehung verschwinden auf letztlich einfach erklärbare Weise Respekt, Achtung, Selbstachtung, Selbstwertgefühl und wirklich tiefe Liebe.
Manche leben eine Dreiecksbeziehung offen und reflektiert. Trotzdem passiert genau das. Weitaus schlimmer aber ist es, eine solche

Beziehung heimlich zu leben. Es gibt keine Heimlichkeit. Wer wirklich liebt, weiß! Vielleicht schweigt er dazu oder lässt es nicht in sein Bewusstsein vordringen. Nicht wissen würde bedeuten: nicht lieben. Und welchen Sinn würde es dann ergeben?

Wirklich tiefe Hingabe und Intimität ist in einer Dreiecksbeziehung nicht möglich. Ein Partner wird immer darunter leiden, was aber bedeutet, dass in Wahrheit alle drei leiden. Der Satz "Ich liebe dich über alles" kann sich letztlich, auch wenn man selbst zutiefst daran glaubt, nur als Lüge entlarven. Warum ist der Dritte da, wenn man den Einen über alles liebt?

Und wenn man diesen Satz vermeidet, vermeidet man auch die Liebe, einen tiefen Teil der Liebe. Liebe ist Gedanke, ist Wort, ist Tat. Sind diese drei Dinge nicht total, ist auch die Liebe nicht total. Ganz egal, was man sich selbst vormacht. Es stimmt nicht.

Das Beenden dieses Zustands mag schwer fallen, es ist ein Reifungsprozess verbunden mit allen Schmerzen und Irritationen. Aber besser er wird aktiv und in Liebe beendet, bevor er – sich selbst überlassen – in Hass und Frustration endet. Und man sollte dabei nicht in Kategorien wie Schuld, Versagen, Unfähigkeit denken. Jeder hat sein Bestes gegeben, jeder hat alles versucht.

Leiden gehört nicht zur Liebe, auch wenn es Philosophen gibt, die genau das lehren. Vielleicht hält man deshalb so lange daran fest. Es ist eine falsche Philosophie und eine krank machende Lehre. Liebe kann nur im Verbund mit tiefer Freude existieren. Alles andere ist nicht die Wahrheit, sondern eine Illusion, ein zerstörerischer Glaubenssatz.

Sei dankbar für jegliche Erfahrung, denn Dankbarkeit ist der einzige Weg, mit allem, was einem begegnet, umzugehen.

5) Kritik

Kritik ist das größte Übel für deine eigene Gesundheit und für die Gesundheit deiner Familie. Wenn du ein kritiksüchtiger Mensch bist, erzeugst du Streit in deinem nächsten Umfeld. Streit ist Disharmonie, Gesundheit aber braucht ein Feld der Harmonie. Kritik kränkt und Kränkungen machen auf Dauer krank. Die meisten kritiksüchtigen Menschen sind sich dieser negativen Eigenschaft nicht bewusst. Sie leben vielmehr in dem Glauben, nur das Beste für andere zu wollen, indem sie das, wie der andere handelt, spricht und denkt vermeintlich verbessern wollen. Aber woher weißt du, was für den anderen richtig ist? Der andere ist der andere und du bist du. Hätte die Welt keine Vielfalt, wären alle gleich, dächten alle das Gleiche, wäre sie einfach nur öde und langweilig.

Kritik scheint für viele eine Art energetische Nahrung zu sein, doch in Wirklichkeit ist sie ein schleichend wirkendes, tödliches Gift. Deshalb kritisiere deinen Nächsten nicht! Kritisiere deinen Partner, deine Partnerin nicht, denn jede Kritik erzeugt Riss um Riss im sensiblen Gebäude der Beziehung, bis das ganze Haus eines Tages zusammenbricht. Kritisiere deine Kinder nicht, wenn du sie nicht unfähig für ein natürliches, starkes und glückliches Leben machen wollen. Wer bist du, dass du dir Kritik anmaßen kannst? Mit Kritik zeigst du keine Stärke. Kritik ist ein Zeichen für die Unfähigkeit, mit dem eigenen Leben klar zu kommen. Ein Kritiksüchtiger ist in Wahrheit ein Schwächling und Feigling, der sich selber hasst und verachtet. Er ist das Gegenteil von einem in sich ruhenden Menschen, der mit beiden Beinen in dieser Welt steht. Wer sich Sensibilität bewahrt hat, kritisiert nicht, wirft nicht zu Boden, sondern lobt, baut auf, hilft auf die Beine, liebt und ehrt.

Liebe reichlich, liebe im Übermaß – und du wirst keinen Grund und keine Zeit mehr für Kritik finden. Erschaffe gemeinsam mit deinem Partner, mit deinen Kindern, mit deinen Freunden immer wieder einen Raum für Kommunikation, für ein täglich neues Kennenlernen im gemeinsamen Austausch. Sei neugierig, sei voller Interesse für die Seelen, die sich deine Seele in diesem Leben ausgesucht hat. Sie alle dienen deiner Reifung, deiner Vervollkommnung. Nimm dir eine Fastenkur vor, Fastenkuren wirken reinigend für Körper, Seele und Geist. Das wirkungsvollste Fasten ist ein Kritik-Fasten. Es entgiftet dich von Selbstverachtung, Kleingeistigkeit, Humor- und Lieblosigkeit und Egomanie. Es bereitet Raum in dir für Vertrauen, Großmut, Geduld, Güte, Dankbarkeit und ein paradiesisches Leben mit deinen Nächsten und Liebsten.

Hierzu eine kleine Geschichte: *Ein berühmter Rabbi war von einer entfernten Gemeinde zur Feier des Shabbat eingeladen worden. Alle genossen das Beisammensein mit ihm und lauschten mit Andacht seinen weisen Lehren. Als es schließlich Abend wurde, verabschiedeten sie ihn wehmütig doch mit großer Dankbarkeit im Herzen. Eines der Gemeindemitglieder führte ihn zum Auto und schloss, nachdem sich der Rabbi auf dem Beifahrersitz niedergelassen hatte, die Wagentür. Der Fahrer fuhr los, als er aber um die nächste Straßenecke gebogen war, bat ihn der Rabbi anzuhalten und die Beifahrertür zu öffnen. Der Fahrer tat dies und der Rabbi zog seine eingeklemmte, schmerzende Hand aus dem Türspalt. Der Fahrer erschrak und fragte den Rabbi, warum er nicht gleich etwas gesagt hätte und nicht mit dem Gemeindemitglied geschimpft hätte. Der Rabbi antwortete: „Hätte ich ihn vor allen beschämen sollen? Er hat mir eine Ehre erwiesen, er hat mich alten Mann zum Auto geführt und mir auf den Sitz geholfen. Wie hätte er vor der Gemeinde dagestanden als jemand, der die Hand des Rabbi verletzt hat?“*

6) Krisen in einer Beziehung

Eine Partnerschaft existiert gerade *wegen* der Krisen. Sie überdauert nicht *trotz* der Krisen, wie zumeist geglaubt. Doch was sind Krisen? Sie sind Stufen auf einem gemeinsamen Weg, Stufen des Lernens für den Einzelnen ganz persönlich und Stufen des Lernens für die Gemeinsamkeit, die ein Paar beschlossen hat zu leben. Für beide geht es darum, die Ursachen einer sogenannten Krise aufrichtig und in alle Richtungen zu hinterfragen, um sie zu verstehen... oder gelegentlich nicht zu verstehen. Für einen Mensch mit Tiefe hat jede persönliche Krise immer auch eine weitreichendere Bedeutung, denn allen persönlichen Differenzen wohnt auch etwas Allgemeingültiges inne. So lernt man von sich selbst, von seinem eigenen kleinen Leben zu abstrahieren und die großen gesellschaftlichen Probleme besser zu verstehen. Jede Seele, jedes Wesen ist von diesem Hintergrund geprägt und trägt ihn als Last mit sich. Zu einem bewussten Leben gehört auch, gerade diese Dinge anzusprechen und gesellschaftliche Lösungswege aus den eigenen Beziehungserfahrungen heraus aufzuzeigen.

Und ein ganz wesentlicher Sinn, den Krisen in einer Beziehung haben, ist, Humor in uns zu entwickeln. Denn ohne Humor sind wir eigentlich noch kein ausgereifter Mensch.

7) Rituale der Liebe

Es gibt einige schöne Rituale in der Partnerschaft, die vielleicht von den meisten nicht als Rituale angesehen werden. Zum Beispiel kocht der eine Partner liebevoll, während der andere einfach auf der Couch liegen und Zeitung lesen darf. Oder ein Partner massiert seine Geliebte hingebungsvoll. Aber es sind vor allem die alltäglichen kleinen Aufmerksamkeiten, wie den Müll entsorgen und ähnliches, die wundervolle Rituale sein können. Es muss nichts Großartiges sein. Das wichtigste „Ritual“ ist: In jeder Situation aufrichtig gegenüber dem Geliebten zu sein, Liebe und Dankbarkeit empfinden und zeigen, nie die Achtung verlieren und die Sensibilität entwickeln, die einem deutlich macht, wenn man den anderen verletzt, verletzt man letztlich immer sich selbst. Das ist ein Rezept, das ich jedem Paar ans Herz legen möchte.

8) Der heilige Yoga der Zärtlichkeit

Bewusste Zärtlichkeit ist der Weg der großen Liebenden in dieser Welt. Sie ruft uns alle, sie lädt uns alle ein in ihre weiten, mütterlichen und väterlichen Arme. Sie lockt uns mit ihren Gedichten und Liedern, mit ihren Märchen und Wundern, mit freudigen Empfindungen oder dunklen, warmen Ahnungen. Folge dem Weg deiner Liebe, vermeide nicht die Ängste, lass dich von Widerständen nicht verwirren. Sei wie ein Kind in seiner ursprünglichsten Unschuld. Verlerne alles Berechnen und Urteilen, Benennen und Einordnen, verlasse das Nichtsehen im Sehen, das Nichthören im Hören, das Taubsein im Fühlen, erhelle die Schattenwelten deines Geistes. Da ist ein weises Licht, das bewegt deine Hände, das erregt deine Lippen, das fließt so frei und freudig aus deinem Herz, das pulsiert so machtvoll jetzt in deinem Blut und all deinem Empfinden – und es ist nie wieder aufzuhalten. Empfange das Leben, das in diesem Leben zärtlich schwingt und hell erklingt. Empfange die Stille und wandle auf ihrem versteckten Pfad zurück nach Hause. Da ist eine Antwort im stummen Fragen deines Liebsten, im Schlagen seines Herzens, die nur du hören kannst, wenn alles vorlaute Denken verstummt.

Ein Yogi und eine Yogini, in diesem ihrem Körper wach lebend, sind zärtlich in der Partnerschaft. Diese Zärtlichkeit entsteht aus der tiefsten Sehnsucht nach letzter Einheit. Mit Zärtlichkeit im Denken, Fühlen und Handeln können zwei beseelte Wesen gemeinsam in die Sphäre des wissenden Seins gelangen. Zärtlichkeit ist, in Bewusstheit seinen Körper zu beseelen, ihn durch Freude und Wahrhaftigkeit zu heiligen, durch subtiles Prana zu vergöttlichen und in Reinheit und purer Lebendigkeit zu bewahren. Zärtlichkeit erwächst aus Sensibilität für Schönheit, Wahrheit, Freiheit und natürliche Gebundenheit. Du erlernst sie durch ein Annehmen des großen Lebenstanzes. Du vertiefst sie durch ein Vertrauen in die unsterbliche Weisheit in dir. Zärtlichkeit kommt stets mit einer Träne, die aus der Süße überfließt, und einem heiteren, überquellenden Lachen zu uns. Zärtlichkeit kann nur fördern und nie verletzen.

Nutze diesen Moment für ein Wort des Friedens, für eine Geste des Willkommenseins, für einen Blick, der deine Seele offenbart, für Worte des freundlichen Zugeneigtseins, für eine Berührung, die berührt. Zärtlichkeit ist eine Offenbarung des Göttlichen aus jenen Menschen heraus, die auf dem Heimweg sind und dir ihr Begleiten anbieten. Zärtlichkeit ist die wilde Blume, die dich berührt, doch die du niemals berühren kannst, deren Duft du nur sanft atmen kannst, zu der du wirst, wenn du dich selbst vergisst. Zärtlichkeit ist der Wind des ewigen Lebens in den Adern sich wandelnder Wesen, selbst in den Steinen, in fernen Sternen stets unterwegs und überall geborgen und zuhause.

9) Tantrische Liebe

Yoga versucht den Körper mittels des Geistes zu beherrschen und den Geist mittels des Bewusstseins in die Stille zu führen – und so bringt Yoga die Praktizierenden auf seine Weise zum Ziel. Yoga ist durch sein breites Einstiegsspektrum für viele, ja letztlich für alle tauglich und wurde nicht per Zufall zur Massenbewegung. Bis weit in die Geschichte hinein konnte sich Yoga immer wieder großen Zuspruchs erfreuen. Tantra hingegen war und ist nur für wenige ein Weg. Warum ist das so, wo es doch die Natürlichkeit propagiert, die jeder sich ersehnt und erhofft? Zwischen dem, was Menschen sich ersehnen und was sie sich davon zu erfüllen trauen, liegt ein hoher Berg, angehäuft aus Unwissenheit, Mutlosigkeit, Misstrauen und tiefen Prägungen durch jahrtausendealte bewusste oder unbewusste Fehlerziehung.

Um Tantra zu verstehen und nicht in Missverständnisse zu geraten, bedarf es aber deiner wachen Intelligenz, deines mutigen Herzens und deines Vertrauens. Um für Tantra bereit zu sein, bedarf es ebenso eines gewissen Grades an Feingefühl, an Kunstsinn, an Sensibilität und eines nicht urteilenden Verstandes. Tantra setzt ganz allgemeine Offenheit voraus und eine natürliche Akzeptanz der eigenen Körperlichkeit und Sexualität, die deiner Göttlichkeit nicht widerspricht, sondern sie gerade für dich erfahrbar werden lässt. Tantra spricht dein Loslassen an, es arbeitet ausschließlich auf der Ebene des Vertrauens, eines intelligenten, sensiblen, wachen Vertrauens. Tantra vertraut. Vertraut dem tiefen Wissen jeder von Gott erschaffenen Zelle, sowie der vollkommenen Weisheit der Körper/Seele/Verstand-Einheit eingebunden in das höchste Sein. Tantra lehrt uns dieses:

Atme ganz entspannt und vertraue der sanften, webenden Kraft des himmlischen Atems in allem, in allen und in dir. Lasse deine Sex-Energie fließen und vertraue ihrer machtvollen Einsicht in die höchsten Dinge. Reiße weder die Lotusknospe gewaltsam auf noch hindere sie am Erblühen. Erlerne vom Wasser Bewusstheit über die Energien in dir. Lausche dem geheimnisvoll flüsternden Regen, dem all seine Gefühle ausplaudernden Plätschern und Rauschen des Baches, der mächtigen Stille der Ströme, den wutentbrannten oder vor Lebensfreude überschäumend tosenden Meereswellen. Erlerne vom Feuer Wachheit und Klarheit. Lasse in deinem Geist die Flammen der Erkenntnis züngeln und lodern, die Blitze großer Einsichten erstrahlen und die Glut der Weisheit beständig dein Wohlwollen und deine Freundlichkeit nähren. Lerne vom Fels Beständigkeit in der Veränderung und Vergänglichkeit im ewigen Bestehen. Lerne von der gesamten Natur, deren Teil du bist – aber lerne immer mehr den Geist in ihr zu sehen, die Freude in ihr zu spüren und die Liebe aus ihr zu empfangen.

Lasse dich nun mit einem ebenso bewussten Partner auf euer beider „spielendes Sein“ ein. Da ist kein Erreichenwollen, da ist keine Scheu. Und da darf Scheu sein und der Glaube an ein Ziel. Da ist eine große Offenheit, da ist ein Spenden von Vertrauen. Und da ist Rückzug und Verschlossenheit möglich. Da wird ein Geheimnis sichtbar und greifbar – und entzieht sich auch wieder. Da ist Lachen und Weinen, Freude, Trauer und Wut – und die Erinnerung an die schlichte Freude am Spielen. Da ist große Neugierde, da ist Verlangen, da ist Sehnsucht, die sich Erfüllung wünscht. Und da ist lächelnde, beobachtende Gelassenheit. Da entsteht heißes Verschmelzen oder kühlende, erfrischende Auflösung. Da kommen Gipfelorgasmen, Talorgasmen, Freudeorgasmen. Entspanntes Nichtwissen und aufwühlende Erkenntnisse. Triebhaft schwitzende Körper, jenseitig duftende Körper.

Tantra ist eine Reise der Reise wegen. Und diese Reise macht dich freundlicher zu dir, zu deinem Körper, deinem Verstand, achtsamer in deinem Handeln und Denken, liebevoller zu all deinen Mitwesen in diesem großartigen Kosmos. Liebe, Achtsamkeit und Freundlichkeit sind die verheißungsvollen Lichttore, die dich zuletzt in die wahre Wirklichkeit eintreten heißen. Lasse nie nach, dich in all diesem zu üben, aufmerksam zu sein und – paradox! – dich von der großen hellen und dunklen Gelassenheit tiefer und tiefer ergreifen zu lassen.

10) Liebe, Sex und kosmische Bewusstheit

Bewusst praktizierter Sex, mit Achtsamkeit empfangener und erlebter Sex ist eine Form von zunächst körperorientierter Meditation. Sobald wir uns aber in der Weise auf Sex einlassen und immer bewusster mit den Energien umgehen, spürsamer geben und empfangen, kunstvoller und liebevoller in Austausch treten, befinden wir uns schon auf dem Weg zu höher schwingenden Ebenen.

Tantra nutzt die ganze Bandbreite der Energien, der Schwingungen zur Unterstützung jener Menschen, die bereit sind für diesen spirituellen Weg. Tantra klammert nichts aus, sondern erkennt alles als einen natürlichen Ausdruck des kosmischen Spiels an. Tantra wirkt sehr spielerisch und ist es auch. Dennoch ist Tantra eine Wissenschaft, eine intuitive Wissenschaft und eine hohe Kunst, die den Menschen dienen möchte, sich zu erkennen, sich weiterzuentwickeln und alles Unwirkliche, alle Missverständnisse, alle Prägungen mehr und mehr abzustreifen.

Tantra ist die Wissenschaft von der Natürlichkeit und die Kunst, dem Menschen einfache Wege aufzuzeigen, natürliche Methoden zu geben, mit denen er zuletzt die Stufe der höchsten Wirklichkeit erlangen kann.

Tantra sagt, dass es fünf Entwicklungsstufen im Sex gibt. Zuerst ist Sex Selbstzweck. Dann ist Sex Verbindung. Als Nächstes reift er zu Liebe heran. Danach hebt er uns in die wache Bewusstseinsebene, Sex wird zu Präsenz. Und am Ende der Entwicklung ist er unser Sprungbrett ins Namenlose, ist er Transzendenz, ist er pures Sein. Sex ist für Tantriker diese eine ewige Energie, die sich durch unser ganzes Leben, durch unseren gesamten Werdungsprozess hindurch höher und höher, weiter und weiter entfaltet. Mit wachsender Reife verfeinert sich Sex von Stufe zu Stufe ganz allmählich zu kosmischer Bewusstheit.

Bei allem aber, von der ersten bis zu letzten Stufe, spielt Phantasie die wesentliche Rolle. Phantasie ist immer der Beginn von allem Neuen, von jedem großen Aufschwung. Als erstes beflügelt uns immer die Phantasie, dann folgt der Mut zu unserem nächsten Schritt nach oben. Phantasie ist verspielte Intelligenz, die uns auffordert, die Dinge leicht anzugehen. Jede Handlung, ja schon beim Denken, sollten wir mit Leichtigkeit beginnen. Mit Leichtigkeit, mit Verspieltheit und mit Freude sollten wir unser Leben genießen als einen puren Tanz der Energien! Wenn wir spielerisch, ohne Zwang, ohne Verbissenheit denken, handeln – leben! –, stellt sich Phantasie, stellt sich die Inspiration von alleine ein. Phantasie verträgt keine Schwere. Sie braucht den weiten Raum, Freiheit, Freude und Beschwingtheit als Nahrung. Schwere ist tödlich für sie.

Da uns Sex durch unsere gesamte Entwicklung hindurch begleitet und trägt, oder weit mehr noch, da wir Verkörperung dieser großen und großartigen Energie sind, sollten wir ganz besonders im Sex spielerisch, phantasievoll und daraus resultierend achtsam und liebevoll sein. Verspieltheit entwickelt Sensibilität in uns. Wir werden empfindsamer für unsere eigenen Bedürfnisse und die Bedürfnisse anderer, unserer Partnerinnen und Partner in diesem großen Lebensspiel, das eigentlich ein Liebesspiel sein sollte. Empfindsamer geworden werden wir wie von selbst auch friedvoller und liebevoller.

Wenn wir aufgehört haben uns selbst zu verletzen, wird es uns unmöglich sein, andere zu verletzen. Denn es ist ja unsere eigene Verletztheit und Selbstvernachlässigung, die uns aggressiv gegenüber dem anderen, dem Spiegelbild, macht. Liebe aber fordert Achtsamkeit, und Liebe fordert Hingabe. In Liebe versunken, beginnen wir letztlich die Große Einheit zu ahnen, nach der wir uns alle aus tiefster Seele sehnen.

Wir haben Sex, um Kinder zu zeugen
oder unsere Lust zu befriedigen.

Tantra praktizieren wir, um Befreiung
und Glückseligkeit zu erfahren.

Liebe ist die vollkommene Aufgabe des Ego
in der Hingabe an den Partner oder an Gott –
am Ende existiert da kein Unterschied mehr.

11) Trennung

Trennung ist eine verpasste Chance für ein gemeinsames Wachsen und Reifen. - Oft trennen sich Menschen genau in dem Moment, wo ein Sprung in ein neues Sein möglich gewesen wäre. Doch sie wählen nicht, gemeinsam den neuen Weg zu beschreiten, sondern gehen nur den alten Weg zurück. Da, wo sie eingetreten sind, verlassen sie wieder den Raum und bestätigen sich selbst in ihrem ewigen Enttäuschtsein. Nimm allen Mut zusammen und gehe weiter mit deiner Liebe. Der Horizont ist voller unbegrenzter Chancen. Nur in der Beständigkeit ist Veränderung möglich.

LIEBE – DAS ZIEL ALLER SEHNSUCHT

Es gibt den weisen Spruch: "Liebe ist das einzige in der Welt, das sich vermehrt, wenn man es teilt". Hat man das verstanden, kann es dann noch Fragen geben? Oder eine andere Weisheit, sie stammt von Byron Katie: "Stelle dir vor, du sagst zu jemandem 'Ich liebe dich' - und es hat keine Konsequenzen". Das heißt in der Umkehrung aber, unsere sogenannte Liebe ist immer vermischt mit Verlangen und Erwartungen. Eigentlich ist es gar keine Liebe, es ist ein subtiles Geschäft, so hart das klingen mag.

1) Liebe ist unser Seinszustand

Wenn wir jemanden wirklich lieben, dann lieben wir einfach und erwarten nichts dafür. Und es wird uns dadurch nicht an Liebe für andere Menschen fehlen. Liebe wird nicht gewogen, gemessen oder abgezählt. Und was besonders wichtig ist zu wissen: Liebe ist kein Gefühl, ist keine Emotion, ist nicht etwas, das kommt und geht. Liebe ist beständig. Wenn sie kommt und geht, ist es keine Liebe, dann ist es nur eine Liebelei, eine vorübergehende Verliebtheit. Liebe ist eine Konstante. Liebe ist ein Seinszustand. In dieses Sein hinein können und werden wir reifen. Es ist zwar tief in uns vorhanden, doch oft noch nicht sichtbar, nicht fühlbar. Wir sind zu sehr im Kopf und noch zu weit weg vom Herzen.

2) Formen der einen Liebe

Liebe zu den Kindern, Liebe zu den Eltern, Liebe zum Partner und die Liebe zu uns selbst, das scheint sich zwar äußerlich zu unterscheiden, es unterscheidet sich aber nur in der Färbung, im Ausdruck, in den unterschiedlichen Gedanken, Gefühlen und Handlungen. Einmal drückt sich unsere Liebe durch Fürsorge, durch Beistand und Behüten aus, ein andermal durch Achtung und Respekt, einmal durch körperliche Intimität, durch Berührung, durch Nähe, ein andermal durch Anteilnahme und Mitgefühl und dann auch durch Selbstannahme und Würde. Dahinter aber ist als tragendes Element die eine große Liebe. Liebe ist das, was unser Leben ausmacht, was es trägt. Liebe ist Leben. Diese Schöpfung geschah aus Liebe heraus und besteht einzig aus Liebe.

3) Das Herz als Lehrer des Verstandes

In tiefer Liebe verschmilzt ein Paar zu einer Einheit. *Ein* Denken, *ein* Fühlen, *ein* Wollen, *ein* Handeln. Kommen später Kinder hinzu, weitet sich diese Liebe auf die Kinder aus. Und diese Liebe trägt die Familie und sie erträgt auch alles, was ihr begegnet. Bleiben wir stets im Herzen, entstehen keine Probleme. Probleme sind Erfindungen des Verstandes. Eines Verstandes, der noch getrennt vom Herzen ist. Ist der Verstand mit dem Herzen verbunden, wird er zu einem folgsamen Diener. Ist er nicht verbunden, versucht er sich zum Herren aufzuschwingen. Das dürfen wir niemals zulassen. Das Herz muss der Lehrer des Verstandes sein, dann ist stets alles in Ordnung. Dann gibt es keinen Kampf, keinen Krieg, weder in uns selbst noch im Außen.

4) Liebe ist die höchste Intelligenz

Sind wir in tiefer Liebe, gibt es keine Fragen. Alles ist klar und durchscheinend. Liebe ist die höchste Intelligenz. Handeln wir aus reiner Liebe heraus, gibt es kein Zögern, kein Vertun, keine Fehler. Wir machen alles richtig. Und das ist eines der wesentlichen Merkmale der Liebe. Weitere Zeichen sind Geduld, Demut, Dankbarkeit, Mitgefühl, Langmut, Großzügigkeit, Vergebung, aber auch Durchsetzungskraft, Zielgerichtetheit, Selbstbewusstsein, Unabhängigkeit - und vor allem Kreativität und Freude. Ganz in der Liebe angekommen, schwinden letztlich aber alle diese Begriffe. Das Sein ruht in sich selbst. Es hinterfragt sich nicht, es analysiert sich nicht. Es ist. Und in seinem Sosein erlebt sich der bewusste Mensch in seiner ursprünglichen Lebendigkeit. Denn all seine Sehnsucht ist jetzt erfüllt.

Schlusswort

ALLES HÄNGT AN DEINEN LIPPEN

Der vielleicht wichtigste Ratschlag am Ende dieses Buches

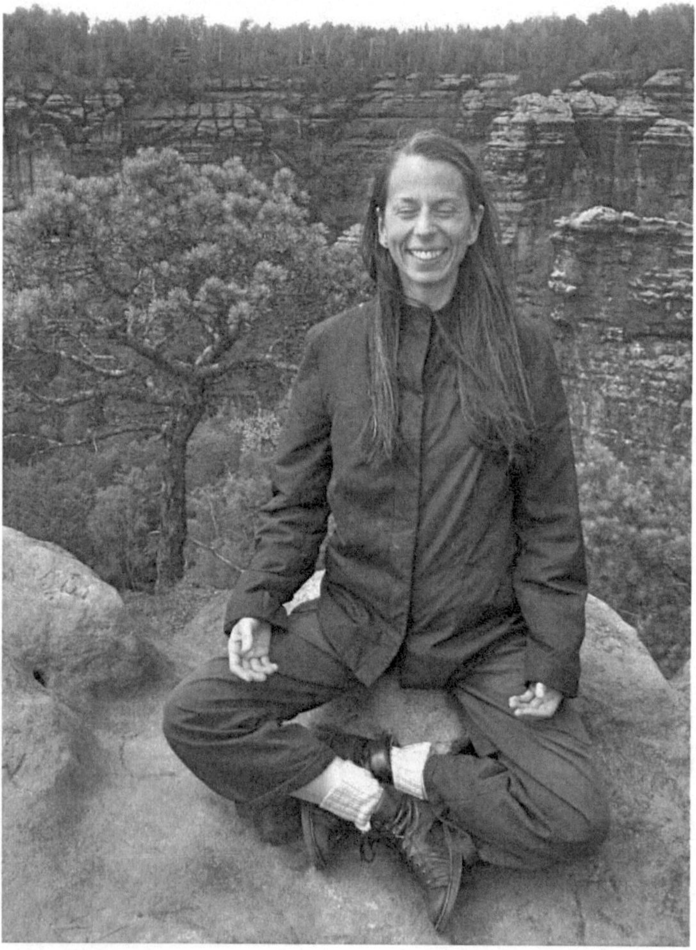

Lächle! Verbreite Freude!

Mache dir bewusst, dass an deinen Mundwinkeln alle Organe und alle Muskeln deines Körpers wie die Puppen an den Fäden des Puppenspielers hängen, ebenso dein Atem und dein Denken. Ziehst du die Mundwinkel nach oben, arbeiten deine Organe fröhlich, sind deine Muskeln entspannt, schwingt dein Atem weit, ist dein Geist frei. Ziehst du deine Mundwinkel aber nach unten, werden deine Organe traurig und mit der Zeit krank, verkrampfen sich deine Muskeln, ist dein Atem klein und ängstlich, dein Gemüt ist dumpf und dein Denken getrübt. Die Stellung der 43 Gesichtsmuskeln wirkt sich auch auf die energetische Versorgung und die Durchblutung der Zirbeldrüse aus. Sie ist unser Bewusstseinsorgan und wurde auf den Seiten 121/122 bereits ausführlich beschrieben.

Nur eine kleine Bewegung entscheidet alles. Alles hängt an deinen Lippen. Lächle! Verbreite Freude!

LEBENSREZEPTE – Schlusswort und Danksagung

Dieses Buch ruht auf den Säulen vieler weiser Menschen zahlloser Generationen, die ihr Leben dem Forschen, Schreiben und Lehren gewidmet haben. Ihnen allen verdanken wir unseren heutigen Kenntnisstand. Alles medizinische Wissen in diesem Buch ist den Veröffentlichungen etlicher von ihnen entnommen und lediglich von mir sortiert, neu formuliert und zusammengefügt worden.

Zum Motivations-Kapitel hat mich Alexandra Stross inspiriert. Mehrere der alternativen Mittel der Grünen Hausapotheke verdanke ich Hinweisen von Robert Franz. Andere habe ich selbst schon viele Jahre in Gebrauch.

Die Fußreflexzonen-Massage wie etliche andere alternative Behandlungsmethoden unterrichte ich seit drei Jahrzehnten und halte sie aus eigener Erfahrung für einen ganz wesentlichen Bestandteil der Prophylaxe, der Heilung und der Regeneration.

Die Rezepte sind teils von meiner geliebten Aditi, die eine großartige Fünf-Elemente-Köchin ist, und von mir selbst.

Yoga und Meditation praktiziere ich seit meinem 18. Lebensjahr. Dieser langen Erfahrung entstammen die hier beschriebenen Atem- und Energieübungen wie auch die Meditationsmethoden.

Alle philosophischen und spirituellen Texte kommen aus meinem Herzen, dessen Erweckung ich einigen Lehrerinnen und Lehrern, Meisterinnen und Meistern verdanke. Die drei wichtigsten davon waren und sind Osho, Byron Katie und Ilse Middendorf.

Allen Leserinnen und Lesern dieses Buches wünsche ich den Segen des Höchsten, tiefe Erkenntnisse und allzeit gute Gesundheit.

Bhajan Noam

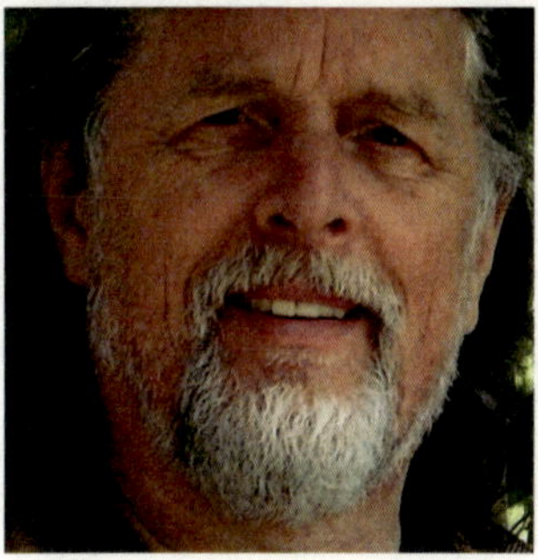

Bhajan Noam, Dozent, Seminarleiter, Therapeut, Yogalehrer, Mystiker, Dichter und Autor von bisher 12 Büchern sowie zahlloser Artikel in Zeitschriften und auf Internetblogs im Bereich alternative Heilmethoden, gesunde Lebensweise, Yoga, Yogaphilosophie, Spiritualität, Weltreligionen und Mystik. Er ist Vater von vier erwachsenen Söhnen und zwei erwachsenen Töchtern, die von klein auf an vielen seiner Seminare und Ausbildungen teilnahmen und gerade deshalb ihren ganz eigenen Weg in dieser Welt gehen.

SEMINARE MIT BHAJAN NOAM

Aktuelle Termine unter: www.bhajan-noam.com

Bisher erschienene Bücher von Bhajan Noam:

I. DIE NACHT MIT ELIA
Chassidisches Manifest in zwölf Geschichten
3. Auflage

II. DU BIST DIESE LIEBE
3. Auflage

III. DRACHENPERLEN
Jenseits von Philosophie
Die wilden Sutras des Bhajan Noam
2. Auflage

IV. KIRSCHBLÜTENZWEIGE
Vierzig Haikus
1. Auflage

V. WELTGESCHICHTE…
wird in diesem Buch geschrieben.
2. Auflage

VI. SHASTRAS
Meistertexte – *Ein Lehr- und Lesebuch*
2. Auflage

VII. VIERZIG WÜSTENNÄCHTE
1. Auflage

VIII. SONNENGESÄNGE
aus dreieinhalb Jahrtausenden
1. Auflage

IX. DIE ACHT PERLEN DER FREIHEIT
1. Auflage

X. CAFÉ KAILASH
Hier gibt's nur Kaffee, nur schwarz
1. Auflage

XI. IN SALOMONS GARTEN
1. Auflage

XII. YOU ARE THIS LOVE
1. Auflage

Anhang

BÜCHEREMPFEHLUNGEN

1) Das Buch der Heilung; Osho; Ullstein
2) Der Erfahrbare Atem; Ilse Middemdorf; Junfermann
3) Gesundheit für Körper und Seele; Louise L. Hay; Allegria
4) Heile deinen Körper; Louise L. Hay; Lüchow
5) MSM eine Super Substanz der Natur; Frank Liebke; VAK
6) Earl Mindell: Die neue Vitaminbibel, Heyne
7) Krankheit als Symbol; Ruediger Dahlke; Bertelsmann
8) Peace Food (vegane Ernährung); Ruediger Dahlke; GU
9) Vegan & vollwertig genießen; Heimroth, Bornschein; Hädecke
10) Das Fünf Elemente Kochbuch; B. Temelie, B. Trebuth; JOY
11) Die köstliche Küche des Ayurveda; Ernst Schrott; Goldmann
12) Praktisches Lehrbuch der Reflexzonentherapie am Fuß; Hanne Marquardt; Haug
13) Geschichten, die die Füße erzählen; E.D. Ingham; Ernst Vögel
14) Heilen durch Reflexzonentherapie; Christa Muth; Amazone
15) Wasser – die gesunde Lösung; F. Batmanghelidj; VAK
16) Die Botschaft des Wassers; Masaru Emoto; KOHA
17) Der Kaufmann und der Papagei; N. Peseschkian; Fischer
18) Lieben was ist; Byron Katie; Arkana
19) Dein Yoga, dein Leben; Tara Stiles; Knaur
20) Yoga für Seele, Geist und Körper; Gertrud Hirschi; Via Nova
21) Zeit für Weiblichkeit; Diana Richardson; Innenwelt
22) Die Ekstase des Herzens; Daniel Odier; Aquamarin
23) Tantra – Eintauchen in die absolute Liebe; D. Odier; Amazone
24) Das Buch der Frauen; Osho; Amazone
25) Das Buch der Männer; Osho; Amazone

THERAPEUTENLISTEN

Atemtherapie nach Middendorf: www.atemtherapie-middendorf.de

Fußreflexzonenmassage nach Hanna Marquard: www.fussreflex.de

Yogatherapie: www.yoga-vidya.de/yogatherapie/

Feldenkrais: www.therapeuten.de/therapien/feldenkrais.htm

Marnitztherapie: www.marnitz-therapie.de/therapeutenliste.html

Rolfing: www.therapeuten.de/therapien/rolfing.htm

Klangmassage nach Peter Hess: http://www.peter-hess-institut.de

MEDIZINISCHE STUDIEN

1) Vitamin D

PubMed government

US National Library of Medicine
National Institutes of Health
www.ncbi.nlm.nih.gov/pubmed/?term=21572875

NCBI Resources How To

PubMed.gov
US National Library of Medicine
National Institutes of Health

PubMed 21572875[uid]
Create RSS Create alert Advanced

Format: Abstract Send to

Dermatoendocrinol. 2009 Nov;1(6):300-6. doi: 10.4161/derm.1.6.10970.

An estimate of the survival benefit of improving vitamin D status in the adult german population.

Zittermann A[1], von Helden R, Grant W, Kipshoven C, Ringe JD.

⊕ Author Information

Abstract

BACKGROUND: Inadequate vitamin D status is a worldwide problem. Evidence is accumulating that individuals with low vitamin D status have excess mortality rates. We calculated to which extent annual mortality rates can be reduced in the German population by optimizing vitamin D status.

RESULTS: Mean serum concentrations of 25-hydroxyvitamin D in the DEVID study cohort were 41 nmol/l (SD: 22 nmol/l). More than 90% of individuals had 25-hydroxyvitamin D concentrations below the threshold that was associated with lowest mortality risk in the two aforementioned trials (75 nmol/l). According to conservative estimations, at least 2.2% of all deaths or 18,300 lives annually can be saved by achieving 25(OH)D concentrations of at least 75 nmol/l in the entire adult German population. Available data provide evidence for an exponential increase in total mortality with deficient 25-hydroxyvitamin D concentrations.

METHODS: Our calculations are based on (1) an annual mortality rate of 1.34% in the adult German population as provided by the Statistical Yearbook, (2) the actual vitamin D status in German adults with a high mortality risk as assessed in 1,343 individuals from 264 general practitioners in different German regions (DEVID study), and (3) data from two very large prospective cohorts (Dobnig et al. 2008; Melamed et al. 2008) about the excess mortality in individuals with inadequate vitamin D status.

CONCLUSION: Improving vitamin D status in a population with inadequate vitamin D status might be an effective strategy to reduce annual mortality rates.

KEYWORDS: deficiency; food fortification; mortality; survival; vitamin D

PMID: 21572875 PMCID: PMC3092570 DOI: 10.4161/derm.1.6.10970

Eine Schätzung des Überlebensvorteils der Verbesserung des Vitamin-D-Status in der erwachsenen deutschen Bevölkerung.

Von: Zittermann A, von Helden R, Grant W, Kipshoven C, Ringe JD.

HINTERGRUND: Unzureichender Vitamin-D-Status ist ein weltweites Problem. Es gibt Hinweise darauf, dass Personen mit einem niedrigen Vitamin-D-Status überhöhte Sterblichkeitsraten haben. Wir haben berechnet, in welchem Maße die jährliche Sterblichkeitsrate in der deutschen Bevölkerung durch Optimierung des Vitamin-D-Status gesenkt werden kann.

ERGEBNISSE: Die mittleren Serumkonzentrationen von 25-Hydroxyvitamin D in der DEVID-Studienkohorte betrugen 41 nmol / l (SD: 22 nmol / l). Bei mehr als 90% der Personen lag die 25-Hydroxyvitamin D-Konzentration unterhalb der Schwelle, die in den beiden zuvor genannten Studien mit dem niedrigsten Mortalitätsrisiko assoziiert war (75 nmol / l). Nach konservativen Schätzungen können mindestens 2,2% aller Todesfälle oder 18.300 Lebensereignisse pro Jahr durch das Erreichen von 25 (OH) D-Konzentrationen von mindestens 75 nmol / l in der gesamten erwachsenen deutschen Bevölkerung gerettet werden. Die verfügbaren Daten liefern Hinweise auf einen exponentiellen Anstieg der Gesamtmortalität mit unzureichenden 25-Hydroxyvitamin D-Konzentrationen.

METHODEN: Unsere Berechnungen basieren auf (1) einer jährlichen Sterblichkeitsrate von 1,34% in der erwachsenen deutschen Bevölkerung nach dem Statistischen Jahrbuch, (2) dem tatsächlichen Vitamin-D-Status bei deutschen Erwachsenen mit einem hohen Mortalitätsrisiko bei 1.343 Personen aus 264 Allgemeinmediziner in verschiedenen deutschen Regionen (DEVID-Studie) und (3) Daten aus zwei sehr großen prospektiven Kohorten (Dobnig et al. 2008; Melamed et al. 2008) über die Übersterblichkeit bei Personen mit unzureichendem Vitamin-D-Status.

FAZIT: Die Verbesserung des Vitamin-D-Status bei einer Bevölkerung mit unzureichendem Vitamin-D-Status könnte eine wirksame Strategie zur Senkung der jährlichen Sterblichkeit sein.

(Hauptautor dieser Studie ist der niedergelassene Arzt Dr. med. Raimund von Helden, 57368 Lennestadt.)

Foundation OrthoKnowledge
http://www.orthoknowledge.eu/vitamin-d-grosser_bedarf/

Vitamin D-Bedarf größer als gedacht

Die Bedeutung von Vitamin D ist wesentlich größer als bisher angenommen. Es wird sogar von einer Vitamin-D-Mangel-Pandemie gesprochen.(1) Nach neuen wissenschaftlichen Erkenntnissen ist

Vitamin D für die Regulierung der Expression von hunderten Genen (Schätzungen reichen von 200 bis 1.000) verantwortlich. Darüber hinaus wurden Vitamin-D-Rezeptoren (VDR) in vielen verschiedenen Gewebe- und Zellarten im menschlichen Organismus, z.B. im Herzmuskel, Gehirn, endokrinen Drüsen und B- und T-Lymphozyten, identifiziert.(2,3,4) Der bekannte Vitamin-D-Spezialist, Prof. Dr. med. Hollick, Arzt und Biochemiker am Boston University Medical Center und der Entdecker des hormonell aktiven Metaboliten von Vitamin D, schrieb: „Heute gibt es Hinweise, um Sonneneinstrahlung und Vitamin D mit jeder Facette der Medizin und Gesundheit zu verbinden. Ausreichende Mengen an Vitamin D können die Fruchtbarkeit verbessern, Schwangerschaft schützen, Entzündungen verringern, bei der Gewichtskontrolle helfen, vor Infektionskrankheiten wie der Grippe und Tuberkulose schützen, Schlaganfall und Demenz verhindern, das Immunsystem stärken, Erinnerungskraft steigern und Muskelkraft unterstützen."(5,6) Die Wirkung von Vitamin D auf das Wohlergehen des Menschen und der damit verbundene Bedarf ist daher viel größer als lange Zeit gedacht.

Es ist wichtig, die Balance zwischen Vitaminen und Mineralstoffen zu beobachten. Diese Mikronährstoffe arbeiten immer in Verbindung miteinander. Das Verhältnis zwischen Vitaminen und Mineralstoffen ist gut untersucht und sollte etwa gleich bleiben, sonst erhöht sich der Bedarf an denjenigen Vitaminen, die man nicht oder in geringem Maße einnimmt. Ein unverhältnismäßiger Anstieg von einem Vitamin könnte zu einem künstlichen Mangel von anderen führen und daher künstliche Mangelkrankheiten verursachen. (41,42) Eine verlängerte hohe Dosierung von Vitamin D, ohne andere Vitamine (A, alle der B-Gruppe, C und E) und Mineralstoffe proportional zu erhöhen, kann zu einem Mangel dieser führen. **Für eine optimale Wirkung von Vitamine D sind die nächsten Kofaktoren wichtig: Magnesium Vitamin K, Zink, Bor, Vitamin A** (43)

Der vollständige Artikel und Referenzen unter:
http://www.orthoknowledge.eu/vitamin-d-grosser_bedarf/ .

2) Vitamin K2

Foundation OrthoKnowledge
http://www.orthoknowledge.eu/vitamin-k2-update/

Vitamin K2 ist ein essentieller Nährstoff, der unter anderem für die Aktivierung der Vitamin-K-abhängigen Enzyme im Körper wichtig ist. In den westlichen Ländern reicht die Aufnahme von Vitamin K aus der Nahrung für eine optimale Blutgerinnung meist aus (vollständige Aktivierung von Gerinnungsfaktoren in der Leber), für die optimale Aktivität Vitamin-K-abhängiger Eiweiße (Enzyme) außerhalb der Leber wie z. B. von Osteokalzin und MGP (Matrix-Gla-Protein oder Matrix-Glutaminsäure-Eiweiß) ist sie jedoch unzureichend. Niederländische Studien legen nahe, dass die meisten Menschen an einem subklinischen Mangel an Vitamin K (insbesondere an Vitamin K2) leiden.(1) Vitamin K1 wird hauptsächlich von der Leber aufgenommen und sorgt dort für die Aktivierung von Gerinnungsfaktoren, während Vitamin K2 auch an anderen Stellen im Körper (wie z. B. in den Gefäßwänden) aktiv ist. Eine über lange Zeit fortdauernde Unterversorgung mit Vitamin K(2) ist wahrscheinlich ein Risikofaktor für altersbedingte (degenerative) Erkrankungen wie Osteoporose, Herz-Kreislaufkrankheiten und Krebs.(1,2) Vitamin K2 ist kleinen Mengen in Fleisch, Eiern und Milchprodukten enthalten; japanisches Natto (durch Einwirkung von Bacillus subtilis natto fermentierte Sojabohnen) enthält sehr viel Vitamin K2 (MK-7). Da die meisten Nahrungsmittel, die Vitamin K2 enthalten, aus gesundheitlichen Erwägungen nicht in großen Mengen verzehrt werden sollten und der Geschmack von Natto im Allgemeinen nicht besonders geschätzt wird, ist ein Nahrungsergänzungsmittel mit Vitamin K2 hervorragend geeignet, die Einnahme von Vitamin K2 zu steigern.

Osteoporose-Prävention: Vitamin K2 ist ein wichtiger Nährstoff für den Knochenstoffwechsel und die Knochenmasse. In der ersten Complementair über Vitamin K2 wurde über Studien berichtet, die nachweisen, dass ein guter Vitamin-K(2)-Status zur Prävention der (alterbedingten, menopausalen) Osteoporose beiträgt und das Risiko osteoporotischer Knochenbrüche verringert. In den darauf folgenden Jahren wurden verschiedene Studien publiziert, die den Zusammenhang zwischen Vitamin K2 und der Knochengesundheit aufs Neue bestätigen. In einer koreanischen Studie wurde die Konzentration an uncarboxyliertem Osteokalzin (die bei einem inadäquaten Vitamin-K-Status erhöht ist) bei einer Gruppe gesunder Frauen (20-70 Jahre) mit der Knochenmineraldichte (Wirbelsäule) signifikant invers assoziiert – unabhängig von anderen Faktoren, die die Knochenmineraldichte beeinflussen können.(3) Vor allem Frauen im Alter von etwa 20 bzw. 50 Jahren zeigten eine erhöhte Konzentration an uncarboxyliertem Osteokalzin, was auf einen höheren Vitamin-K-Bedarf hindeutet. In einer kürzlichen japanischen Studie mit Hüftfraktur-Patienten war der durchschnittliche Vitamin-K-Spiegel im Blut (K1 und K2) signifikant niedriger als in einer gesunden Kontrollgruppe, während der durchschnittliche Vitamin-D-Spiegel bei den weiblichen Patienten sehr gering war (9 ng/ml) und 90% der Patienten einen Vitamin-D-Mangel aufwies (unter 20 ng/ml); weiterhin deutete eine verringerte Serumalbumin-Konzentration auf allgemeine Unterernährung hin.(4) Bei einer Gruppe japanischer Männer von 65 Jahren und älter war eine höhere Einnahme von Vitamin K2 aus der Nahrung (Natto) mit einer signifikant höheren Knochenmineraldichte (gesamte Hüfte, Femurhals) und einem signifikant niedrigeren Spiegel an uncarboxyliertem (inaktivem) Osteokalzin assoziiert.(5) Vitamin K2 senkt das Risiko von Knochenbrüchen nicht nur durch eine bessere Knochenmineralisierung, sondern auch durch günstige Wirkungen auf die Knochen-Mikroarchitektur (Kollagenbildung und -organisation).(6) Ein wichtiger zugrundeliegender Wirkungsmechanismus besteht darin, dass Vitamin K2 die Bildung von (Knochen aufbauenden) Osteoblasten anregt und die Bildung von (Knochen abbauenden) Osteoklasten durch die Unterdrückung der NF-kappa B Aktivierung hemmt.(7) NF-kappa B (Nuclear Factor kappa-B) kontrolliert die Transkription der DNA und spielt bei der Immunantwort und (chronischen) Entzündungen eine Schlüsselrolle; eine zunehmende Expression des NF-kappa B ist mit chronischen degenerativen Erkrankungen assoziiert, darunter Osteoporose, Herz-Kreislauferkrankungen, Autoimmun-Krankheiten und Krebs. Auch stimuliert Vitamin K2 die Differenzierung von Osteoblasten.(8) Postmenopausale Frauen, die ein Biphosphonat gegen Osteoporose einnehmen, profitieren wahrscheinlich von einer zusätzlichen Supplementierung mit Vitamin K2. Sowohl im Tierversuch als auch in einer Humanstudie wurde nachgewiesen, dass die

Kombination aus Vitamin K2 und einem Biphosphonat (Risedronat, Alendronat) die Knochenqualität bei postmenopausaler Osteoporose stärker verbessert als ein Biphosphonat allein.(9,10) Das Risiko, an Osteoporose zu erkranken, steigt nach einer Organtransplantation an und Studien legen nahe, dass einer Supplementierung mit Vitamin K2 eine schützende Wirkung zukommt. In einer placebokontrollierten Doppelblindstudie führte die Supplementierung mit Vitamin K2 (180 µg MK-7 pro Tag) im ersten Jahr nach einer Lungen- oder Herztransplantation zu einer signifikant höheren Knochenmineraldichte (lumbale Wirbelsäule).(11)

Prävention von Herz- und Gefäßkrankheiten: Bei einem guten Vitamin-K2-Status wird Kalzium ins Knochengewebe und nicht in andere Gewebe wie z. B. Gefäßwände, Knorpel, Herz-, Lungen- und Nierengewebe eingelagert. Durch Vitamin K2 aktiviertes Matrix-Gla-Protein (MGP) hemmt die Kalkablagerung in der extrazellulären Matrix von Weichteilgeweben. Eine hohe Konzentration an uncarboxyliertem (inaktivem) MGP ist ein Prädiktor für kardiovaskuläre Mortalität.(12) Eine angemessene Einnahme von Vitamin K2 ist für die Prävention von Herz-Kreislaufkrankheiten wahrscheinlich von Bedeutung.(13,14) In der niederländischen Kohortenstudie Prospect-EPIC mit 16.057 postmenopausalen Frauen aus Utrecht und Umgebung, die mehr als 8 Jahre lang beobachtet wurden, wurde eine signifikant inverse Assoziation zwischen der Einnahme von Vitamin K2 (speziell MK-7, MK-8 und MK-9) und dem Risiko einer koronaren Herzkrankheit festgestellt. Das Krankheitsrisiko sank um 9% pro 10 µg/Tag Vitamin-K2-Einnahme (Hazard Ratio 0,91).(13) Zwischen Vitamin K1 und koronarer Herzkrankheit fanden die Wissenschaftler keinen Zusammenhang; die Einnahme von Vitamin K1 und K2 aus der Nahrung betrug durchschnittlich 212 bzw. 29 µg/Tag. Zudem hat dieselbe Forschungsgruppe in einer Querschnittsstudie mit 564 postmenopausalen Frauen eine inverse Assoziation zwischen der Vitamin-K2-Einnahme aus der Nahrung und einer Verkalkung der Koronararterien nachgewiesen.(14) Eine Interventionsstudie mit Vitamin K2 (MK-7) soll noch erweisen, ob eine Supplementierung mit Vitamin K2 eine Verkalkung der Koronararterien verringern kann. An der Universität Maastricht wurde bei 36 Erwachsenen mit Hypertonie mithilfe der Computertomographie die

Kalziumablagerung in Aorta (Bauch), Halsschlagader und den Koronararterien gemessen; daraus wurde der arterielle Gesamtkalzium-Score berechnet. In der Studie wurde eine signifikant positive Assoziation zwischen dem arteriellen Gesamtkalzium-Score, dem Serumspiegel an uncarboxyliertem MGP (ucMGP) und einem niedrigen Vitamin-K-Status nachgewiesen.(15) An der Bildung von MGP ist Vitamin D beteiligt, während Vitamin K2 für die Aktivierung von MGP sorgt. Für eine optimale Aktivität von MGP in der Gefäßwand sind beide Vitamine erforderlich.

Prävention von Insulinresistenz und Diabetes Typ 2: Es gibt Hinweise darauf, dass ein guter Vitamin-K(2)-Status vor Insulinresistenz und Diabetes Typ 2 schützt. Vitamin K(2) ist für die Aktivierung (Carboxylierung) von Osteokalzin verantwortlich. Osteokalzin reguliert die Knochenmineralisierung und beeinflusst vermutlich auch den Glukosehaushalt im Blut, indem es die Insulinempfindlichkeit und Insulinproduktion verbessert. In einer niederländischen prospektiven Kohortenstudie mit 38.094 Erwachsenen (20-70 Jahre) war eine höhere Einnahme von Vitamin K (speziell von Vitamin K2) mit einem signifikant kleineren Risiko assoziiert, im Nachbeobachtungszeitraum von gut 10 Jahren an Diabetes Typ 2 zu erkranken.(16) Vitamin K1 senkte das Diabetes-Risiko nur bei einer hohen Einnahme, während bei Vitamin K2 eine linear inverse Assoziation zu beobachten war. Auch war eine höhere Einnahme von Vitamin K2 mit einem niedrigeren hsCRP-Spiegel (high-sensitivity C-reactive protein, ein Marker für subakute Entzündung) und einem günstigeren Blutlipidprofil assoziiert. Die Einnahme von Vitamin K1 und K2 betrug im Mittel 200 bzw. 31 µg pro Tag.(16) In einer amerikanischen Studie resultierte die Supplementierung mit einer hohen Dosis Vitamin K1 (500 µg/Tag über 36 Monate) in einer weniger schnellen Progression der Insulinresistenz bei älteren (nicht-diabetischen) Männern; bei nicht-diabetischen Frauen von 60-80 Jahren hatte die Supplementierung mit Vitamin K1 diese Wirkung nicht.(17) Die Insulinempfindlichkeit verbesserte sich signifikant bei einer Gruppe junger Männer, die 4 Wochen lang eine Vitamin-K2-Supplementierung (30 mg MK-4/Tag) einnahmen, vermutlich infolge einer Erhöhung des Spiegels an carboxyliertem Osteokalzin.(18) Bei Patienten mit Diabetes Typ 2 kann eine Supplementierung mit Vitamin K2 möglicherweise die Knochenqualität verbessern.(19) Aufgrund ihrer schlechten Knochenqualität durch mangelhafte Kollagen-Querverbindungen – weniger durch eine zu geringe Knochendichte (diese ist meist normal bis hoch) – tragen Diabetiker ein erhöhtes Risiko für Knochenbrüche. In einem Tiermodell für Diabetes Typ 2 führte die Supplementierung mit Vitamin K2 zur Zunahme von Osteokalzin im Serum, zu einer besseren Qualität des Kollagen-Netzwerks und zur Zunahme der Knochenfestigkeit.

Vitamin-K-Mangel bei Morbus Crohn: Ein Vitamin-K-Mangel bei Menschen mit Morbus Crohn, einer chronisch-entzündlichen Darmkrankheit, hat möglicherweise Einfluss auf den Krankheitsverlauf und die Entwicklung einer Osteoporose.(20,21) In einer kürzlichen Studie hatten Patienten mit Morbus Crohn im Vergleich zu gesunden Kontrollpersonen und Patienten mit Colitis ulcerosa signifikant höhere Konzentrationen von uncarboxyliertem Osteokalzin im Serum, was bedeuten würde, dass Morbus-Crohn-Patienten an Vitamin-K-Mangel leiden.(20) Die Resorption von Vitamin K ist möglicherweise durch eine fettarme Ernährung und eine veränderte Darmflora erniedrigt. Der Serumspiegel des uncarboxylierten Osteokalzins und das Verhältnis zwischen uncarboxyliertem und carboxyliertem Osteokalzin waren außerdem mit der Schwere der Erkrankung an Morbus Crohn (CDAI, Crohn's Disease Activity Index) signifikant korreliert, nicht jedoch mit der Knochenmineraldichte. Die Supplementierung mit Vitamin K hat durch Hemmung der NF-kappa B-Aktivierung möglicherweise einen günstigen Einfluss auf die chronisch-entzündliche Darmkrankheit.(22,23)

Krebs-Prävention: In präklinischen Studien wurde festgestellt, dass Vitamin K (insbesondere K2) antikarzinogen wirkt, u.a. durch die Inhibierung der Angiogenese (Neubildung von Blutgefäßen) und die Induktion von Protoonkogenen, die die Zellteilung hemmen und die Apoptose von Krebszellen herbeiführen.(24) Aufgrund dieser Erkenntnis haben Wissenschaftler zwischen 1994 und 2008 die Zusammenhänge zwischen der Einnahme von Vitamin K1 und K2 mit der Nahrung und der Inzidenz von Krebserkrankungen und der Krebsmortalität in der Bevölkerung untersucht. In der prospektiven Kohortenstudie EPIC-Heidelberg (European Prospective Investigation into

Cancer and Nutrition-Heidelberg) wurden 24.340 Erwachsene (35-64 Jahre) über einen Zeitraum von 10 bis 14 Jahren beobachtet.(24) Das Risiko, in diesem Zeitraum mit Krebs diagnostiziert zu werden oder an Krebs zu sterben, war umso kleiner, je höher die tägliche Vitamin-K2-Einnahme war; die inverse Assoziation war bei Männern stärker ausgeprägt und bei Prostata- und Lungenkrebs statistisch signifikant. Zwischen Vitamin K1 und Krebs fanden die Wissenschaftler keinen Zusammenhang. Die antikarzinogene Wirkung von Vitamin K2 wird wahrscheinlich durch Vitamin C verstärkt (Synergie).(25,26)

Vitamin K und das Gehirn: Es gibt immer mehr Beweise dafür, dass Vitamin K für das (zentrale) Nervensystem von Bedeutung ist, u.a. durch das Aktivieren von Protein S (das die Blut-Hirn-Schranke schützt) und von Gas6 (auch ein Protein, das in ganz verschiedenen Zellprozessen eine Rolle spielt, so bei Zellwachstum und Apoptose) und durch die Förderung der Synthese von Sphingolipiden (wichtigen Bestandteilen des Myelins und neuronaler Plasmamembranen).(27,28) Wissenschaftler vermuten, dass eine Vitamin-K-Insuffizienz in der Pathogenese der Alzheimer-Krankheit eine Rolle spielt bzw. zu einer beschleunigten Krankheitsprogression beiträgt. In einer Pilotstudie hatten Patienten in einem frühen Stadium der Alzheimer-Erkrankung im Vergleich zu gesunden Kontrollpersonen eine signifikant geringere Einnahme von Vitamin K.(28) Im Tierversuch (Ratten) führte eine von Geburt an Vitamin-K1-arme Diät zu einem beschleunigten Rückgang der kognitiven Fähigkeiten im fortgeschrittenen Alter (im Vergleich zur Kontrollgruppe).(29)

Empfohlene Dosierungen: In einer Dosis-Wirkungs-Studie an der Universität Maastricht wurde unlängst festgestellt, dass die Supplementierung mit MK-7 (0, 10, 20, 45, 90, 180 oder 360 µg/Tag über 12 Wochen) bei Erwachsenen bei einer Einnahme von 90 µg/Tag und höher zu einer signifikanten Erhöhung der MK-7-Konzentration im Plasma führt (im Vergleich zur Placebogruppe).(1) Die Supplementierung mit MK-7 ab 90 µg/Tag sorgte auch für eine signifikant verbesserte Carboxylierung von Osteokalzin und MGP, während geringere Dosierungen (10-45 µg/Tag) in dieser Studie hierauf keine signifikante Wirkung hatten. Auch schienen alle in dieser Studie verwendeten Dosierungen unbedenklich zu sein und nicht zu einer erhöhten Bildung von Thrombin (einem der Blutgerinnungsfaktoren) zu führen. Frühere große epidemiologische Studien mit einer Laufzeit von mehreren Jahren ließen bereits einen günstigen Effekt kleinerer Einnahmemengen (gemittelt 45 µ g/Tag) von Vitamin K2 aus der Nahrung erkennen.(13,38) In den westlichen Ländern beträgt die Gesamteinnahme von Vitamin K aus der Nahrung etwa 100-150 µg/Tag und schon eine zusätzliche Supplementierung mit einer relativ kleinen Dosis MK-7 wirkt sich erheblich auf den Carboxylierungsgrad Vitamin-K-abhängiger Enzyme im Blut aus. Vitamin K2 (MK-7) ist bedeutend effektiver als Vitamin K1, wenn es um die Erhöhung des Plasmaspiegels von Vitamin K und die Carboxylierung von Osteokalzin und MGP geht.(1) Eine gerade abgeschlossene (zum jetzigen Zeitpunkt noch nicht publizierte) placebokontrollierte Interventionsstudie mit einer Laufzeit von 3 Jahren untersuchte die Wirkung einer Supplementierung mit 180 µg/Tag MK-7 bei 244 gesunden postmenopausalen Frauen. Die Supplementierung mit MK-7 führte zu einem signifikanten Schutz der anfälligsten Knochenstrukturen, nämlich der Wirbel und der Hüftknochen. Darüber hinaus verhinderte die Supplementierung mit MK-7 eine Zunahme der altersbedingten Arterienversteifung, die über die Pulswellengeschwindigkeit gemessen wurde (Maß für die Elastizität der Arterien). In der Placebogruppe wurde nach 3 Jahren dagegen eine Abnahme der Elastizität festgestellt. Ein wichtiges Ergebnis war auch, dass sich die Elastizität der Blutgefäße in der Interventionsgruppe signifikant verbesserte. Eine klinisch relevante Verbesserung wurde in dieser Studie allerdings erst nach 2-3 Jahren Supplementierung sichtbar, was erklärt, weshalb frühere Studien mit kürzerer Laufzeit weniger Wirkungen von Vitamin K auf die Gesundheit von Knochen und Blutkreislauf erkennen ließen.(39) Diese kürzlichen Studien geben zugleich auch mehr Einblick in die optimale Dosierung von Vitamin K2. Möglicherweise liegt diese bei etwa 180 µg/Tag, wobei (bei gesunden Erwachsenen) eine maximale MGP- Aktivierung erreicht wird.(1)

Vitamin K und Kinder: Das Erreichen einer optimalen Peak Bone Mass ist unabdingbar für die Erhaltung gesunder Knochen in höherem Lebensalter und verringert das Risiko osteoporotischer Frakturen. Da der Knochenaufbau im Kindesalter erfolgt und bis etwa zum 35.

Lebensjahr andauert, bis die Peak Bone Mass erreicht ist, sollten Wachstum und Entwicklung der Knochen in diesen Altersgruppen möglichst unterstützt werden. Vitamin K2 kann dabei möglicherweise eine Rolle spielen.(30) Aus einer dänischen Studie ergab sich bei 11-12 Jahre alten Mädchen ein positiver Zusammenhang zwischen dem Vitamin-K-Status und der Knochenmineraldichte.(31) Diese Befunde wurden durch eine spätere niederländische Studie bestätigt, in der – gemessen über einen Zeitraum von 2 Jahren – ein Zusammenhang zwischen einem besseren Vitamin-K-Status und einer größeren Zunahme der Knochenmasse bei Kindern im Pubertätsalter gefunden wurde.(32) Und aufgrund der Tatsache, dass die Vitamin-K(1)-Einnahme von Kindern mit der Nahrung (gemessen in einem westlichen Land) in den letzten 50 Jahren signifikant abgenommen hat, dürfte hiermit die Bedeutung von Studien über mögliche günstige Wirkungen einer Vitamin-K-Supplementierung bei Kindern weiter bekräftigt werden.(33) Ein anderer in diesem Zusammenhang wichtiger Sachverhalt ist, dass die körpereigene Bildung von Osteokalzin bei Kindern im Wachstum mindestens 10 Mal größer ist als bei Erwachsenen, weshalb Kinder einen höheren Vitamin-K-Bedarf haben.(34) Denn Vitamin K ist erforderlich, um dieses Osteokalzin zu aktivieren. Inzwischen wurde an der Universität Utrecht eine acht Wochen dauernde Studie an einer Gruppe von 6-10 Jahre alten Kindern durchgeführt. Eine MK-7-Dosis von 45 µg/Tag führte bei dieser Gruppe zu einer signifikanten Verbesserung des Vitamin-K-Status und einer signifikanten Abnahme der Menge an uncarboxyliertem Osteokalzin im Serum.(35) Selbstverständlich sind längere Studien erforderlich, um die Wirkungen der Vitamin-K2-Supplementierung bei Kindern langfristig feststellen zu können.

Vitamin-K-Mangel bei chronischer Nierenerkrankung: Personen mit einer chronischen Nierenerkrankung, die eine Hämodialyse erhalten, haben einen (funktionellen) Vitamin-K-Mangel. Der Vitamin-K-Mangel geht mit einem erhöhten Risiko für Knochenfrakturen und eine umfängliche Verkalkung der Blutgefäße (Kalziumablagerung in atherosklerotischen Plaques und in der Gefäßwand selbst) mit einer starken Erhöhung der kardiovaskulären Morbidität und Mortalität einher.(36,37) Die Plasmaspiegel an (dephosphoryliertem) uncarboxyliertem MGP und uncarboxyliertem Osteokalzin waren bei 53 Hämodialysepatienten 4, 5 bzw. 8 Mal höher als bei gesunden Kontrollpersonen. Eine Supplementierung mit Vitamin K2 (135 oder 360 µg MK-7 pro Tag über 6 Wochen) resultierte in einer dosisabhängigen Absenkung der Spiegel an inaktivem MGP und Osteokalzin.(36) MK-7 hat gegenüber dem vielfach verwendeten MK-4 den Vorteil einer viel längeren Halbwertszeit (72 Std. gegenüber 1 Std.). Aus den geplanten Interventionsstudien wird sich ergeben, ob eine Vitamin-K2-Supplementierung bei Hämodialyse-patienten zur einer signifikanten Abnahme der Arterienverkalkung und zu einem geringeren Knochenfrakturrisiko führt.

****

3) OPC (engl. GSE)

Journal of Pharmacy and Nutrition Sciences, 2012, 2, 155-159
http://www.unifarm-medicom.rs

Effect of Grape Seed Extract on Blood Pressure in Subjects with Pre-Hypertension

M. Robinson, B. Lu, I. Edirisinghe and C.T. Kappagoda

Department of Internal Medicine, University of California Davis, Davis, California, USA

Zusammenfassung: Prä-Hypertonie betrifft etwa 31% der erwachsenen Bevölkerung in den Vereinigten Staaten im Alter von 18 Jahren. Es ist im 7. Bericht des Joint National Committee (JNC - 7) über Prävention, Erkennung, Bewertung und Behandlung von Bluthochdruck als systolischer Blutdruck von 120-139 mmHg oder einem diastolischen Blutdruck von 80-89 mmHg definiert. JNC-7 empfahl auch, dass Personen, die als prähypertensiv gelten, gesundheits-fördernde Lebensstilmodifikationen benötigen, um Herz-Kreislauf-Erkrankungen vorzubeugen. Diese Studie wurde durchgeführt, um zu bestimmen, ob ein Traubenkernextrakt (GSE), der ein Nutrazeutikum ist und gefäßerweiternde phenolische Verbindungen enthält, den Blutdruck bei Patienten mit Vorhypertension senkt. Die Probanden wurden in eine Placebo-Gruppe oder eine experimentelle Gruppe (GSE in einer Dosis von 300 mg / Tag) randomisiert und für 8 Wochen behandelt. Serumlipide und Blutzucker wurden zu Beginn der Studie und am Ende gemessen. Der Blutdruck wurde am Anfang der Behandlungsperiode und am Ende mit einer ambulanten Überwachungsvorrichtung aufgezeichnet. **Sowohl der systolische als auch der diastolische Blutdruck waren nach der Behandlung mit GSE signifikant niedriger.** Die Behandlung mit dem Placebo hatte keinen Einfluss auf den Blutdruck. Es gab keine signifikanten Veränderungen der Serumlipide oder Blutglucosewerte. Diese Ergebnisse deuten darauf hin, dass GSE als Nutraceutical in einem Lifestyle-Änderungsprogramm für Patienten mit Vor-Hypertonie verwendet werden könnte.

Diabet Med. 2009 May;26(5):526-31. doi: 10.1111/j.1464-5491.2009.02727.x.
https://www.ncbi.nlm.nih.gov/pubmed/19646193

Effects of grape seed extract in Type 2 diabetic subjects at high cardiovascular risk: a double blind randomized placebo controlled trial examining metabolic markers, vascular tone, inflammation, oxidative stress and insulin sensitivity.

Autoren: Kar P, Laight D, Rooprai HK, Shaw KM, Cummings M.

Zielsetzung: Die aktuelle Forschung hat sich auf die möglichen Verbindungen zwischen neuartigen Markern für vaskuläres Risiko, wie endotheliale Dysfunktion, oxidativen Stress, Entzündung und Insulinresistenz, in der Pathogenese von Typ-2-Diabetes und seinen Komplikationen konzentriert. Traubenkernextrakt (GSE), ein Flavonoid-reiches Produkt, ist ein möglicher Moderator dieser Marker. Diese Studie zielte darauf ab, die Hypothese zu testen, dass GSE diese Marker bei kardiovaskulären Hochrisikopatienten mit Typ-2-Diabetes verbessern kann.

Forschungsdesign und Methoden: Zweiunddreißig Typ-2-Diabetes mellitus-Patienten, verschriebene Diät oder orale Glukose-senkende Mittel, erhielten GSE (600 mg / Tag) oder Placebo für 4 Wochen in einer doppelblinden randomisierten Crossover-Studie. Marker der Endothelfunktion (gemessen durch Photoplethys-mographie), oxidativer Stress [totaler Antioxidantienstatus (TAOS), reduziertes Glutathion (GSH) / oxidiertes Glutathion (GSSG)], Entzündung [hochsensitives C-reaktives Protein (hsCRP), Albumin im Urin: Kreatinin-Verhältnis), Insulinresistenz [Homöostase Modell-Assessment-Insulinresistenz (HOMA-IR)] und Metabolismus (Fructosamin, Lipid-Profil) wurde zu Studienbeginn und nach der Intervention mit GSE oder Placebo gemessen.

Ergebnisse: Ausgangsmerkmale (16 männlich und 16 weiblich): Alter 61,8 +/- 6,36 Jahre; Body Mass Index 30,2 +/- 5,92 kg / m^2; Diabetesdauer 5,9 +/- 2,14 Jahre. Nach GSE (aber nicht Placebo) wurden signifikante Veränderungen in Fructosamin beobachtet (282 +/- 40,9 gegenüber 273 +/- 50,2 mmol / l; P = 0,0004); Vollblut GSH (2359 +/- 823 vs. 3595 ± 1051 mmol / l; P <0,01) und hsCRP (3,2 ± 3,65 vs. 2,0 ± 2,2 mg / l; P = 0,0006). Die Gesamtcholesterinkonzentration nahm ebenfalls ab (4,5 ± 0,96 vs. 4,3 ± 0,99 mmol / l; P = 0,05). Es wurden keine statistisch signifikanten Veränderungen in der Endothelfunktion, HOMA-IR oder TAOS gezeigt.

Fazit: GSE verbesserte die Marker für Entzündung und Glykämie signifikant und war ein einziger Marker für oxidativen Stress bei übergewichtigen Typ-2-Diabetikern mit einem hohen Risiko für kardiovaskuläre Ereignisse über einen Zeitraum von 4 Wochen, **was darauf hindeutet, dass es eine therapeutische Rolle bei der Senkung des kardiovaskulären Risikos spielen könnte.**

Weitere Studien: https://www.opckapseln-abc.de/blog/studien-opc-traubenkernextrakt

4) MSM

PubMed government

US National Library of Medicine
National Institutes of Health
https://www.ncbi.nlm.nih.gov/pubmed/16309928

Osteoarthritis Cartilage. 2006 Mar;14(3):286-94. Epub 2005 Nov 23.

Efficacy of methylsulfonylmethane (MSM) in osteoarthritis pain of the knee: a pilot clinical trial.

Kim LS[1], Axelrod LJ, Howard P, Buratovich N, Waters RF.

⊕ Author information

Abstract

OBJECTIVE: Osteoarthritis (OA) is the most common form of arthritis and the second most common cause of long-term disability among middle-aged and older adults in the United States. Methylsulfonylmethane (MSM) is a popular dietary supplement used as a single agent and in combination with other nutrients, and purported to be beneficial for arthritis. However, there is paucity of evidence to support the use of MSM.

METHODS: A randomized, double-blind, placebo-controlled trial was conducted. Fifty men and women, 40-76 years of age with knee OA pain were enrolled in an outpatient medical center. Intervention was MSM 3g or placebo twice a day for 12 weeks (6g/day total). Outcomes included the Western Ontario and McMaster University Osteoarthritis Index visual analogue scale (WOMAC), patient and physician global assessments (disease status, response to therapy), and SF-36 (overall health-related quality of life).

RESULTS: Compared to placebo, MSM produced significant decreases in WOMAC pain and physical function impairment ($P<0.05$). No notable changes were found in WOMAC stiffness and aggregated total symptoms scores. MSM also produced improvement in performing activities of daily living when compared to placebo on the SF-36 evaluation ($P<0.05$).

CONCLUSION: MSM (3g twice a day) improved symptoms of pain and physical function during the short intervention without major adverse events. The benefits and safety of MSM in managing OA and long-term use cannot be confirmed from this pilot trial, but its potential clinical application is examined. Underlying mechanisms of action and need for further investigation of MSM are discussed.

Wirksamkeit von Methylsulfonylmethan (MSM) bei Osteoarthritis Schmerzen des Knies: eine Pilotstudie.

Von: Kim LS1, Axelrod LJ, Howard P., Buratovich N., Waters RF.

ZIEL: Osteoarthritis (OA) ist die häufigste Form von Arthritis und die zweithäufigste Ursache für langfristige Behinderungen bei Erwachsenen mittleren und höheren Alters in den Vereinigten Staaten. Methylsulfonylmethan (MSM) ist ein beliebtes Nahrungsergänzungsmittel, das als Einzelwirkstoff und in Kombination mit anderen Nährstoffen verwendet wird und angeblich Arthritis fördert. Es gibt jedoch nur wenige Belege für die Verwendung von MSM.

METHODEN: Eine randomisierte, doppelblinde, placebokontrollierte Studie wurde durchgeführt. Fünfzig Männer und Frauen im Alter von 40 bis 76 Jahren mit OA-Schmerzen im Knie wurden in ein ambulantes medizinisches Zentrum aufgenommen. Intervention war

MSM 3 g oder Placebo zweimal täglich für 12 Wochen (6 g / Tag insgesamt). Die Ergebnisse umfassten die Visuelle Analogskala (WOMAC) des West-Ontario und McMaster University Osteoarthritis Index, globale Beurteilungen von Patienten und Ärzten (Krankheitsstatus, Reaktion auf Therapie) und SF-36 (allgemeine gesundheitsbezogene Lebensqualität).

ERGEBNISSE: **Im Vergleich zu Placebo führte MSM zu einer signifikanten Abnahme der WOMAC-Schmerzen und der körperlichen Funktionsbeeinträchtigung** (P <0,05). Bei den WOMAC-Steifheits- und aggregierten Gesamtsymptomwerten wurden keine nennenswerten Veränderungen festgestellt. **MSM führte auch zu einer Verbesserung bei der Durchführung von Aktivitäten des täglichen Lebens** im Vergleich zu Placebo auf der SF-36-Bewertung (P <0,05).

Foundation OrthoKnowledge
http://www.orthoknowledge.eu/msm-update/

Entzündungshemmende Wirkung von MSM nachgewiesen

Im Jahr 2009 veröffentlichte In-vitround In-vivo-Studien belegen, dass MSM stark entzündungshemmende Eigenschaften besitzt, und zeigen den Wirkungsmechanismus dieser Aktivität auf.(4) Die In-vitro-Studie zeigt, dass MSM die von LPS (Lipopolysaccharid) induzierte Entzündungsreaktion in Makrophagen signifikant hemmt. Dabei senkt MSM signifikant die Freisetzung der Entzündungsmediatoren Stickstoffoxid (NO) und Prostaglandin E2 durch aktivierte Makrophagen, indem es die Expression von iNOS (inducible-nitric-oxide-synthase) und COX-2 (Cyclooxygenase-2) unterdrückt. Darüber hinaus hemmt MSM die LPS-induzierte Ausschüttung des entzündungsfördernden Zytokins IL-6 (Interleukin-6) und von TNF-alpha (Tumornekrosefaktor-alpha). Anhand der Studie lässt sich ableiten, dass MSM u.a. aufgrund der Herunterregulation von NF-kappa B in den aktivierten Makrophagen eine entzündungshemmende Aktivität entfaltet. NF-kappa B (nuclear factor kappa B) ist ein Transkriptionsfaktor, der eine zentrale Rolle in der Entzündungsreaktion spielt und die Expression von Genen reguliert, die entzündungsfördernde Zytokine, Adhäsionsmoleküle, Chemokine, Wachstumsfaktoren und Enzyme wie iNOS und COX-2 kodieren. Mit einem ergänzenden Tierversuch (an einem durch 12-O-Tetradecanoylphorbol- 13-acetat [TPA] im Ohr induzierten Ödem) wurde die entzündungshemmende Wirkung von MSM bestätigt. Dabei fällt auf, dass MSM den Plasmaspiegel des IL-6 (im Ohrgewebe und Blutplasma) stark absenkt. Die Forscher ziehen die Möglichkeit in Betracht, dass MSM Einfluss auf chronische degenerative Entzündungserkrankungen hat (z.B. Arterienverkalkung, Rheuma, Diabetes und Krebserkrankungen), die durch einen erhöhten Plasmaspiegel von IL-6 gekennzeichnet sind.

* * * *

5) Natron

Der Biochemiker Otto Warburg stellt 1930 nach verschiedensten Studien die Hypothese auf, dass eine Störung oder Unterbrechung der Funktion der Mitochondrien in Krebszellen der Hauptgrund für das Wachstum der Krebszellen sei. Mitochondrien werden auch als Kraftwerke der Zelle bezeichnet.

Der These vorausgegangen waren Experimente, in denen Warburg festgestellt hatte, dass sich in Tumoren eine ungewöhnlich hohe Menge von Laktat fand, einem Produkt der anaeroben (ohne Sauerstoff) Glykolyse (Abbau von Kohlehydraten).

Dies war ungewöhnlich, weil normalerweise der Abbau von Kohlenhydraten als Verbrennung stattfand, die Sauerstoff benötigte.

Diese Störung der Arbeit der Mitochondrien im Zusammenhang mit Krebszellen, die sogenannte Warburg-These, konnte von Warburg selbst nur teilweise bewiesen werden.

Ein weiterer Nachweis gelang unter anderem 2006 durch eine Gruppe von Wissenschaftlern, in dem sie den Nachweis führten, dass die Geschwindigkeit des Krebswachstums von Stoffwechselprozessen abhängig ist und diese erfolgreich beeinflusst werden können.

Ein weiterer Beweis für die Warburg-These fand 2008 in einer Studie statt, die zeigen konnte, dass sich ein Teil der Mitochondrienstruktur bei Krebs von der Struktur bei gesunden Mäusen unterscheidet.

Der unterschiedliche Stoffwechsel der Mitochondrien bei Tumoren führt dazu, dass das pH-Niveau im Tumor sauer ist (geringer als 7,0), wohingegen gesundes Gewebe basisch ist (höher als 7,0).

Weitere Ergebnisse im Zusammenhang von Krebs und pH-Wert: Seither gab es weitere Versuche, die die Wartburg-These belegen. Zudem gibt es Forschungen, die in diesem Zusammenhang mit Augenmerk auf den pH-Wert arbeiten.

2009 interessierten sich Wissenschaftlerinnen und Wissenschaftler der Universität in Arizona für die Wechselwirkungen von Krebs, gesundem Gewebe und pH-Wert. Dabei untersuchten sie an Mäusen den pH-Wert von Krebszellen, dem Umgebungsgewebe des Tumors, gesundem Gewebe und die Reaktion auf Gabe von Natron. Das Natron wurde oral verabreicht (per Zugabe ins Trinkwasser) und injiziert.

Im Laufe des Versuchs konnte eindeutig in Bezug auf Lebermetastasen nachgewiesen werden, dass die Metastasierung von den Natrongaben reduziert wurde. Bei einer anderen Art von Tumor (B 16 Melanom) war die Wirkung gemischt. Insgesamt konnte aber eine eindeutige Wirkung nachgewiesen werden.

Natroneinnahme lässt Tumore schrumpfen. 2013 gab es eine weitere interessante Studie am Moffitt Cancer Center in Tampa, Florida, die die Studie von 2009 bestätigte und sogar noch weitergehende Ergebnisse zeigte. Sie konnte konkret nachgewiesen werden, dass der pH-Wert innerhalb der malignen (bösartigen) Tumore ausschließlich sauer war und zwischen 6,5 und 6,9 lag. Im normalen Gewebe lag der Wert immer zwischen 7,2 und 7,4 pH.

Im Versuch wurde wie 2009 gezeigt, dass die orale Gabe von Natron eine Besserung des Krebswachstums – ein Schrumpfen des Tumors – zur Folge hatte. Weiterhin konnte im Laborversuch nachgewiesen werden, dass ein saurer pH-Wert im Umgebungsgewebe des Tumors ihn wachsen lässt.

Wohingegen ein basischer Wert im umliegenden Gewebe den Tumor zum Schrumpfen bringt. Diese Auswirkungen waren bereits innerhalb von Tagen zu sehen. Ein Tumor hatte sich nach zwölf Versuchstagen vollständig aufgelöst.

Diese Studien zeigen außerdem alle, dass das saure Milieu des Tumors immer mit schlechterer Durchblutung einhergeht, die wiederum schlechtere Versorgung mit Nährstoffen und eine ebenso ungenügender Abtransport der Abfallstoffe jeder einzelnen Zelle des betroffenen Gewebes bedeutet.

Durch diese Versuche wurde bestätigt, was viele Menschen bereits in praktischen Experimenten herausgefunden haben: eine basenüberschüssige Versorgung des Körpers sorgt für mehr Gesundheit. Sie werden weniger krank, ihr Körper bekommt die Nährstoffe die er braucht und kann die Abfallstoffe besser abtransportieren.

So sind sie insgesamt gesünder. Dies betrifft nicht nur schwere Krankheiten wie Krebs wie auch Rheuma, Neurodermitis, Asthma, sondern auch Migräne, Wechseljahrbeschwerden, Haarausfall, Kopfschmerzen, Cellulite, Akne und vieles mehr bis zu undifferenzierteren Symptomen wie Schlappheit, Unwohlsein, Kraftlosigkeit, Schlafstörungen und depressive Verstimmung.

Die Versorgung des Körpers mit basenüberschüssiger Ernährung oder mit Natrongaben, mit stressarmer Lebensweise, die die Säureproduktion im Körper drosselt und eine basische Körperpflege hilft dem Körper gesund zu werden und gesund zu bleiben.

Verweise:

Studie 2008 National Cancer Institute und National Institutes of Health, Maryland
(USA) *http://www.jlr.org/content/49/12/2545.abstract*

Studie 2009 Universität Arizona
(USA) *http://www.curenaturalicancro.com/pdf/bicarbonate-increases-tumor-ph-and-inhibits-metastases.pdf*

Studie von 2013 am Moffitt-Institut, Tampa, Florida
(USA) *http://cancerres.aacrjournals.org/content/early/2013/01/01/0008-5472.CAN-12-2796.abstract*

Quellen: PublicDomain/bland.berlin am 05.06.2017

* * * *

6) Zeolith (Klinoptilolith)

Klinoptilolith gehört zur Gruppe der Zeolith-Minerale, die häufig in Vulkangebieten zu finden sind. Zeolithe weisen ein mikroporöses Gerüst aus sich abwechselnden [SiO_4]- und [AlO_4]-Tetra-edern auf. Daraus ergibt sich eine Struktur mit Hohlräumen, vergleichbar einem mineralischen Schwamm. Durch die zahlreichen Poren und Kanäle verfügen Zeolith-Minerale über eine enorm große innere Oberfläche und können Moleküle adsorbieren, die einen kleineren Durchmesser besitzen als die Porenöffnungen. Da Zeolithe eine anionische Gerüstladung aufweisen, nehmen sie zum elektrischen

Ladungsausgleich Alkali- und Erdalkali-Ionen auf.

Siliziummineralien und ihre Wirkungen zur Erhaltung und Wiederherstellung der Gesundheit von Prof. em. Prof. Dr. med. habil. Karl Hecht

- Systemische Umweltschadfaktorenwirkung auf den Menschen beachten
- Mit Schubladendenken sind Umweltprobleme nicht zu lösen
- Siliziummineralien und Gesundheit. Warum wird das älteste Heilmittel der Menschheit von der modernen deutschen Medizin missachtet?
- Internationaler wissenschaftlicher Erkenntnisstand: Ohne SiO2 ist kein Wachstum, keine Gesundheit, keine Lebensqualität möglich.
- Silikate wie Montmorillonit und Klinoptilolith-Zeolith sind die besten Ausleitwirkstoffe zur Entfernung von Schadstoffen aus dem menschlichen Körper.

In den letzten fünf Jahrzehnten wurden die Natursilikate Klinoptilolith-Zeolith und Montmorillonit für die Gesundheit der Menschheit erschlossen. Russland, Japan, Kroatien und China sind führend. Beispiele für Ausleitung von Radionukliden aus dem menschlichen Körper mit dem SiO2-reichen Natur-Klinoptilolith-Zeolith und Montmorillonit.

1. Japan1945 nach Abwurf der Atombomben
2. Tschernobyl/Ukraine 1984 nach Atomreaktor-Katastrophe Freisetzung von Caesium 137 Strontium 90

Der explodierte Atomreaktor in Tschernobyl wurde mit dem SiO2-reichen Klinoptiloith-Zeolith „eingesargt".

Schadstoffe blockieren gewöhnlich die Aufnahme von nützlichen, dringend vom Menschen benötigten Mineralien. An den Stellen, an denen z. B. Na+, Mg++, Ca++, K+ und andere derartige Mineralien im Körper „andocken" sollen, verwehren die unfreiwillig aufgenommen Schadstoffe diese Möglichkeit. Somit ist die Einnahme der verschiedensten Mineralien völlig nutzlos. Sie verlassen ohne Wirkung wieder den Körper. Der Natur-Klinoptilolith-Zeolith hat die Eigenschaft, die Schadstoffe auszuleiten und die Andockstellen an den menschlichen Zellen für die dringend benötigten Mineralien frei zu machen. Der Natur-Klinoptilolith-Zeolith hat für die Medizin hoch zu schätzende, unverzichtbare Wirkeigenschaften.

Natur-Klinoptilolith-Zeolith sichert die Aufnahme von Mineralien durch vorherige Ausleitung der im Organismus befindlichen Schadstoffe

Die vollständige Studie von Dr. med. Karl Hecht, Professor für Neurophysiologie, ist als PDF runterladbar: http://www.rainer-bartosch.de/Froximun/Studien/Siliziummineralien_und_Gesundheit_Prof._Hecht.pdf

Wichtiger Hinweis:

Alle Mittel und Rezepte, die in diesem Buch beschrieben werden, sind lediglich Empfehlungen. Sie ersetzen im Krankheitsfall nicht den Besuch eines Arztes oder Heilpraktikers deines Vertrauens.